高等院校医学实验教学系列教材

医学细胞生物学与遗传学实验

第3版

主　编　郑立红　王　玉

副主编　董　静　刘　丹　陈　萍

编　委　(按姓氏笔画排序)

于海涛（齐齐哈尔医学院）　王　玉（齐齐哈尔医学院）

王秀华（齐齐哈尔医学院）　吕　莹（齐齐哈尔医学院）

吕艳欣（齐齐哈尔医学院）　朱金玲（佳木斯大学）

刘　丹（齐齐哈尔医学院）　刘万全（齐齐哈尔医学院）

李鹏辉（齐齐哈尔医学院）　张明龙（齐齐哈尔医学院）

张春艳（赤峰学院）　陈　萍（齐齐哈尔医学院）

岳丽玲（齐齐哈尔医学院）　郑立红（齐齐哈尔医学院）

孟宪冬（齐齐哈尔医学院）　徐　晋（哈尔滨医科大学）

梅庆步（齐齐哈尔医学院）　董　静（齐齐哈尔医学院）

科　学　出　版　社

北　京

内 容 简 介

医学细胞生物学与遗传学实验教学是培养现代创新型医学人才的重要环节。在本次教材修订过程中，编写组继承上一版实验教材的编写特点和基本框架。特别是增加医学细胞生物学和医学遗传学教学配套用学习自测题。自测题由教学经验丰富的教师以教学大纲为依据，以规划教材为蓝本，参考医师资格考试内容，按科学性、系统性、先进性的要求编写而成。每一章都有重点难点提要和自测题。自测题包括选择题、名词解释、简答题和论述题四种题型，有些章节有病例分析。每章后附有参考答案，便于学生自测。

本教材主要供医学院校各专业的本科、专科、成教学生及医务工作者使用。

图书在版编目（CIP）数据

医学细胞生物学与遗传学实验 / 郑立红，王玉主编. —3 版. —北京：科学出版社，2023.7

高等院校医学实验教学系列教材

ISBN 978-7-03-074592-7

Ⅰ. ①医… Ⅱ. ①郑… ②王… Ⅲ. ①医学–细胞生物学–实验–医学院校–教材②医学遗传学–实验–医学院校–教材 Ⅳ. ①R329.2-33②R394-33

中国国家版本馆 CIP 数据核字（2023）第 011092 号

责任编辑：王 颖 朱 华 / 责任校对：宁辉彩

责任印制：赵 博 / 封面设计：陈 敬

科学出版社 出版

北京东黄城根北街 16 号

邮政编码: 100717

http://www.sciencep.com

三河市春园印刷有限公司印刷

科学出版社发行 各地新华书店经销

*

2011 年 1 月第 一 版 开本：787×1092 1/16

2023 年 7 月第 三 版 印张：18

2024 年11月第十五次印刷 字数：438 000

定价：72.00 元

（如有印装质量问题，我社负责调换）

高等院校医学实验教学系列教材

编 委 会

主　　编　李　涛　张淑丽　高　音

副 主 编　潘洪明　朱坤杰　王玉春　姚立杰　王宏兰　李淑艳　夏春辉
刘伯阳　郑立红　王　玉　刘　婷　廉　洁　万永刚　付　双

编　　者　（按姓氏笔画排序）

于海涛　万永刚　马　勇　王　玉　王　岩　王　洁　王　洋
王　珺　王　琪　王　斌　王　慧　王小龙　王月静　王玉丹
王玉春　王立平　王秀华　王宏兰　王海君　王璐璐　仇　惠
文丽波　邓凤春　田　华　付　双　冯淑怡　宁德利　边文山
师　岩　吕　莹　吕丽艳　吕艳欣　朱坤杰　朱金玲　任晓旭
刘　丹　刘　婷　刘　颖　刘万全　刘文庆　刘伯阳　刘哲丞
刘雅楠　刘楠楠　齐晓丹　衣同辉　许　凤　孙　革　孙　贺
孙　艳　孙石柱　孙石磊　孙晓杰　孙翠云　纪　慧　杜凤霞
李　林　李　莉　李　恋　李　涛　李　爽　李　雪　李永涛
李红梅　李志勇　李国锋　李淑艳　李鹏辉　李霄凌　杨　超
杨旭芳　杨秀珍　杨宏艳　吴　琦　吴艳敏　何　军　何雨惠
佟　雷　邹　宇　邹淑君　沈　雷　宋　娟　张　萌　张立平
张宁宁　张明龙　张春庆　张春艳　张春晶　张洪光　张晓东
张海燕　张唯琨　张淑丽　陈　萍　武　爽　林　宇　罗晓庆
岳丽玲　金海峰　郑立红　官　杰　郎尉雅　孟宪冬　孟娜娜
赵　宇　赵正林　赵学梅　段文博　修　淼　侯　鹏　姜　杨
洪　博　姚　旭　姚立杰　姚宏波　姚淑娟　都晓辉　贾　迪
贾伟伟　夏春辉　柴　英　钱丽丽　徐　晋　徐　晶　高　音
高　涵　郭　家　郭红艳　郭林娜　郭俊杰　梅庆步　崔继文
董　静　蒋丽艳　韩翠翠　富红丹　谢立平　廉　洁　蔡文辉
潘洪明　薛茂强　薛俭雷

学术秘书　纪　慧

丛　书　序

齐齐哈尔医学院组织编写的“高等院校医学实验教学系列教材”丛书第2版于2015年在科学出版社出版，获得了参编院校和广大读者的热烈欢迎和一致好评。现依照《中共中央关于制定国民经济和社会发展第十四个五年规划和二〇三五年远景目标的建议》《“健康中国2030”规划纲要》中对高等医学教育改革的重点要求，组织修订、编写高等院校医学实验教学系列教材第3版。其编写指导思想为“符合人才培养需求，体现教育改革成果，确保教材质量，形式新颖创新”。配合教育部、国家卫生健康委员会提出的要逐步建立“5+3”（五年医学院校本科教育加三年住院医师规范化培训）为主体的临床医学人才培养体系。依照“三基、五性、三特定”原则，我们广泛听取读者和同仁对丛书第2版教材的反馈意见，在继承和发扬原教材优点的基础上进行完善。

本次修订，我们与多所医学院校合作，由长期工作在教学和科研一线的教师共同编写而成，他们分别来自哈尔滨医科大学、内蒙古医科大学、天津医科大学、大连医科大学、黑龙江中医药大学、厦门大学、厦门医学院、陕西中医药大学、中国中医科学院、中央民族大学、牡丹江医学院、佳木斯大学、北华大学、绍兴文理学院、大庆师范学院、哈尔滨工程大学、华侨大学等院校，编委会力求做到守正创新、编写精美。

本系列教材的实验内容在原有的基本实验操作及常用仪器使用、经典验证性实验、综合性实验、设计性实验、创新性实验和虚拟仿真实验、实验报告等基础上，增加了各门课程配套习题，题型以医师资格考试和硕士研究生入学考试题型为主。系列教材全套8本，包括《人体解剖学实验》《医学机能学实验》《生物化学与分子生物学实验》《医学化学实验》《医学免疫学与病原生物学实验》《医学细胞生物学与遗传学实验》《医学微形态学实验》《医学物理学实验》。

本系列教材注重基础，强化综合，兼顾创新，读者以本科临床医学专业为主，兼顾预防、口腔、影像、检验、护理、药学、精神医学等专业需求，涵盖了医学生基础医学全部的实验教学内容。疏漏之处，敬请同仁和广大读者批评、指正。

李　涛　张淑丽　高　音

2023年5月

前　言

医学细胞生物学与遗传学是生命科学的前沿学科之一，也是医学院校重要的专业基础课。其实验教学是培养现代创新型医学人才的重要环节。本实验教材以二十大精神为指导，坚持立德树人，依据教育部制定的高等医学院校医学生的培养目标所需要的基本理论和基本技能的要求，按照齐齐哈尔医学院教学改革的总体规划，基于“医学细胞生物学和遗传学”的教学性质、教学实践要求及发展趋势进行了再版修订。

在本次教材修订过程中，编写组继承上一版实验教材的编写特点和基本框架。特别是增加《医学细胞生物学》和《医学遗传学》教学配套用学习自测题。自测题由教学经验丰富的教师以教学大纲为依据，以规划教材为蓝本，参考医师资格考试内容，按科学性、系统性、先进性的要求编写而成。每一章都有重点难点提要和自测题。自测题包括选择题、名词解释、简答题和论述题四种题型，有些章节有病例分析。每章后附有参考答案，便于学生自测。

通过本教材的再版，相信将更加有助于提高医学生的实验操作能力、创新研究能力及自主学习能力。本教材是由齐齐哈尔医学院、哈尔滨医科大学、佳木斯大学、赤峰学院四所院校共同合作编写的，在编写过程中得到各院校的领导和老师的大力支持，在此表示衷心感谢。

本教材主要供医学院校各专业的本科、专科、成教学生及医务工作者在“医学细胞生物学和遗传学”实验教学和理论复习使用。由于我们的专业水平和写作经验有限，本教材难免还有很多缺点和不足，敬请使用者提出宝贵意见，以便再版时加以改进。

郑立红

2023 年 4 月

目　　录

第一篇　医学细胞生物学实验

第二篇　医学遗传学实验

第三篇 医学细胞生物学学习指导

第四篇 医学遗传学学习指导

第一篇　医学细胞生物学实验

实验一　光学显微镜的构造和使用方法

【实验目的】

(1) 掌握低倍镜、高倍镜和油镜的使用方法。

(2) 熟悉光学显微镜各部件的构造和用途。

(3) 了解显微镜维护的基本知识。

【实验材料】

(1) 器材：光学显微镜、载玻片、擦镜纸、香柏油、二甲苯等。

(2) 材料：蛙血涂片、兔脊神经节切片等。

【实验方法】

(一) 光学显微镜的构造

光学显微镜是一种复杂的光学仪器。它是医学实验常用工具之一，其作用是将观察的标本放大，以便观察和分析。

1. 机械装置

(1) 镜座：位于最底部的构造，用以支持着整个镜体，起稳固作用。

(2) 镜柱：是垂直于镜座上的短柱，用以支持镜臂。

(3) 镜臂：是支持镜筒和载物台的呈弓形结构的部分，是取用显微镜时持握的部分。

(4) 调节器：也称调焦螺旋，是调节焦距的装置，分粗调节器和细调节器两种。粗调节器可使镜筒或载物台较快或较大幅度的升降，适于低倍镜观察时调焦。细调节器可使镜筒或载物台缓慢或较小幅度地升降，适用于高倍镜和油镜下进行焦距的精细调节。

(5) 镜筒：位于镜臂的前方，它的上端装载目镜，下端连接物镜转换器。根据镜筒的数目，光镜可分为单筒式和双筒式。目前常用的光镜为双筒式，其镜筒均为倾斜式的。

(6) 物镜转换器：又称旋转盘，位于镜筒下端的一个可旋转的凹形圆盘上，一般装有 2～4 个放大倍数不同的物镜。旋转它就可以转换物镜。旋转盘边缘有一定卡，当旋至物镜和镜筒呈直线时，就发出“咔”的响声，这时才可观察玻片标本。

(7) 载物台：又称镜台，是位于镜臂下面的平台，用以放置玻片标本。载物台中央有一圆形的通光孔，光线可以通过它由下向上反射。

(8) 标本推进器：位于载物台的后方或侧面边缘，连接一个可移动弧形弹簧夹。其上方或下方一侧有两个旋钮，转动旋钮可调节推进器，使玻片标本前后或左右移动。 标本推进器上有纵横游标尺，用以测定标本在视野中的方位及其大小。

光学显微镜包括机械装置和光学系统两大部分，如图 1-1 所示。

2. 光学系统

(1) 反光镜：是装在载物台下面、镜柱前方的一面可转动的圆镜，它有平、凹两面。平面镜聚光力弱，适合光线较强时使用；凹面镜聚光力强，适于光线较弱时使用。转动反光镜，可将光源反射到聚光镜上，再经载物台中央通光孔照明标本。

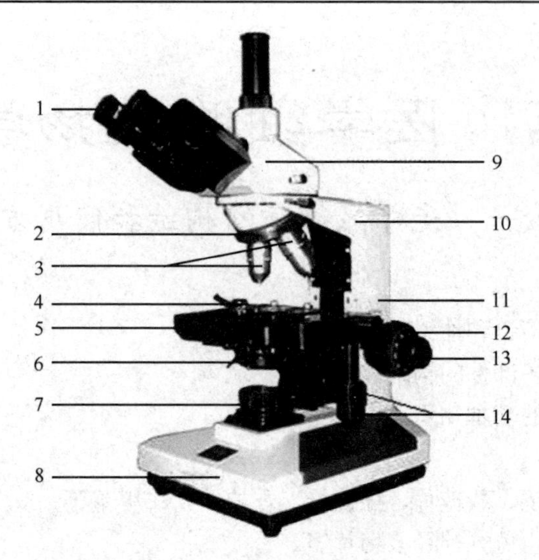

图 1-1 光学显微镜的构造

1.目镜；2.物镜转换器；3.物镜；4.标本夹；5. 载物台(中央为通光孔)；6.可变光阑；7.反光镜；8.镜座；9.镜筒；10.镜臂；11.镜柱；12.粗调节器；13.细调节器；14.标本推进器

(2) 可变光阑：是在聚光镜底部的一个圆环状结构。它装有多片半月形的金属薄片，叠合在中央呈圆孔形。在圆环状结构的外缘有一突起的小柄，拨动它可使金属片分开或合拢，可以控制光线的强弱，使物像变得更清晰。

(3) 聚光镜：在载物台下方，是一组透镜，用以聚集光线增强视野的亮度。调节旋钮在载物台下方旋钮，转动它可升降聚光镜。聚光镜上升时增强反射光，下降时减弱反射光。

(4) 物镜：装在物镜转换器上，一般分低倍镜、高倍镜和油镜三种。低倍镜的镜体较短，放大倍数小；高倍镜的镜体较长，放大倍数较大；油镜的镜体最长，放大倍数最大(在镜体上刻有数字，低倍镜一般有 4×、10×，高倍镜一般有 40×、45×，油镜一般是 90×、100×，×表示放大倍数)。

(5) 目镜：装在镜筒上端，其上一般刻有放大倍数(如 5×，10×)。目镜内常装有一指示针，用以指示要观察的某一部分。

显微镜放大倍数的计算：显微镜对实物的放大倍数=目镜放大倍数×物镜放大倍数。

(二) 光学显微镜的使用方法

1. 低倍镜的使用

(1) 对光：转动物镜转换器，使低倍镜对准载物台中央通光孔(当转动到听见“咔”声响，说明物镜已与镜筒呈一直线)。将可变光阑完全打开。旋转聚光镜升降螺旋，使聚光镜上升到和载物台相平。在目镜上观察（两只眼睛都要睁开），同时用手调整反光镜角度，对好光源。要求视野达到完全均匀明亮。

(2) 放置玻片标本：取蛙血涂片标本放在载物台上，有盖玻片的一面向上。玻片两端用标本夹夹住，然后转动标本推进器螺旋，使玻片上要观察的标本对准通光孔。注意，载物台上的刻度可以标示玻片的坐标位置。

(3) 调节物距：转动粗调螺旋，上升载物台使低倍镜距玻片标本 0.5cm 左右。注意：必须从显微镜侧面观察物镜与玻片的距离。切勿用眼在目镜上观察的同时上升载物台，以防镜头碰撞玻片造成损坏。双眼从目镜上观察，用手慢慢转动粗调螺旋下降载物台，当视野中出现物像时，再调节细调螺旋，直至视野中出现清晰的物像(许多椭圆形的红细胞)为止。如果物像不在视野中央，可用标本推进器前后、左右移动玻片位置(注意：移动玻片的方向与观察物像移动的方向恰好是相反的)。

反复练习上述各操作步骤，做到迅速熟练地找到标本，以及对光合适(即较熟练的应用反光镜、可变光阑和聚光镜)。

2. 高倍镜的使用

(1)前提是在低倍镜下找到要观察的标本物像后，并把要放大的部分移至视野正中央，同时调节到最清晰程度，才能进行高倍镜的观察。

(2)转动物镜转换器，将高倍镜转到载物台中央通光孔处。转换高倍镜时速度要慢，要细心，并从侧面进行观察(防止高倍镜碰撞玻片)。如果高倍镜碰到玻片，说明低倍镜的物距没有调节好，应重新进行操作。

(3)调节物距：转换好高倍镜后，用双眼在目镜上观察。这时物像往往不清楚或者要观察的部分不在视野正中央，可用细调螺旋慢慢向上或向下转动(切勿用粗调螺旋)即能清楚看到物像。一般只需转动半圈或一圈就能达到要求。在高倍镜下，可见蛙血红细胞呈椭圆形，外被细胞膜，膜内浅粉色为细胞质，中央有一圆形呈蓝紫色的细胞核，如图1-2所示。

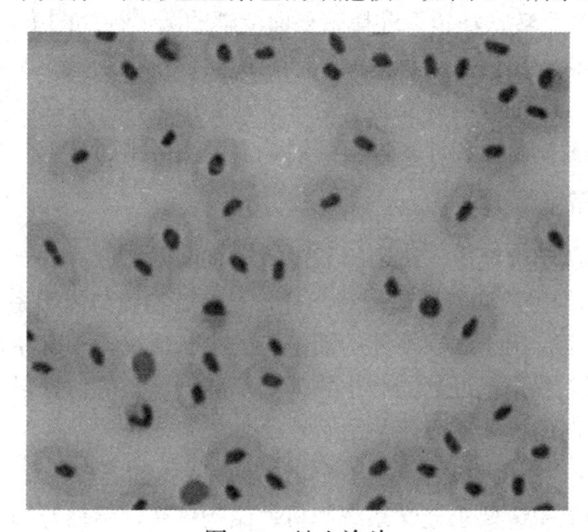

图1-2　蛙血涂片

3. 油镜的使用

(1)前提同样是在低倍镜下找到所要观察的标本后，把所要观察的部分移至视野正中央。

(2)转动物镜转换器，移开低倍镜，在标本上所要观察的位置加一滴镜油(香柏油)，转动物镜转换器，转换油镜，使之对准载物台中央通光孔处，浸在油滴中。

(3)转换好油镜后，用双眼在目镜上观察。物像如不清楚，可用细调螺旋慢慢向上或向下转动，即可清楚地看到物像。如仍看不清标本，需重新用低倍镜观察，然后再转换油镜。

(4)观察完标本后，用滴上二甲苯的擦镜纸擦拭干净油镜镜头，再用另一张清洁的擦镜纸盖在玻片标本上，滴上1～2滴二甲苯，轻拉擦镜纸，将玻片上的镜油擦去。注意，勿擦坏标本。

(三)低倍镜、油镜的使用练习

1. 制作血涂片　取一滴血，滴于清洁的载玻片一端，另取一张边缘平整的载玻片，按照图1-3所示制作血涂片。先用低倍镜再用油镜进行观察，并分辨红细胞、白细胞和淋巴细胞，比较三种物镜的放大倍数和分辨率。

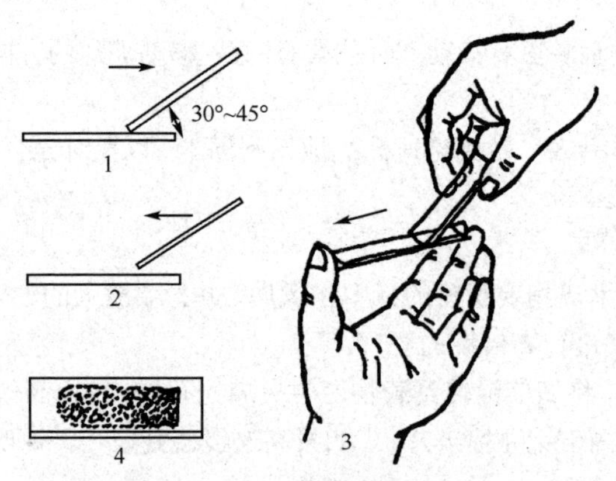

图 1-3 血涂片的制备方法

2. 观察兔脊神经节切片（示固定染色的细胞） 取兔脊神经节切片标本先在对好光线的低倍镜下观察(固定染色的标本需调亮光线)，在低倍镜下找到要观察的标本，为淡紫色的神经节切面，其外围包有被膜，且向内伸入，形成神经节的结缔组织支架，节内有许多大小不等的神经细胞，呈散在分布。然后转换油镜，选择完整而清晰的圆形神经细胞，仔细观察其内部结构。可见细胞中央有一圆形核，核内有着色为深紫红色的圆形核仁及染色质颗粒，核与细胞膜之间是均匀浅紫色的细胞质，在细胞的外面围有若干个被囊细胞，它起保护神经细胞的作用。在神经细胞之间还可看到轴索横断面和许多神经纤维，多呈交错排列。

(四)其他几种显微镜简介

目前，在生物学和医学领域中，常用的显微镜还有以下几种：

1. 倒置显微镜 结构组成和普通显微镜一样，只不过物镜与照明系统颠倒，前者在载物台之下，后者在载物台之上，用于观察培养的活细胞的生长情况，具有相差物镜。倒置显微镜和放大镜起着同样的作用，就是把近处的微小物体显示成一放大的像，以供人眼观察。只是显微镜比放大镜可以具有更高的放大率而已。

2. 摄影显微镜 现代高质量显微镜均可安装显微照相的各种附件，可以及时完整地保留科学资料。用于照相的显微镜要求光学系统和机件结构精密，镜体坚固稳定。自动曝光显微照相装置具有自动卷片，自动测光、自动控制曝光，测量和调整色温以及互易律失效的补偿等各项功能，均用电子计算机自动控制，可以进行黑白感光片、彩色负片和彩色幻灯片的投照。

3. 暗视野显微镜 是一种具有暗视集中器或中央遮光板的显微镜。即在普通光学显微镜的载物台下配置一个暗视野聚光器，下方光源的光线被抛物面聚光器反射，形成了横过显微镜视野而不进入物镜的强烈光束。因此视野是暗的，视野中直径大于 0.3m 的微粒将光线散射，其大小和形态可清楚看到。甚至可看到普通明视野显微镜中看不见的几个纳米的微粒。因此在某些细菌、细胞等活体检查中常常使用，这种显微镜可观察运动着的有机体。

4. 相差显微镜 又称位相显微镜或相衬显微镜。普通光学显微镜看不见未染色的组织、细胞和细菌、病毒等活机体的图像，是因为通过样品的光线变化差别(反差)很小。标本染色后改变了振幅(亮度)和波长(颜色)，影响了反差而获得图像。但是染色会引起样品变形，也可使有生命的机体死亡。要观察不染色的新鲜组织、细胞或其他微小活体必须使用相差显微镜。相差显微镜是在聚光器下装一个环状光阑，其物镜是装有相板的相差物镜。环状光阑的作用是造成空心的光线锥，使直射光和衍射光分离。相板的作用是使直射光和衍射光发生干涉，导致相位差变成振幅差(即明暗差)，使反差加强，利用样品中质点折射率的不同或质点厚度的不等，产生光线的相位差，使新鲜标本不必染色就可以看到，而且能够观察到活细胞内线粒体及染色体等精细结构，还可以应用于霉菌、细菌、病毒等更微小活体的研究，进行标本形态、数量、活动及分裂、繁殖等生物学行为观察。

5. 荧光显微镜　其特点是以紫外光为光源，利用紫外光照射，使标本内的荧光物质激发出不同颜色的荧光，以研究标本内某些物质的位置和特征。有些物质本身能发出荧光，但大部分物质须经荧光染料(如吖啶橙、异硫氰酸荧光素等)染色后才能发出荧光。荧光显微镜的特点是灵敏度高，在暗视野中低浓度荧光染色即可显示出标本内样品的存在，其对比约为可见光显微镜的 100 倍。20 世纪 30 年代荧光染色即已用于细菌、霉菌等微生物及细胞、纤维等的形态观察和研究，如用抗酸菌荧光染色法可帮助在痰中找到结核杆菌。20 世纪 40 年代创造了荧光染料标记蛋白质的技术，这种技术现已广泛应用于免疫荧光抗体染色的常规技术中，可检查和定位病毒、细菌、霉菌、原虫、寄生虫及动物和人的组织抗原与抗体；可用以探讨病因及发病机理，如肾小球疾病的分类及诊断，乳头瘤病毒与子宫颈癌的关系等。在医学实验研究及疾病诊断方面的用途日益广泛。

6. 电子显微镜　光学显微镜的分辨本领由于所用光波的波长而受到限制。小于光波波长的物体因衍射而不能成像。最高级的光学显微镜的分辨本领限度约 200nm。为了突破这一限度，可采用电子射线来代替光波。电子微粒高速运动时，其行为类似光波的传播过程。运动电子的波长随其速度而定，在增压达 50 万伏时，其波长为 0.001nm，即电子射线的波长约为可见光的十万分之一，其放大倍数比最高级的光学显微镜要高很多。以电子射线为电子光源的显微镜称为电子显微镜。现代医学和生物学使用的电镜分辨率为 5～10nm，即放大率为 10 万～20 万倍。

【注意事项】

(1) 持镜时要一手紧握镜臂，另一手托住镜座，以防目镜从镜筒滑出或反光镜脱落。

(2) 轻拿轻放，不要把显微镜放在实验台边缘，防止碰翻落地。

(3) 显微镜光学系统部件要用清洁的擦镜纸轻轻揩擦，切勿口吹、手抹或用粗布揩擦。

(4) 使用时先用低倍镜调整光线。观察活体标本或染色较浅的标本时，要适当关小可变光阑使视野变暗，方能看得清楚。

(5) 放置玻片标本时要对准载物台中央通光孔，并且不能将玻片放反了，如标本玻片放反时油镜下看不到物像，并容易压坏玻片或物镜。

(6) 观察时要双眼睁开，切勿闭上一只眼睛。低倍镜用粗调螺旋调节物距，高倍镜和油镜要用细调螺旋，粗、细调节螺旋都不能单方向过度地旋转。过度向上调节粗调螺旋会压碎镜片和损坏物镜。

(7) 不要随便取出目镜，以防尘土落入物镜上。也不要任意拆卸任何零件，以防损坏。

(8) 使用完毕后，转动粗调螺旋使载物台下降，取下玻片，转动物镜转换器，使物镜离开聚光孔。再上升载物台使物镜接近载物台(不要对着通光孔)。然后以右手握镜臂，左手托镜座轻轻放入镜箱中。

(9) 每次使用显微镜之前，先按显微镜登记卡片逐项检查显微镜各部分有无损坏。如发现损坏，应及时向教师报告。使用之后，认真填写显微镜使用登记卡。

【实验报告】

(1) 怎样区分低倍镜、高倍镜和油镜？为什么用高倍镜或油镜时，必须从低倍镜开始?

(2) 如果在高倍镜下未能找到你所要看的物像，应从哪些方面找原因?

(3) 经过哪些步骤才能在物镜下找到清楚的物像?

(4) 绘制油镜下蛙血红细胞图。

(5) 绘制油镜下兔脊神经节细胞图。

（刘　丹）

实验二　细胞的显微测量技术

【实验目的】 掌握细胞显微测量的方法。

【实验原理】 细胞的大小，一般可以用显微测微尺来测量。显微测微尺是由目镜测微尺和镜台测微尺组成的。目镜测微尺是放入目镜内像平面上的标尺，是一个特制的圆形小玻片，中央有一条直线，直线上面刻有 50 或 100 个等分的刻度，每一刻度所代表的长度随放大倍数而改变，因此，使用前必须测定。镜台测微尺是在一块载玻片中央由圆形盖玻片封固的标尺，长度为 lmm 或 2mm，分为 100 格或 200 格，每格的长度为 0.01mm(10μm)。两尺必须配合使用。

【实验材料】

(1) 器材：光学显微镜、目镜测微尺、镜台测微尺等。

(2) 材料：蟾蜍血涂片、蛙血涂片等。

【实验方法】

(1) 将镜台测微尺放置于载物台中央通光孔(注意刻度面向上)，先用低倍镜调准焦距，然后进行观察，找到镜台测微尺的刻度。每大格为 0.1mm，每小格为 0.01mm。

(2) 取下目镜的上透镜，将目镜测微尺有刻度的一面向下，放在目镜内光阑下，再重新旋上目镜的上透镜。

(3) 从目镜中观察目镜测微尺和镜台测微尺的刻度线，转动目镜筒或移动镜台测微尺，使两个标尺平行。转换高倍镜，在视野中以目镜测微尺的任一刻度线与镜台测微尺的任一刻度线重合为起点，沿着两标尺平行方向，以另一重合刻度线为终点，记录下其间各自的格数(A=目镜测微尺格数、B=镜台测微尺格数)，便可以算出目镜测微尺每小格的长度 L(目镜测微尺每小格所代表的长度)，其公式为 $L=10\times B/A$(μm)。

(4) 取下镜台测微尺，换上待测量标本玻片，记录目镜测微尺所测量的标本的格数，与 L 的乘积，即为该标本的大小。

(5) 蟾蜍红细胞的测量：注意将待测的细胞移动至视野的中央。为避免细胞之间的误差，需分别记录 5 个细胞的数据，取其平均值。

(6) 若更换物镜或目镜，需要重新标定刻度。

(7) 根据测量结果，可以计算出各种细胞和细胞核的体积及核质比。

圆球形细胞体积：$V=4\pi r^3/3$(r 为半径)。

椭圆形细胞体积：$V=4\pi ab^2/3$(a 为长半径；b 为短半径)。

核质比：$NP=V_n/(V_c-V_n)$(V_c 为细胞的体积、V_n 为细胞核的体积)。

【实验报告】 请同学们计算所测量得到的蛙血红细胞的体积及核质比。

（梅庆步）

实验三 细胞器的光镜观察

【实验目的】

(1) 掌握光镜下高尔基复合体、线粒体、中心体等细胞器的形态特征。

(2) 熟悉线粒体的活体染色方法。

【实验材料】

(1) 试剂：中性红-詹纳斯绿 B 染色液等。

(2) 材料：洋葱鳞茎、口腔上皮细胞、盖片培养的单层动物细胞、蟾蜍肾脏切片；猫或兔的脊神经节切片、马蛔虫子宫切片等。

(3) 器材：光学显微镜、小镊子、剪刀、吸管、牙签、吸水纸、擦镜纸、载玻片、盖玻片、小培养皿、小染色缸、大平皿等。

【实验方法】

1. 永久制片标本的观察 因为不同的细胞器需用不同的染色方法才能显示出来，所以要在不同的标本中观察不同的细胞器，并了解其在细胞中的分布情况。

(1) 高尔基体：又称高尔基复合体。电镜下的高尔基复合体是由小囊泡、扁平囊泡、大囊泡三部分组成，但在光镜下所见的却与此截然不同，呈点状或螺旋状。

观察兔或猫的脊神经节切片标本，低倍镜下观察，可见到许多大小不等、被染成黄色的圆形或者椭圆形神经节细胞，在神经节细胞的中央有一不着色呈空泡状的圆形细胞核，这可作为该细胞的标志。选择神经节细胞较多的部位，转换高倍镜或油镜仔细观察，可清晰看到细胞中央圆形、椭圆形、空泡状的细胞核，有的核内可见 1～2 个发亮的呈淡黄色的核仁。细胞质中散在许多棕黑色颗粒状或短线状的结构，就是高尔基复合体，如图 1-4 所示。高尔基复合体在细胞内的分布位置一般集中于细胞核外的某一区域，但在镜下所见的神经节细胞中高尔基复合体多半围绕在整个细胞的周围。在视野中也可以看到没有经过核的切面，该细胞内高尔基复合体就好像散在整个细胞中。

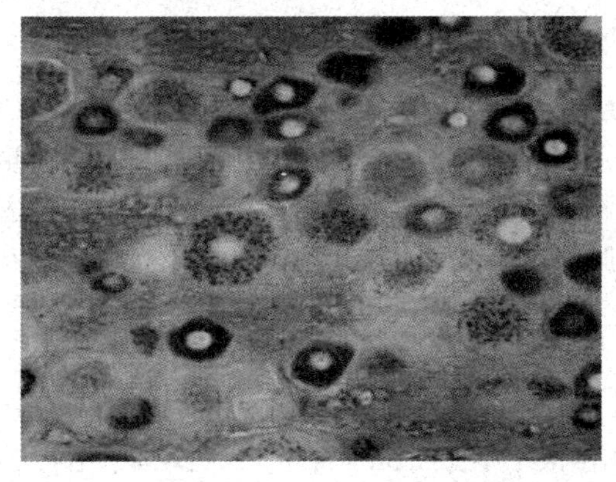

图 1-4 兔脊神经节切片(示高尔基复合体)

(2) 线粒体

1) 在蛙肝脏组织的标本切片上，横切面呈三角形和深蓝色。首先，在低倍镜下找到蛙的肝脏组织的横切面，调清视野，然后转换到高倍镜或油镜观察。可以看到细胞的边界不太清楚，细胞中央不着色的部位或浅染色区域是细胞核，内有 1 个或多个核仁。在细胞核周围的细胞质中有许多染成深蓝色的线状、短棒状或颗粒状的结构，即为线粒体。

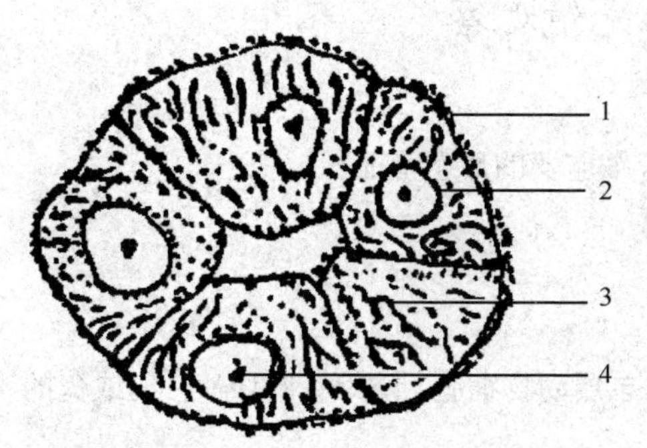

图 1-5 肾小管上皮细胞(示线粒体)

1.肾小管；2.细胞核；3.线粒体；4.核仁

2) 将蟾蜍肾脏切片置于低倍镜下观察，视野中可见到许多圆形或椭圆形的中肾小管横切面，每一个中肾小管横切面的中央为管腔，管壁由紧密排列的单层上皮细胞组成，管壁细胞之间边界不太清楚，但可根据核的位置大致确定细胞的范围。转换高倍镜或油镜观察，可见细胞核呈圆形，浅蓝色，内有一个深染的核仁，核周围的细胞质中有许多蓝黑色颗粒或线状的结构，这就是线粒体，如图 1-5 所示。

(3) 中心粒：观察马蛔虫的子宫横切片。在低倍镜下观察，可以看到宫腔内有许多处于不同分裂时期的受精卵，外围有一层厚的受精膜(注意不要误以为受精卵的细胞膜)，膜内为大的围卵腔。寻找其受精卵处于有丝分裂中期的细胞，然后换高倍镜观察。可在细胞两极看到明显的中心体。每个中心体含有一个被染成深蓝色的小粒，称为中心粒，在中心粒周围有一团较致密的物质，称为中心球，中心粒和中心球合称中心体。在中心体的外围隐约可见放射状的星射线。两个中心粒之间丝状的结构，称纺锤体，如图 1-6。

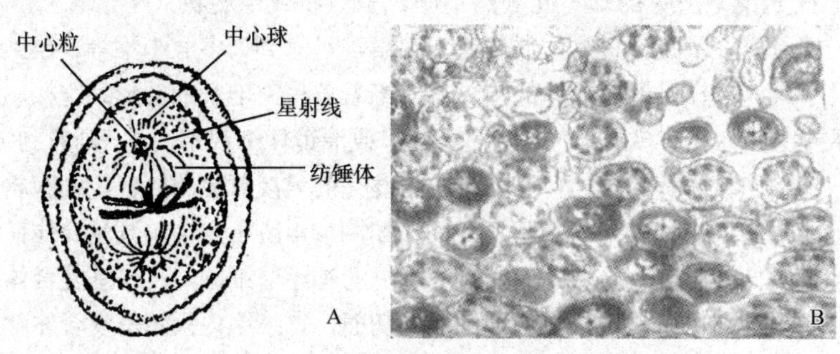

图 1-6 马蛔虫受精卵细胞分裂中期(示中心粒)

A. 光镜图；B. 电镜图

2. 线粒体的活体染色

(1) 原理：线粒体是细胞内的一个非常重要的细胞器，是细胞内能量贮存和供能的主要场所。詹纳斯绿 B 是线粒体的专一活体染色剂。线粒体内含有细胞色素氧化酶，当用詹纳斯绿 B(Janus Green B)进行染色时，细胞色素氧化酶能与詹纳斯绿 B 发生氧化反应，线粒体呈现为蓝绿色，而周围的细胞质则被还原成无色的区域。若用中性红-詹纳斯绿 B 混合染色，可使线粒体显示更为清楚。

(2) 试剂配制

1) 1∶15 000 中性红水溶液：中性红 5mg 溶于 75ml 蒸馏水中。

2) 1%詹纳斯绿 B 染色液：称取 1g 詹纳斯绿 B 溶于 100ml 蒸馏水中，稍加热(30～45℃)使之快速溶解，用滤纸过滤，即为 1% 原液，装入棕色瓶避光备用。为了保持其充分的氧化能力，最好是现用现配。

3) 1% 中性红溶液：称取 0.5g 中性红溶于 50ml 蒸馏水中。

4) 中性红-詹纳斯绿 B 染色液

A 液：将 6 滴 1% 詹纳斯绿 B 染色液加入到 10ml 无水乙醇中，然后再加入 1∶15 000 中性红水溶液 2ml，并用黑纸包好贮存于冰箱中。

B 液：在 10ml 无水乙醇中，加入 40～60 滴 1% 中性红溶液。

将 A 液和 B 液混合在一起，即为中性红-詹纳斯绿混 B 合染色液。此液现用现配。

(3) 方法

1) 人口腔上皮细胞线粒体的活体染色及观察

A.制片：将清洁的载玻片平放在桌上，然后在载玻片的中央滴 2～3 滴中性红-詹纳斯绿 B 染色液。用牙签的宽头轻轻地刮自己口腔壁的内侧(刮的范围可稍大些，此步仅作为清洁取材面)，将刮出物连牙签一起弃之。然后用另一支牙签宽头在原位刮取口腔上皮细胞于载玻片染色液中混匀(由于最表面的黏膜上皮细胞大都已衰老，代谢不旺盛，线粒体少，刮时可稍重些，尽量取较深部的黏膜，但以不刮出血为限)，盖上盖玻片，染色 2～3min。

B.观察：高倍镜下可见口腔上皮细胞的细胞质中，散在一些被染成亮绿色的粒状和短棒状的颗粒，即为线粒体。

2) 植物细胞线粒体的活体染色及观察

A.制片：将清洁的载玻片平放在桌上，然后在载玻片的中央滴 2 滴中性红-詹纳斯绿染 B 色液。切开洋葱鳞茎，用镊子轻轻撕下洋葱鳞片的内侧面膜状的半透明内表皮，用剪刀剪下一小块(4mm^2 大小)，放在载玻片的染料中，使其展开，染色 20～30min。在染色的载玻片上，用吸管吸取蒸馏水，滴于染色的载玻片上，使染色液冲淡。盖上盖玻片，用吸水纸吸去多余的水分(加盖玻片时注意避免气泡出现)。

B.观察：将做好的临时玻片标本，先用低倍镜观察，找到细胞后，转用高倍镜观察，可见洋葱表皮细胞的细胞质中含有液泡，细胞核位于细胞的中央或被挤至边缘，细胞质中有被染成蓝绿色的小颗粒，此为线粒体。

【实验报告】

(1) 细胞内有多种细胞器，为什么用某种方法染色后，却只能见某一种细胞器遍布整个细胞内？

(2) 绘制油镜下兔脊神经节细胞中的高尔基复合体的分布图。

(3) 绘制油镜下蟾蜍肾脏切片细胞中的线粒体的分布图。

（刘　丹）

实验四　细胞骨架的观察

【实验目的】

(1) 掌握细胞骨架的光镜标本制作方法。

(2) 熟悉动、植物细胞的细胞骨架基本形态。

【实验原理】

细胞骨架(cytoskeleton)是指细胞质中纵横交错的纤维网络结构，按组成成分和形态结构的不同可分为微管(microtubule，MT)、微丝(microfilament，MF)和中间纤维(intermediate filament，IF)。它们对细胞形态的维持，细胞的生长、运动、分裂、分化和物质运输等起重要作用。观察和研究细胞骨架可用光镜、电镜、间接免疫荧光技术、细胞化学技术等方法。对光镜下细胞骨架的形态学观察多用 1% Triton X-100(聚乙二醇辛基苯醚)处理细胞，使 95% 以上的可溶性蛋白质及全部脂质被抽提，再以蛋白质染料考马斯亮蓝 R250 染色，使细胞质中细胞骨架得以清晰显现。

【实验材料】

(1)试剂：6mmol/L 磷酸缓冲液(PBS)、1% Triton X-100、3%戊二醛、M 缓冲液、0.2%考马斯亮蓝 R250 染色液等。

(2)材料：洋葱鳞茎、体外培养的成纤维细胞等。

(3)器材：普通光学显微镜、恒温水浴箱、直径 35mm 的小培养皿、小镊子、载玻片、盖玻片、吸管、50ml 烧杯、小烧杯、吸水纸、擦镜纸等。

(4)试剂配制

1)6mmol/L PBS(pH 6.5)

甲液：$NaH_2PO_4 \cdot 2H_2O$，0.938g 溶于蒸馏水中，最后稀释至 1000ml。

乙液：$Na_2HPO_4 \cdot 12H_2O$，2.15g 加蒸馏水溶解，最后加水至 1000ml。

工作液：取甲液 68.5ml，乙液 31.5ml 加蒸馏水 100ml 即成 6mmol/L pH 6.5 的磷酸缓冲液。

2)1% Triton X-100：Triton X-100 1ml、M 缓冲液 99ml。

3)M 缓冲液(pH7.2)：咪唑 3.40g、KCl 3.71g、$MgCl_2 \cdot 6H_2O$ 101.65mg、EGTA(乙二醇双醚四乙酸)380.35mg、EDTA(乙二胺四乙酸)29.22mg、巯基乙醇 0.07ml、甘油 292ml，加蒸馏水至 1000ml(用 1mol/L HCl 调 pH 至 7.2)。

4)3%戊二醛：25%戊二醛 12ml、6mmol/L PBS 88ml。

5)0.2%考马斯亮蓝 R250 染色液：考马斯亮蓝 R250 0.2g、甲醇 46.5ml、冰醋酸 7ml、蒸馏水 46.5ml。

【实验方法】

1. 动物细胞的细胞骨架显示与观察

(1)取材：从培养瓶中取一块生长着成纤维细胞的盖玻片，细胞面向上放入小培养皿，用 6mmol/L PBS 轻轻洗 3 次，每次 1min。

(2)抽提：吸去洗液，加入 3ml 1% Triton X-100，加盖，置 37℃恒温箱中处理 20min。

(3)冲洗：吸去 1% Triton X-100，用 M 缓冲液轻轻冲洗细胞 3 次，每次 3min。

(4)固定：加 3% 戊二醛固定 15min。

(5)冲洗：吸去固定液，用 6mmol/L PBS 轻轻洗 3 次，每次 3min。

(6)制片：将盖玻片标本置于载玻片中央(细胞面向上)。

(7)染色：加 0.2% 考马斯亮蓝 R250 染色液 5 滴于标本上染色 20min。

(8)冲洗：小心倒去染色液，用蒸馏水轻轻冲洗标本上染色液，用吸水纸吸去标本边缘水滴，室温干燥。

(9)观察：光镜下细胞形态多不清楚，只有细胞轮廓，细胞中充满了深蓝色的纤维束，粗细不等，沿细胞长轴分布，或呈交叉状，它们是微丝聚集而成的微丝束，即为细胞骨架。转高倍镜或油镜仔细观察。

2. 植物细胞的细胞骨架显示与观察

(1)取材：切开洋葱鳞茎，撕取小块内表皮(约 $0.5cm^2$)，浸入装有 6mmol/L PBS 的小烧杯中，使其下沉，处理 5～10min。

(2)抽提：吸去 6mmol/L PBS，加 2ml 1% Triton X-100 入小烧杯，置 37℃恒温箱处理 30min。

(3)冲洗：吸去 1%Triton X-100，用 M 缓冲液轻轻洗 3 次，每次 5min。

(4)固定：加 3% 戊二醛固定 20min。

(5)冲洗：弃固定液后，用 6mmol/L PBS 洗 3 次，每次 5min。

(6)染色：吸去 6mmol/L PBS，滴 5 滴 0.2% 考马斯亮蓝 R250 染色液染色 10min。

(7)制片：倒去染色液，用蒸馏水洗 2～3 次，将标本平铺在载玻片上，盖上盖玻片。

(8)观察：光镜下可见表皮细胞的轮廓，细胞内存在着被染成蓝色、粗细不等的纤维网络结构，便是构成细胞骨架的微丝束，选择染色较好的细胞，转高倍镜或油镜观察，可见细胞骨架的立体结构。

【实验报告】

(1)绘制你所观察到的细胞骨架结构图。

(2)什么叫细胞骨架？它有哪些主要生物功能？

(3)细胞骨架显示的原理是什么？

(4)说明实验中使用的 Triton X-100、戊二醛和考马斯亮蓝 R250 等 3 种试剂的作用。

(5)分析若用细胞松弛素 B 在 37℃处理培养的成纤维细胞 2h，然后按上述实验方法作考马斯亮蓝染色，细胞内纤维形态有何变化？为什么？

（梅庆步）

实验五　细胞内化学成分(糖原、蛋白质及核酸)的显示

【实验目的】

(1)掌握显微镜的使用方法。

(2)熟悉糖原、蛋白质、核酸在细胞内的主要存在部位。

(3)了解细胞内糖原、蛋白质、核酸显示的原理和方法。

【实验材料】

(1)试剂：革兰氏碘液、5%三氯乙酸、固绿染色液、甲基绿-派洛宁染色液、Carnoy 固定液、乙醇、丙酮等。

(2)材料：马铃薯、洋葱、肝糖原切片、蟾蜍等。

(3)器材：显微镜、载玻片、盖玻片、刀片、小镊子、解剖剪刀、染色缸、染色架等。

【实验方法】

1. 糖原和淀粉的显示

(1)原理：糖原和淀粉是生物体生命活动能量的主要来源。淀粉是一种植物多糖，贮藏于植物的种子、块茎、块根中。淀粉遇碘呈蓝色，这是由于碘被吸附在淀粉上，形成一种复合物——碘化淀粉。碘化淀粉极不稳定，很容易被醇、氢氧化钠和热分解，从而使颜色褪去。其他多糖大多都能与碘呈现特异的颜色反应，这些呈色复合物不稳定。糖原又称动物淀粉，是动物细胞内贮存能量的多糖类物质。在肝脏中含量丰富。可用高碘酸希夫反应(periodic acid Schiff reaction)，简称 PAS 反应检测。在高碘酸的作用下含乙二醇基的多糖发生氧化而产生双醛基，醛基再与 Schiff 液反应，使其中的无色品红变成紫红色颗粒而附着于含糖的组织上，着色的部分即为肝糖原。

(2)试剂配制

革兰氏碘液：碘化钾 1g，溶于 50ml 蒸馏水中，再加 0.5g 碘使之溶解。最后用蒸馏水稀释至 150ml，盛于棕色瓶内，暗冷处保存。

(3)方法

1)糖原：在光镜下观察肝糖原切片(高碘酸希夫反应肝组织切片)，可见肝细胞略呈多角形，

中央有1～2个染成蓝色圆形的细胞核。在细胞质中可见许多紫红色的小颗粒，即为肝糖原。

2)淀粉

A.马铃薯切薄片。

B.取一薄片放在载玻片上，在马铃薯薄片上用吸管滴加革兰氏碘液一滴，然后盖上盖玻片。

C.光学显微镜观察：低倍镜下可见在多角形的薄壁细胞中，有许多椭圆形蓝色的颗粒，即为淀粉粒。

2. 细胞内酸性蛋白质和碱性蛋白质的显示

(1)原理：氨基酸是蛋白质的基本组成单位，是两性电解质。随着溶液pH的不同，蛋白质可离解为正离子、负离子或两性离子，如果在某一 pH 时，蛋白质颗粒上所带的正、负电荷总数相等，在电场中既不向正极移动也不向负极移动，这时溶液的 pH 即为该蛋白质的等电点。由于蛋白质的游离基团除了末端氨基和末端羧基外，还有许多侧链，其上许多基团在溶液中都可以电离，因此，一个蛋白质分子表面四周都有电荷。不同蛋白质分子所带有的碱性氨基酸和酸性氨基酸的数目不等，它们的等电点也不一样。因此蛋白质分子所带的静电荷既受所在溶液的 pH 的影响，也取决于蛋白质分子组成中碱性氨基酸和酸性氨基酸的含量。在生理条件下，整个蛋白质带负电荷多，为酸性蛋白质(等电点偏向酸性)；带正电荷多，为碱性蛋白质(等电点偏向碱性)。所以，用不同pH的固绿染色液(一种弱酸性染料，本身带负电荷)对细胞中的蛋白质染色，可使细胞内的酸性蛋白质和碱性蛋白质分别显示。

(2)试剂配制

1)5%三氯乙酸液：称取2.5g三氯乙酸溶于50ml蒸馏水中。

2)染色液

A. 三种母液(实验前配制)

a. 0.2%固绿染色液：取0.2%固绿溶于100ml蒸馏水中。

b. 1/75mol/L HCl溶液(稀释一倍后 pH 为2.0～2.5)：取12mol/L 的浓盐酸 0.11ml 加入到98.89ml蒸馏水中混匀。

c. 0.05%碳酸钠溶液(稀释一倍后 pH 为8.0～8.5)：称取50mg碳酸钠(Na_2CO_3)溶于100ml蒸馏水中，混匀。

B. 两种蛋白质染色液(实验时混合)

甲液：0.1%酸性蛋白固绿染色液[母液 a+b(1∶1)，即为 0.1%酸性固绿染色液(1/150mol/L HCl pH为2.0～2.5)]。

乙液：0.1%碱性蛋白固绿染色液[母液 a+c(1∶1)，即为 0.1%碱性固绿染色液(0.025% Na_2CO_3 pH为8.0～8.5)]。

(3)方法

1)取材：用乙醚将蟾蜍麻醉后，剪开胸腔，打开心包，小心地在其心脏上剪一小口，取心脏血一小滴，取血滴不宜太大，以免涂片过厚，影响观察。

2)涂片：将血滴在干净载玻片右端，另取一边缘光滑平齐的玻片作为推片，制作厚薄适中的血涂片。制成的涂片室温晾干。每个同学制血涂片两张，并做好标记。

注意：①要使涂片厚薄适中；②注意拿片姿势，推片角度和速度要适中，要用力均匀；③涂片一般在后半部观察效果较好。

3)固定：将干燥的涂片浸于70%乙醇溶液中固定5min，取出后，室温下晾干。

4)三氯乙酸处理：将已固定的血涂片浸于 5%三氯乙酸中 60℃处理 30min。取出后用清水冲洗 3min 以上(注意一定要反复洗净，不可在涂片上留下三氯乙酸痕迹，否则酸性蛋白质和碱性蛋白质的染色不能分明)。然后用滤纸吸干玻片上的水分。

5)染色：将显示酸性蛋白质的涂片放入 0.1%酸性固绿染色液中染 5～10min，清水冲净，晾干。将显示碱性蛋白质的涂片在 0.1%碱性固绿染色液中染 0.5～1h(视染色深浅而定)，清水冲净，晾干。

6)显微镜观察：用 0.1%酸性固绿染色液染色处理过的蟾蜍红细胞，细胞质和核仁中蛋白质均被染成绿色，此即酸性蛋白质在细胞内的分布；而细胞核内染色质部分并不染上色(但时间太长也可能染上色)。经 0.1%碱性固绿染色液染色处理的标本中，只有细胞核内染色质部分被染成绿色，此即碱性蛋白质在细胞内的分布，而细胞质及核仁不着色。

3. 细胞内核酸(DNA、RNA)的显示

(1)原理：甲基绿-派洛宁(methylgreen-pyronin)是一种组织或细胞染色时常用的染料。甲基绿所染的部分为 DNA，可被脱氧核糖核酸酶(DNase)消化而特异性失染。派洛宁所着色的部分为 RNA，可经核糖核酸酶消化使原派洛宁阳性物质失染。从而使甲基绿-派洛宁染色成为一种显示核酸的组织化学方法。甲基绿染 DNA 和派洛宁染 RNA 不是化学作用，而是因 DNA 和 RNA 聚合程度不同，对碱性染料有不同的亲和力而进行选择性染色。甲基绿分子上有两个相对的正电荷，它对聚合程度高的 DNA 有强的亲和力，故可使分布在细胞核中的 DNA 被染成蓝色或绿色；而派洛宁分子上只有一个相对的正电荷，它仅和聚合程度较低的 RNA 相结合，使分布于细胞质和核仁中的 RNA 染成红色。因此，可以用 Brachet 反应对细胞中的 DNA 分子和 RNA 分子进行定性、定位和定量分析。

(2)试剂的配制

1)2% 甲基绿染色液：称取 2g 去杂质甲基绿粉溶于 0.2mol/L 的乙酸缓冲液 100ml 中。甲基绿粉中往往混有杂质甲基紫，此杂质可影响染色效果，必须预先除去。除去甲基紫杂质的方法是：将甲基绿粉溶于蒸馏水中，往分液漏斗中加入足量的氯仿(三氯甲烷)，用力振荡，然后静置，弃去含甲基紫的氯仿，再加入氯仿重复数次，直至氯仿中无甲基紫为止，最后放入 40～45℃温箱中干燥后备用。

2)5%派洛宁染色液：称取 5g 派洛宁(吡罗红)溶于 100ml 0.2mol/L 的乙酸缓冲液中混匀。

3)甲基绿-派洛宁染色液

A 液：5%派洛宁染色液 17.5ml，2%甲基绿染色液 10ml，蒸馏水 250ml。

B 液：0.2mol/L 乙酸缓冲液(pH 4.8)(0.2mol/L 乙酸 4 份，0.2mol/L 乙酸钠溶液 6 份)。

工作液：将 A、B 二液等量混合即成。该液应现用现配，不宜久置。

4)Carnoy 固定液：无水乙醇 6 份，氯仿 3 份，冰醋酸 1 份。需现用现配。

(3)方法

1)洋葱表皮细胞 DNA、RNA 的显示

A.切开洋葱鳞茎，用镊子轻轻撕下洋葱鳞片的内侧面膜状的半透明内表皮，用剪刀剪下一小块(约 $4mm^2$ 大小)置于玻片上。

B.用吸管吸取甲基绿-派洛宁染色液，滴一滴于洋葱表皮上，染色 30～40min。

C.用吸管吸取一滴蒸馏水冲洗表皮，并立即用吸水纸吸干，因为派洛宁易脱色。

D.盖上盖玻片，置显微镜下进行镜检。可见细胞质和核仁呈淡红色或红色，表明含有 RNA；而核质呈蓝色，表明含有 DNA。

2)蟾蜍血涂片 DNA、RNA 的显示

A.制备蟾蜍血涂片。

B.固定：将晾干的涂片于 Carnoy 固定液中固定 10～30min。

C.80%乙醇溶液浸洗 2～3min。

D.蒸馏水洗数次(每次 1～2min)，晾干。

E.染色：将血涂片平放在染色架上，用吸管吸取甲基绿-派洛宁染色液，滴数滴于血标本上，染色 10～20min。

F.冲洗：用蒸馏水冲洗。除去片上的浮色，并用滤纸吸干多余的水分。

G.分化：将血涂片浸入纯丙酮中分化片刻(时间要少于 1s，以免分化过度)，取出晾干。

H.中性树胶封固或直接镜检：光镜下可见细胞核呈绿色，细胞质呈淡红色。

【实验报告】

(1)绘图说明洋葱鳞茎表皮细胞内 DNA 和 RNA 的分布或蟾蜍细胞内酸性蛋白质及碱性蛋白质的分布。

(2)简要说明细胞内糖原、蛋白质及核酸显示的原理。

（董　静）

实验六　细胞组分的分级分离

【实验目的】

(1)掌握细胞组分的分级分离的原理和过程。

(2)熟悉匀浆器及离心机的使用方法。

【实验原理】　细胞内各种亚显微细胞结构(颗粒成分)的密度、大小及比重各不相同，在同一离心场内其沉降速度也不相同。据此，可用不同转速(不同的离心力)进行离心，将细胞内各种组分分级分离出来。分级分离是对分离和提取细胞亚显微结构和组分进行研究的重要手段之一。其步骤主要包括匀浆、分级分离、分析三方面。

1. 匀浆　从细胞中分离出各种结构，可用物理的方法破碎悬浮液中的细胞，如超声振荡、低渗、强制过滤或匀浆器研磨等。这些方法使细胞的许多膜(包括细胞膜及内质网膜)破裂成碎片，碎片立即自动封闭形成小泡，同时使要研究的细胞组分保存下来，这个过程称细胞的匀浆化。匀浆中包含各种各样的细胞器、细胞核、线粒体、高尔基复合体、溶酶体、过氧化物酶体、内质网小泡等，其大小、电荷、密度各不相同。在低温条件下，将组织放在匀浆器中，加入等渗的匀浆介质破碎细胞(即打碎细胞膜)，使之成为各种细胞器及其包含物的匀浆。

2. 分级分离　生物颗粒的直径大于 10^3nm 的用普通离心机(转速在 8000r/min 以下)，颗粒直径介于 10^2～10^3nm 的可用高速离心机(转速在 8000～25 000r/min)，而生物颗粒或大分子的直径在 10^2nm 以下则必须采用超速离心机(转速在 25 000～85 000r/min)。分别用由低速到高速的各种不同的速度进行逐级沉降。先用低速离心使较大的颗粒沉降，再用较高的转速，将存在于上清液中的颗粒沉淀下来，从而使各种大小不同的细胞亚显微结构和组分(大分子)得以分离。

分离的方法主要有：差速离心法(differential centrifugation)和密度梯度离心法(density gradient centrifugation)等。差速离心法是分离细胞核和细胞器常用的方法。

3. 分析　分级分离得到的各种大小不同的细胞亚显微结构和组分(大分子)，经过纯化(重复离心多次)以后，可用细胞化学和生物化学方法进行形态和功能的鉴定。

【实验材料】

(1) 材料：小鼠。

(2) 试剂：0.25mol/L 蔗糖-0.003mol/L $CaCl_2$ 溶液、1%甲苯胺蓝染色液、0.02%詹纳斯绿 B 染色液、0.9% NaCl 溶液等。

(3) 器材：玻璃匀浆器、普通离心机、台式高速离心机、高速离心机、普通天平、光学显微镜、载玻片、盖玻片、标本盘、玻璃笔、刻度离心管、滴管、10ml 量筒、25ml 烧杯、玻璃漏斗、解剖剪刀、小镊子、平皿、吸水纸、纱布、冰块等。

【实验方法】

1. 细胞核的分离

(1) 取材：用断髓法处死小鼠，剖开腹部取出肝脏，尽快置于盛有 0.9%NaCl 溶液的平皿中，反复洗涤除去血污，用滤纸吸去表面溶液。

(2) 匀浆：将湿重约 1g 的肝组织放在小平皿中，取 8ml 预冷的 0.25mol/L 蔗糖-0.003mol/L $CaCl_2$ 溶液，先加少量该溶液于平皿中，尽量剪碎肝组织后，再全部加入平皿中。将剪碎的肝组织倒入匀浆管中，使匀浆器下端侵入盛有冰块的器皿中，左手持匀浆管，右手将匀浆器捣杆垂直插入管中，左右转动研磨 3～5 次，用 8 层湿纱布过滤匀浆至离心管中。

(3) 涂片①：取滤液制备涂片①，做好标记，室温干燥。

(4) 离心：将装有匀浆的离心管配平后，以 2500r/min 离心 15min。

(5) 涂片②：将上清液缓缓移入高速离心管中，保存于有冰块的烧杯中，待分离线粒体时用；同时取上清液制备涂片②，室温干燥。

(6) 离心：加入 6ml 0.25mol/L 蔗糖-0.003mol/L $CaCl_2$ 溶液于离心管中，用吸管吹打，使沉淀物悬浮，制成悬液，2500r/min 离心 15min。

(7) 涂片③：弃上清液，将残留液体(约 0.5ml)用吸管吹打制成悬浮液，取一滴悬浮液制备涂片③，室温干燥。

(8) 染色：将①②③涂片用 1%甲苯胺蓝染色。

(9) 观察：油镜下观察三张涂片，比较镜下观察的结果。

2. 线粒体的分离

(1) 离心：将装有上清液的高速离心管以 17 000r/min 离心 20min，弃上清液。

(2) 制悬液：加 0.25mol/L 蔗糖-0.003 mol/L $CaCl_2$ 溶液 1ml 于离心管中，用吸管制成悬液。

(3) 离心：17 000r/min 离心 20min，将上清液吸入另一离心管中，加 0.1ml 0.25mol/L 蔗糖- 0.003 mol/L $CaCl_2$ 溶液于离心管中制成悬液(可用牙签搅匀)。

(4) 制片：取上清液和悬液分别涂片(标记④和⑤)，室温干燥。

(5) 染色：各加一滴 0.02%詹纳斯绿 B 染色液，加盖片，染色 20min。

(6) 观察：比较涂片④和涂片⑤观察的结果。

【实验报告】

(1) 绘制各涂片的观察结果，并比较说明结果差异的原因。

(2) 简要说明分级分离的原理和意义。

(刘　丹)

实验七　细胞生理活动的观察

【实验目的】

(1) 掌握临时装片技术、小鼠腹腔注射和颈椎脱臼处死方法。

(2) 熟悉细胞吞噬、细胞膜选择透性等细胞基本生理活动。

【实验原理】 细胞膜是细胞与外界环境进行物质交换的结构，它可选择性地让某些物质进出细胞。而对于不同性质的物质，细胞膜的通透性是大不一样的。当细胞与所处的环境存在渗透压差别时，水分子可从渗透压低的一侧向渗透压高的一侧扩散。在高渗环境中，细胞会失水而皱缩；在低渗环境中，细胞会吸水膨胀直至破裂。如果将红细胞置于低渗液中，由于细胞内的溶质浓度高于细胞外，所以液体很快进入细胞内，使细胞胀破，血红蛋白逸出，即可发生溶血。如果将红细胞置于各种等渗溶液中，由于红细胞膜对各种溶质分子的通透性不同，有的分子能通过，有的不能通过。溶质分子种类不同，透过的速度也有差异。当某种溶质分子进入红细胞内后，胞内溶质增加，导致水分摄入，红细胞膨胀到一定程度时，细胞膜破裂而出现溶血。溶血现象发生时混浊的红细胞悬液(不透明)会变成红色透明的血红蛋白溶液。由于各种溶质进入细胞的速度不同，故不同的溶质诱导红细胞发生溶血的时间也不同。反过来，可通过测定溶血时间来估计细胞膜对各种物质通透性的大小。

高等动物体内存在具有防御功能的吞噬细胞系统，它由粒细胞系和单核细胞等白细胞构成，是机体免疫系统的重要组成部分。在白细胞中，以单核细胞和粒细胞的吞噬活动较强，故常被称为吞噬细胞。当单核细胞在骨髓中形成后会进入血液，通过毛细血管进入肝、脾、淋巴结及结缔组织中进一步发育、分化为巨噬细胞。巨噬细胞是机体内的一种重要的免疫细胞，具有非特异性的吞噬功能，当机体受到细菌等病原体和其他异物的侵入时，巨噬细胞将向病原体或异物游走，当接触到病原体或异物时，伸出伪足将其包围并进行内吞作用，将病原体或异物吞入细胞，形成吞噬泡，进而初级溶酶体与吞噬泡发生融合，将异物消化分解掉。本实验将观察到小鼠巨噬细胞对进入其体内的鸡红细胞进行吞噬的情况，可反映机体非特异免疫功能状态。

【实验材料】

(1) 试剂：6%淀粉肉汤(含台盼蓝)、生理盐水、0.17mol/L 氯化铵溶液、500U/ml 肝素溶液、0.17mol/L 氯化钠溶液、0.17mol/L 硝酸钠溶液、0.32mol/L 葡萄糖溶液、0.32mol/L 甘油溶液、0.32mol/L 乙醇溶液等。

(2) 材料：小鼠、1%鸡红细胞悬液、10%兔红细胞悬液等。

(3) 器材：光学显微镜、2ml 注射器、载玻片、盖玻片、玻璃吸管、橡皮吸球(或一次性塑料吸管)、试管及试管架(或小瓶)、手术剪刀、小镊子、胶布、标记笔等。

(4) 试剂的配制

1) 6%淀粉肉汤：称取牛肉膏 0.3g、蛋白胨 1.0g、氯化钠 0.5g 和台盼蓝(trypan blue)0.3g 分别加入到 100ml 蒸馏水中溶解，再加入可溶性淀粉 6g，混匀后煮沸灭菌，置 4℃保存，使用时恒温水浴溶解。

2) 0.17mol/L 硝酸钠溶液：称取 7.224g 硝酸钠溶于 500ml 蒸馏水。

3) 0.17mol/L 氯化钠溶液：称取 4.967g 氯化钠加蒸馏水至 500ml，混匀。

4) 0.32mol/L 甘油溶液：量取 11.7ml 甘油加蒸馏水至 500ml，混匀。

5) 0.32mol/L 葡萄糖溶液：称取 28.83g 葡萄糖加蒸馏水至 500ml，混匀。

6) 0.17mol/L 氯化铵溶液：称取 4.574g 氯化铵加蒸馏水 500ml，混匀。

7) 0.32mol/L 乙醇溶液：量取 9.33ml 无水乙醇加蒸馏水至 500ml，混匀。

8) 500U/ml 肝素：取安瓿装肝素注射液 1 支（12500U），用注射器抽出 2ml 肝素加入到 23ml 生理盐水中混匀，4℃保存。

9) 10%兔红细胞悬液：取 10ml 兔血（肝素抗凝）加入到 90ml 生理盐水中混匀。

10) 1%鸡红细胞悬液：取鸡血 1ml（肝素抗凝）加入到 99ml 生理盐水中混匀。

【实验方法】

1. 红细胞膜通透性的观察　每组一套实验器材，注意各种试剂的标签。试管（小瓶）要根据实验所要装的溶液种类来编号，吸管也要对应编号，切勿混淆，以保证实验结果的准确性。

(1) 轻轻摇匀试管中的 10%红细胞悬液，可发现红细胞悬液是不透明的。（可将试管贴靠在书上，发现隔着试管看不清书中的字，如发生溶血则文字可被看清）

(2) 观察红细胞在低渗溶液中的溶血现象。在 0 号试管加入 0.4ml 红细胞悬液，再加入 4ml 蒸馏水，轻轻摇匀，注意溶液颜色的变化，隔着试管看后面纸上的字，能否看清楚？说明了什么问题？记录好时间。

(3) 观察人红细胞对各种物质的选择通透性

1) 在 1 号试管中加入 0.4ml 10%红细胞悬液，再加入 4ml 0.17mol/L 氯化钠溶液，轻轻摇匀，观察是否溶血。

2) 在 2 号试管中加入 0.4ml 10%红细胞悬液，再加入 4ml 0.17mol/L 氯化铵溶液，轻轻摇匀。注意加入时间及溶液颜色的变化，如果溶血，记下所需的时间。

3) 继续完成下列测试，并记录溶血时间

0.4ml 红细胞悬液＋4ml 0.17mol/L 硝酸钠溶液（3 号试管）。

0.4ml 红细胞悬液＋4ml 0.32mol/L 乙醇溶液（4 号试管）。

0.4ml 红细胞悬液＋4ml 0.32mol/L 葡萄糖溶液（5 号试管）。

0.4ml 红细胞悬液＋4ml 0.32mol/L 甘油溶液（6 号试管）。

将实验结果填入表 1-1。

表 1-1　红细胞膜通透性观察

编号	溶液种类	是否溶血	所需时间	结果分析
1	氯化钠溶液			
2	氯化铵溶液			
3	硝酸钠溶液			
4	乙醇溶液			
5	葡萄糖溶液			
6	甘油溶液			

2. 小鼠腹腔巨噬细胞吞噬活动的观察

(1) 标本制备方法

1) 在实验前两天，每天每只小鼠腹腔注射 6%淀粉肉汤（含 4%台盼蓝）1ml 以刺激小鼠的腹腔产生较多的巨噬细胞。

2) 实验时每组取一只经上述处理的小鼠，往其腹腔注射 5%鸡红细胞悬液 0.5ml（注射时从小鼠下腹外侧进针，呈 45° 角进入腹腔），然后轻揉小白鼠腹部，使鸡红细胞分散。

3) 30min 后再向腹腔注射 0.5ml 生理盐水，轻揉小白鼠腹部，使其腹腔液稀释。

4) 处死小白鼠：3min 后颈椎脱臼法处死小白鼠。操作要领：将小鼠放到实验台上，用手的食指和拇指同时向下按住其头部，另一只手抓住尾巴用力稍向上方一拉，使颈椎脱臼，动物便立刻死亡。处死实验动物的原则是尽快使其死亡。

5) 取材：将小白鼠置于解剖盘中，剪开腹腔，把内脏推向一侧，用吸管或不装针头的注射器吸取腹腔液。

6) 制片：每人取一干净载玻片，滴一滴腹腔液，小心盖上盖玻片。

(2) 镜下观察：将制备好的巨噬细胞标本置于光学显微镜下观察。调节光线使视野中的亮度降低，在低倍镜下找到标本后换高倍镜观察。先分辨巨噬细胞和鸡红细胞。巨噬细胞体积较大，呈圆形或不规则形，表面具有多个突起(伪足)，细胞质中含有数量不等、大小不一的蓝色颗粒，它们是细胞吞噬含台盼蓝的淀粉肉汤后形成的吞噬体；鸡红细胞呈椭圆形、淡黄色，具椭圆形的细胞核。在视野中仔细寻找巨噬细胞吞噬鸡红细胞的不同阶段。有的鸡红细胞紧贴在巨噬细胞表面；有的红细胞已部分被吞入；有的巨噬细胞已吞入 1 个或多个红细胞，形成了吞噬泡；还可见有的吞噬泡体积已缩小并呈圆形，这说明该吞噬泡已与溶酶体发生融合，泡内的物质正在消化分解。

【实验报告】

(1) 填表记录溶血实验的结果并分析原因，指出哪些溶液中含有非通透性离子。

(2) 简述小鼠腹腔巨噬细胞吞噬鸡红细胞的过程。

(3) 细胞的吞噬活动对人体有何意义？

(4) 都是等渗溶液，有的可致红细胞溶血，有的却不能致红细胞溶血，这是为什么？

（董　静）

实验八　细 胞 融 合

【实验目的】

(1) 初步掌握利用聚乙二醇(PEG)介导动物细胞融合技术的操作方法。

(2) 了解 PEG 介导的动物细胞融合实验，对体细胞融合有一个清楚的概念。

【实验原理】　细胞融合就是两个或两个以上的细胞合并成为一个细胞的过程。在自然情况下，受精过程即属这种情况。此外，如肿瘤细胞具有的多核细胞，发生炎症及坏死部位见到的多核细胞等，都已有大量文献资料证明是由单核细胞融合而成的。现在所称的细胞融合一般是指用人工方法使两个或两个以上体细胞合并在一起，它与两个性细胞的结合(受精)不同，性细胞是单倍体，结合形成一种二倍体细胞；而体细胞融合可形成四倍体或多倍体细胞，由此形成的杂交细胞，其特性会有很大变化。

在细胞融合实验中，采用的融合因子一般可分为三类：病毒、化学品和生物提取物。由于病毒诱导细胞融合存在着病毒制备困难、操作复杂、灭活病毒的效价差异大等原因，人们又找到了比病毒简便、快速和高效且比病毒更易制备和控制，活性稳定，使用方便的化学物质 PEG 作为病毒的替代物诱导细胞融合，但在 PEG 诱导细胞融合的有效浓度范围（50%～55%）内对细胞毒性很大，因此人们又找到了新的方法来替代 PEG，这些新方法有电脉冲诱导细胞融合技术和激光融合技术以及空间融合技术等。

利用PEG介导的动物细胞融合，其实验原理到目前为止还没有完全定论。学者们一般认为，PEG改变各类细胞的膜结构，使两细胞相互接触部位的膜脂双层中磷脂分子发生疏散、进而使其结构发生重排，再加上膜脂双层的相互亲和以及彼此间表面张力的作用，引起相邻的重排质膜在修复时相互合并在一起，从而造成相互接触的细胞之间发生融合。化学药品作为促融剂的优点是易得、用法简单，还可深入探讨细胞融合的分子机制。PEG浓度在40%～60%，分子量为1000左右，均能使细胞融合。目前有取代病毒类促融因子的趋向。

现已证明不仅是动物和植物的种内、种间或属间的体细胞，甚至动物和植物细胞之间也可相互融合。细胞融合技术已在农业、工业、医药等领域取得了开创性的研究成果，应用领域不断扩大。该技术不仅为核质关系、基因定位、基因调控、遗传互补、细胞免疫、疾病发生、膜蛋白动力学等理论领域的研究提供了有力的手段，而且被广泛应用于免疫学、遗传学、发育生物学，动物细胞融合是从细胞水平来改变动物细胞的遗传性，用于生产单克隆抗体、疫苗等特定的生物制品，改良培育动物新品种，缩短动物的育种过程。动物细胞融合的应用范围已广及生物学的各个分支学科，特别是在绘制人类基因图谱方面取得了显著成绩。虽然细胞杂交属于理论生物学范畴，但在实际应用方面也有重大突破。在基础理论研究上，动物细胞融合技术对研究细胞分化、基因定位、肿瘤发生机制等方面都有重要意义。在实际应用方面，动物细胞融合技术在药物定向释放系统、细胞治疗以及抗肿瘤免疫等方面起到重要的作用。

【实验材料】

(1)材料：鼠成纤维细胞系(BS479)或蛙红细胞等。

(2)器材：普通光学显微镜、普通离心机、刻度离心管、水浴箱、吸管、载玻片、盖玻片等。

(3)试剂：50% 聚乙二醇(MW=1000)，pH6.0 Hanks液，pH7.4 RPMI-1640培养液，0.25%胰蛋白酶，磷酸缓冲液(PBS)，0.2%亚甲蓝液等。

【实验方法】

1. 方法一

(1)制备50% PEG(现用现配)，置37℃水浴待用。

(2)取一瓶已生长成单层的BS479细胞，胰蛋白酶消化1～2min。

(3)加8ml Hanks液，冲洗瓶底四角，充分吹打，制成细胞悬液。

(4)收获细胞：将细胞悬液分至2个离心管中，1500r/min 离心5min，弃上清液。

(5)加PEG：1min内加10滴50% PEG于离心管中，边加边混匀，再静置1分钟。

(6)终止PEG作用：快速加4ml Hanks液，混匀，10min后再加Hanks液4ml，吹打混匀，1500r/min 离心5min。

(7)弃上清液，加9ml 0.075mol/L KCl低渗液，混匀，37℃水浴中放置5min。

(8)加1ml固定液，吹打混匀，1500r/min 离心5min。

(9)弃上清液，加9ml固定液，轻轻吹打，在室温下放置10min，1500r/min离心5min，弃上清液，留0.2ml。

(10)将残留液混匀，滴片风干。

(11)用Giemsa染色液染色3min，晾干，镜下观察。

2. 方法二

(1)取一瓶已生长成单层的BS479细胞，制成细胞悬液。

(2) 将细胞悬液移入离心管中，1000r/min 离心 5min，弃上清液，加入 10ml Hanks 液悬浮细胞，洗涤一次，离心倒掉上清液。

(3) 吸取 PEG 0.5ml，在 37℃水浴箱中，于 90s 内逐滴沿壁滴加到离心管中，边加边轻轻摇动离心管，使之与细胞混匀。

(4) 加入 5～10ml Hanks 液，轻轻吹打混匀，在 37℃水浴箱中静置 4min。

(5) 1000r/min 离心 5min，弃上清液，加入 2～3ml 含小牛血清的 RPMI-1640 培养液，在 37℃水浴箱中孵育 30min。

(6) 分别于孵育 10min、20min、30min 时取细胞悬液一滴制成临时装片。

(7) 0.2%亚甲蓝液染色，显微镜下观察细胞融合的情况。

【实验结果】 在显微镜下观察细胞融合的情况，通常可把融合过程分为六个阶段（图 1-7）：①两个细胞黏集；②两个细胞的细胞膜之间相互接触、粘连；③接触部位的细胞膜溃破；④两细胞的细胞质相通，形成细胞质通道；⑤通道扩大，两细胞连成一片；⑥细胞质合并完成，形成一个含有两个或多个核的圆形细胞。

【注意事项】 利用 PEG 介导细胞融合，其融合效果受以下几种因素的影响。

(1) PEG 的分子量与浓度：细胞融合效果与 PEG 的分子量及其浓度成正比；但 PEG 的分子量越大、浓度越高，对细胞的毒性也就越大。所以，在 PEG 浓度为 40%、45%和 50%时，以 PEG1000 的融合效率最佳；而当浓度增大至 55%和 60%时，则 PEG400 的融合效率最好。

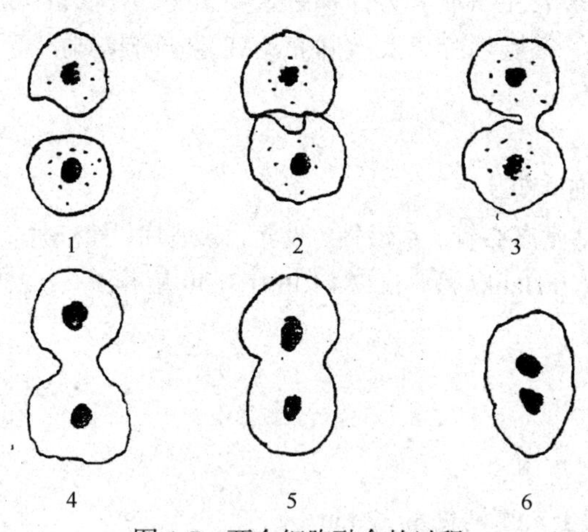

图 1-7　两个细胞融合的过程

(2) PEG 的 pH：经验证，PEG 的 pH 在 8.0～8.2 融合效果最好。

(3) 高 Ca^{2+}浓度条件下可提高融合率。

(4) PEG 的处理时间：处理时间越长，融合效果越好，但对细胞的毒害也就越大。故一般将处理时间限制在 1min 之内。本实验中细胞融合后无须继续培养，故处理时间可适当放宽至数分钟。

(5) 融合时的温度：由于生物膜的流动性与温度成正比，故细胞的融合效果也与温度成正比。因此，为了获得更好的融合效果，在细胞可能承受的温度范围内可适当提高处理的温度。对于哺乳动物的细胞融合实验，一般采用的温度为 37～40℃。

(6) 在实验中统计融合率时，要进行多个视野计数，然后再加以平均，以使计算更为准确。

【实验报告】

(1) 绘出你所观察到的融合细胞的形态。

(2) 随机计数 200 个细胞，利用公式计算出所计数细胞的融合率。

(3) 诱导细胞融合的方法有哪些？

（吕艳欣）

实验九　体外培养细胞的计数、测量与活性鉴别

一、细胞的计数

【实验目的】

(1) 掌握显微镜下直接计数活细胞的技能。

(2) 了解血细胞计数板的构造、计数原理和计数方法。

【实验原理】　培养的细胞在一般条件下要求有一定的密度才能生长良好，所以要进行细胞计数。

利用血细胞计数板在显微镜下直接计数，是一种常用的细胞计数方法。此法的优点是直观、快速。将经过适当稀释的细胞悬液放在血细胞计数板载玻片与盖玻片之间的计数室中，在显微镜下进行计数。由于计数室的容积是一定的($0.1mm^2$)，所以可以根据在显微镜下观察到的细胞数目来换算成单位体积内的细胞总数目。由于此法计得的是活细胞和死细胞的总和，故又称为总细胞计数法。

血细胞计数板通常是一块特制的载玻片，长约 7.5cm、宽 3.5cm，其上由 4 条槽构成 3 个平台。中间的平台又被一短横槽隔成两半，每一边的平台上各刻有一个方格网，每个方格网共分九个大方格，中间的大方格即为计数室，细胞的计数就在计数室中进行。

计数室的刻度一般有两种规格，一种是一个大方格分成 16 个中方格，而每个中方格又分成 25 个小方格，共 400 小格；另一种是一个大方格分成 25 个中方格，而每个中方格又分成 16 个小方格，总共也是 400 小格(图 1-8)。所以无论是哪种规格的计数板，每一个大方格中的小方格数都是相同的。

每一个大方格边长为 1mm，则每一大方格的面积为 $1mm^2$，盖上盖玻片后，载玻片与盖玻片之间的高度为 0.1mm，所以计数室的容积为 $0.1mm^3$。将计数板放到显微镜的载物台上，用低倍镜观察计数板。使用血细胞计数板计数时，先要测定每个小方格中细胞的数量，再换算成每毫升细胞悬液中细胞的数量。

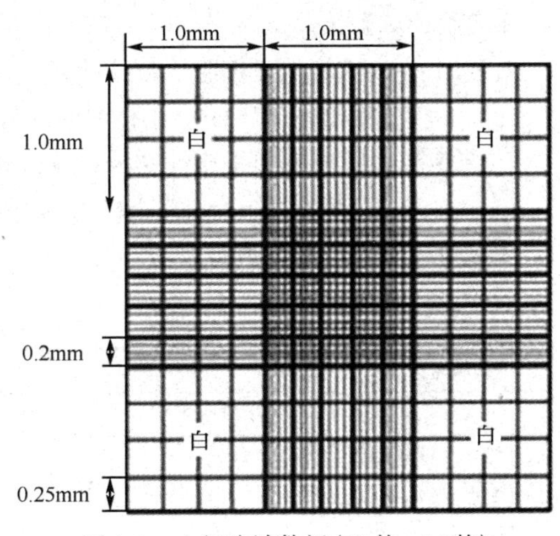

图 1-8　血细胞计数板(25 格×16 格)

计数时若计数区是由 16 个中方格组成，按对角线方位，数左上、左下、右上、右下的 4 个中方格(即 100 小格)的菌数。如果是 25 个中方格组成的计数区，除数上述 4 个中方格外，还需数中央1个中方格的菌数(即 80 个小格)。如菌体位于中方格的双线上，计数时则数上线不数下线，数左线不数右线，以减少误差。

【实验材料】

(1) 材料：培养的小鼠肺成纤维细胞等。

(2) 器材：显微镜、血细胞计数板、盖玻片(22mm×22mm)、吸水纸、滴管、擦镜纸等。

【实验方法】

(1) 制备细胞悬液：从培养箱中取细胞一瓶(50ml 培养瓶)，将瓶中培养液倒入干净试管，然后用吸管加 2ml PBS 于培养瓶中，轻轻摇动冲洗残留的血清(血清会影响胰蛋白酶的作用)，倒掉 PBS。再重复洗 1 次，去掉 PBS 后，往瓶中加 1ml 0.25% 胰蛋白酶，以湿润整个瓶底为宜，37℃静置消化 2～3min，同时在倒置显微镜下观察，见到贴壁细胞变圆，彼此分开，立即加回试管中原培养液 5ml，以终止消化作用，然后用吸管轻轻吹打瓶中细胞约 5min，直至细胞脱落分散于培养液中，制成单细胞悬液，吸取细胞悬液放入试管备用。

(2) 稀释：视待测细胞悬液浓度，加无菌水适当稀释(一般稀释到 10^{-2})，以每小格的细胞数可数为度。

(3) 加样品：将清洁干燥的血细胞计数板盖上盖玻片，再用无菌的滴管将稀释的细胞悬液由盖玻片边缘滴一小滴(不宜过多)，让细胞悬液沿缝隙靠毛细渗透作用自行进入计数室，一般计数室均能充满细胞悬液。注意不可有气泡产生。

(4) 显微镜计数：静置 5min 后，将血细胞计数板置于显微镜载物台上，先用低倍镜找到计数室所在位置，然后换成高倍镜进行计数。在计数前若发现细胞液太浓或太稀，需重新调节稀释度后再计数。一般样品稀释度要求每小格内有 4～5 个细胞为宜。使用 25 格×16 格的计数板的计数室，取左上、右上、左下、右下 4 个对角方位外，还需再数中央的一个中格(即 80 个小方格)的细胞数。当遇到位于方格线上的细胞，一般只计数中方格的上线和左线上的细胞。对每个样品计数 3 次，取其平均值，按公式计算每 1ml 细胞悬液中所含的细胞个数。

【实验计算】

(1) 16 格×25 格的血细胞计数板计算公式

细胞数/ml=(100 小格内的细胞总数/100)×400×1000×稀释倍数

(2) 25 格×16 格的血细胞计数板计算公式

细胞数/ml=(80 小格内的细胞数/80)×400×1000×稀释倍数

【实验结果】 见表 1-2。

表 1-2 细胞计数结果

细胞名称	细胞数	个/ml			
	左上中格	右上中格	左下中格	右下中格	中央中格
第一次测定					
第二次测定					
第三次测定					
平均数					

【注意事项】

(1) 测定时细胞悬液要摇匀，防止细胞凝集沉淀。

(2) 细胞悬液稀释：样品稀释的目的是便于细胞悬液的计数，以每小方格内含有 4～5 个细胞为宜，一般稀释 10～100 倍即可。

(3) 镜检计数室：在加样前，先对计数板的计数室进行镜检。若有污物，则须清洗后才能进行计数。

(4) 血细胞计数板的清洁：血细胞计数板使用后，用自来水冲洗，切勿用硬物洗刷，洗后自行晾干或用吹风机吹干，或用 95%乙醇溶液、无水乙醇、丙酮等有机溶剂脱水使其干燥。通过镜检观察每小格内是否残留菌体或其他沉淀物。若不干净，则必须重复清洗直到干净为止。

(5) 由于生活细胞的折光率和水的折光率相近，观察时应减弱光照的强度。

(6) 计数时应不时调节焦距，才能观察到不同深度的细胞。

【实验报告】

(1) 如何将细胞悬液中的细胞密度调高？

(2) 计算出待测细胞的浓度。

二、细胞大小的测量

【实验目的】

(1) 掌握显微镜下测量细胞大小的方法。

(2) 学习显微测微尺的使用方法。

【实验原理】　显微测微尺是用来测量显微镜视场内被测物体大小、长短的工具。测微尺分镜台测微尺和目镜测微尺(图 1-9)，两尺配合使用。

镜台测微尺(台尺)用于校正目镜测微尺(目尺)每格的相对长度，是中央部分刻有精确等分线的载玻片，一般是将 1mm 等分成为 100 格，每格长 0.01mm。

目镜测微尺(目尺)用来测量视野中的物体长度，是一块可放在目镜内隔板上的圆形小玻片，在中央把 5mm 长度刻成 50 等份，或把 10mm 长度刻成 100 等份，用以测量经显微镜放大后的细胞物像。

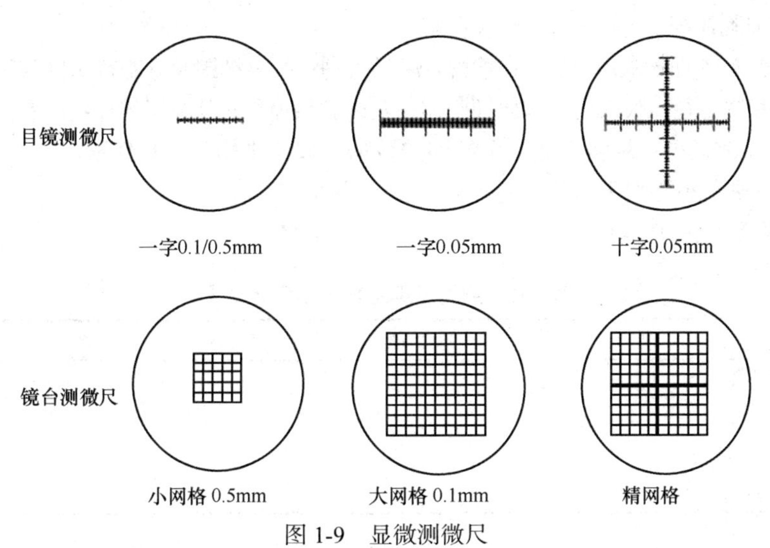

图 1-9　显微测微尺

由于不同目镜、物镜组合的放大倍数不相同，目镜测微尺每格实际表示的长度也不一样，因此目尺测量细胞大小时须先用置于载物台上的台尺校正，以求出在一定放大倍数下，目尺每小格所代表的相对长度。由于台尺与细胞标本是处于同一位置，都要经过物镜和目镜的两次放大成像进入视野，即台尺随着显微镜总放大倍数的放大而放大，因此从台尺上得到的读数就是细胞的真实大小，所以用台尺的已知长度在一定放大倍数下校正目尺，即可求出该放大倍数下目尺每格所代表的长度，然后移去台尺，换上待测标本片，用校正好的目尺在同样放大倍数下测量细胞大小。

【实验材料】

(1)材料：蛙血红细胞标本片等。

(2)器材：普通光学显微镜、显微测微尺等。

【实验方法】

(1)目镜测微尺(目尺)的校正

1)取下目镜，旋下目镜上的透镜，将目尺的刻度朝下轻轻地装入目镜的隔板上，再旋上透镜，并装入镜筒内。

2)将台尺置于显微镜的载物台上，刻度朝上，同观察标本一样，使具有刻度的小圆圈位于视野中央。

3)先用低倍镜观察，对准焦距，视野中看清物镜测微尺的刻度后，转动目镜，使目尺的刻度与台尺的刻度相平行，移动推动器，使两尺的左边第一条线相重合，定位后，仔细寻找两尺第二个完全重合的刻度（图 1-10）。

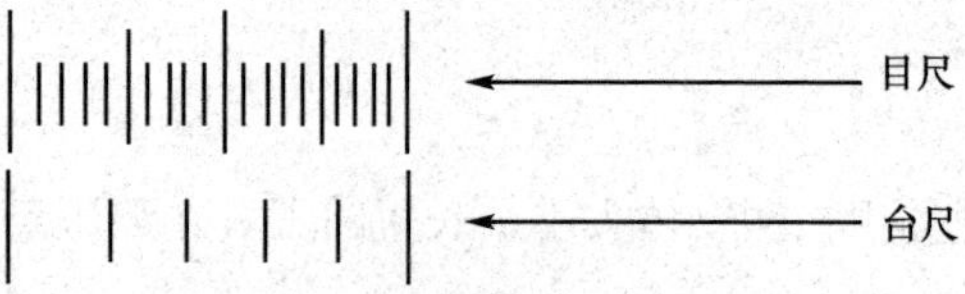

目尺

台尺

图 1-10 显微测微尺的校正

4)计数二条重合线间的目尺的格数和台尺的格数。因为台尺的刻度每格长度 10μm，所以由公式可以算出目尺每格所代表的长度。

5)测量时不再用台尺，如改变显微镜的放大倍率，则需对目尺重新进行校正。如此测定后的目尺的尺度，仅适用于测定时所用的显微镜的目镜和物镜的放大倍数。若更换物镜，目镜的放大倍数时，必须再进行校正。

(2)测量细胞体积

1)取下台尺放入保护盒内，取蛙血涂片，用目尺测量蛙血细胞及细胞核长度与宽度，取各自的一半为长半径和短半径，代入公式求出细胞体积及细胞核体积，计算出蛙血红细胞的核质比。

2)为减少误差，同一标本需测 5 个细胞的数据，取其平均值计算体积。

(3)测量完毕，小心取下目尺，包装后放回盒内。

【实验结果】 见表 1-3。

表 1-3 细胞及细胞核大小测定结果

	细胞 1	细胞 2	细胞 3	细胞 4	细胞 5
细胞长半径					
细胞短半径					
细胞核长半径					
细胞核短半径					

【实验计算】

(1)目尺校正计算

目尺每格所代表的实际长度=(两重合线间台尺的格数/两重合线间目尺的格数)×10μm

例如，目尺 5 小格正好与台尺 5 小格重叠，已知台尺每小格为 10μm，则目尺上每小格长度为(5/5)×10μm＝10μm，用同法分别校正在高倍镜下和油镜下目尺每小格所代表的长度。

(2)细胞体积计算

$$V_{椭圆形}=4\pi ab^2/3$$（a为长半径，b为短半径）

$$V_{圆形}=4\pi r^2/3$$（r为半径）

(3)细胞核质比计算

核质比：$NP=V_n/(V_c-V_n)$（V_c为细胞的体积；V_n为细胞核的体积）

【注意事项】

(1)台尺是显微长度测量的标准，它并不被用来直接测量，而是用它来校正目尺。

(2)在高倍物镜下台尺的刻度线显得很粗，而且目尺的刻度与它相比是很细的，故校正时目尺左端的刻线应放在台尺左端刻线的左旁边缘。

(3)由于不同显微镜及附件的放大倍数不同，因此校正目尺必须针对特定的显微镜和附件(特定的物镜、目镜、镜筒长度)进行，而且只能在特定的情况下重复使用。

(4)当更换不同放大倍数的目镜或物镜时，必须重新校正目尺每一格所代表的长度。

【实验报告】

(1)为什么不直接用目尺(每格长度10μm)来测量物体大小，而要用台尺来重新确定目尺每格的长度？

(2)为什么用不同倍数目镜或物镜时，须重新校正目尺？

(3)利用显微测量技术测量蛙血红细胞及其细胞核的直径，计算核质比。

三、细胞的活性鉴别

【实验目的】

(1)掌握鉴别细胞活性的方法。

(2)了解台盼蓝鉴别细胞活性的原理。

【实验原理】　培养动物细胞时多采用“染色排除法”鉴别细胞的死活，以了解细胞的活性。

通常认为细胞膜丧失完整性，细胞即可被认为已经死亡。台盼蓝是检测细胞膜完整性最常用的生物染色试剂。死亡的细胞，膜的完整性丧失，通透性增加，台盼蓝可穿透变性的细胞膜，与解体的DNA结合，使其着色。健康的正常细胞能够排斥台盼蓝，阻止染料进入细胞内。故可以鉴别死细胞与活细胞。严格来说，台盼蓝染色检测的是细胞膜的完整性，通常认为细胞膜丧失完整性，即可认为细胞已经死亡。这被称为染料排除测试(dye exclusion)。细胞经台盼蓝染色后，可通过显微镜，直接镜下计数或拍照后计数，实现对细胞存活率比较精确的定量分析。

【实验材料】

(1)器材：普通光学显微镜、倒置显微镜、血细胞计数板、1ml注射器、吸水纸等。

(2)材料：培养的小鼠肺成纤维细胞等。

(3)试剂：0.4%台盼蓝溶液、DMEM培养液、磷酸缓冲液(PBS)、0.25%胰蛋白酶等。

【实验方法】

(1)收集细胞：0.25%胰蛋白酶消化，吹打分散成单个细胞悬液；收集细胞悬液，用磷酸缓冲液适当稀释；或离心弃上清液，估测细胞数量，向沉淀中适量加入磷酸缓冲液，吹打重悬细胞。

(2)台盼蓝染色：用注射器吸取0.5ml细胞悬液放入干净试管中，再加0.4%台盼蓝溶液0.5ml，用吸管轻轻吹打混匀，染色2～3min(时间不能延长，否则活细胞也被染色)。

(3) 细胞存活率分析：吸取适量加有台盼蓝染色液的细胞悬液，滴入血细胞计数板计数，于计数室内分别计数细胞总数和蓝染细胞数。

(4) 重复计数 3 次，以 3 次观察结果的平均值作为活细胞的百分比值，该值可代表细胞活性大小。

【实验结果】 见表 1-4。

表 1-4 细胞活性鉴定结果

	第一次测定	第二次测定	第三次测定
细胞总数			
蓝色细胞数			

$$细胞存活率=(细胞总数-蓝色细胞数)/细胞总数\times 100\%$$

【注意事项】

(1) 台盼蓝对人体有毒。

(2) 台盼蓝染细胞时，时间不宜过长，否则，部分活细胞也会着色，会干扰计数。

【实验报告】

(1) 试述台盼蓝染色法鉴别死活细胞的原理，试分析染色时间过长本来是活细胞也被染上色的原因。

(2) 计算所培养细胞存活率。

(梅庆步)

实验十 细胞有丝分裂的制片及观察

【实验目的】

(1) 掌握细胞有丝分裂标本制备的方法。

(2) 通过对细胞有丝分裂标本的观察，掌握细胞有丝分裂过程中染色体的形态特征及染色体的动态变化。

【实验原理】

细胞数目增加是通过细胞分裂来实现的，细胞分裂按照分裂方式可分为：无丝分裂、有丝分裂、减数分裂，其中有丝分裂是体细胞分裂最主要的方式。有丝分裂是生物体细胞进行的一种主要分裂方式。在有丝分裂过程中，细胞核内的遗传物质能准确地进行复制，然后能有规律地均匀地分配到两个子细胞中去。植物有丝分裂主要在根尖、节间、茎的生长点、芽及其他分生组织里进行。动物体内生长旺盛的细胞有骨髓细胞、胚胎细胞等，将这些细胞或组织经取材，固定、解离、染色、压片，可以观察到细胞有丝分裂的全过程。

【实验材料】

(1) 材料：新鲜洋葱根尖标本、洋葱根尖纵切片、马蛔虫子宫切片等。

(2) 器材：显微镜、盖玻片、载玻片、小烧杯、吸水纸、剪刀、镊子、吸管、恒温培养箱、酒精灯、刀片等。

(3) 试剂：甲醇、冰醋酸、70%乙醇溶液、1mol/L HCl、苯酚、品红、乙酸洋红、0.5%甲苯胺蓝、山梨醇、福尔马林、蒸馏水、秋水仙素。a 液（碱性品红 3g，70%乙醇溶液 10ml）、b 液

（a 液 10ml 加 5%苯酚水溶液 90ml）、c 液（b 液 55ml 加冰醋酸 6ml、37%福尔马林 6ml）、工作液（c 液 10ml 加 45%冰醋酸 90ml，山梨醇 1.8g 混合溶解）等。

【实验方法】

1. 植物根尖标本的制备

（1）取材：取洋葱鳞茎，剪去老根。

（2）预处理：置于盛满清水的小烧杯里，使部分鳞茎浸入水中，室温（25℃）或放 25℃左右的恒温箱中培养。3～4 天后，鳞茎长出不定根，于晚 12 时至 1 时或中午 12 点左右将根剪下（约 1cm 长）。

（3）固定：放入 0.05%～0.1%的秋水仙素溶液中，经 2～4h 后移入卡诺氏固定液中固定。

（4）解离：将固定好的根尖移入盐酸酒精离析液中，在 1mol/L HCl 中，60℃离析 15min。待根尖发白变软后取出，放蒸馏水中漂洗 30min。然后移至载玻片上，用吸水纸吸去多余的水分。

（5）染色：将离解好的根尖用蒸馏水冲洗几次，在 1%乙酸洋红中染色 2～4h；或置于染色缸里，加改良品红溶液，静置染色 10～15min。

（6）压片：取已染色的根尖，置于载玻片上，在分生组织处切取一小块，加改良品红一滴，盖上盖玻片，用刀片架起盖玻片一角，用铅笔头或指头轻轻敲击（不要挪动标本，使细胞和染色体分散开来，以便观察），将根尖压扁铺开后置于显微镜下观察。在酒精灯上微微加热，吸去多余的染色液，用手指垂直压片（切勿移动盖玻片），即可镜检。

2. 洋葱根尖有丝分裂的观察 观察洋葱根尖压片标本时，先用低倍镜找到根尖较前端生长点，此处细胞略呈方形，排列紧密，染色较深，可观察到许多处于不同分裂期的细胞。转用高倍镜观察，可见间期及有丝分裂各期的细胞，如图 1-11 所示。各时期的特点如下：

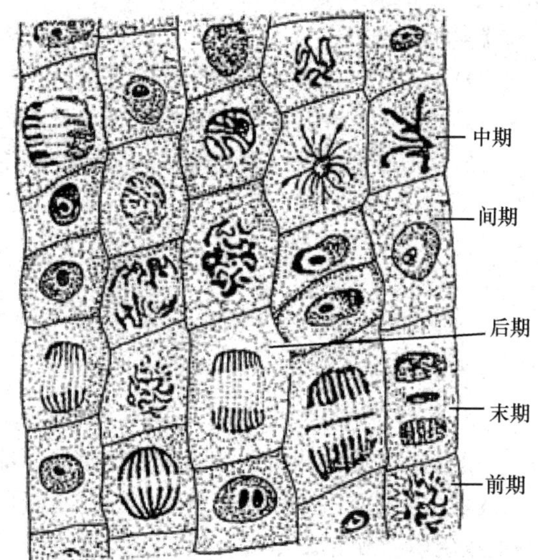

图 1-11 洋葱根尖有丝分裂

（1）间期（interphase）：一般持续时间比较长，是核内染色体 DNA 合成的过程，细胞核呈圆形，核膜清楚，能看到核和其内的核仁体积增大，核内染色质分布较均匀，呈细网状。

（2）前期（prophase）：核较间期膨大，核仁开始消失，核膜随之破裂。核内染色质逐渐螺旋化为丝状的染色丝，其后染色丝进一步缩短变粗，形成一定形态和数目的染色体（这时的每条染色体由两条染色单体组成，但在光镜下一般不易看清），此时染色体已由两条染色单体所组成，只在着丝点处连结。

（3）中期（metaphase）：染色体形态清楚，各染色体的着丝点排列在赤道面上，两臂伸向赤道面的两旁。纺锤体完全形成，但不易观察到。中期染色体高度浓缩，具有各物种染色体的典型形态，是染色体计数的最好时期。

（4）后期（anaphase）：每一染色体的着丝点纵裂为二，两条染色单体已完全分开，由于纺锤丝的牵引，分别移向两极，形成了数目相等的两组染色体。

（5）末期（telophase）：移向两极的染色体，逐渐松散成染色质，纺锤丝逐渐消失，在赤道面上开始出现细胞板，把一个细胞分隔成两个子细胞，核膜重新形成，核仁出现，逐渐进入间期状态。

3. 动物细胞有丝分裂的观察 取马蛔虫子宫横切片，于低倍镜下观察，可观察到马蛔虫子宫腔内有许多圆形或近似圆形的、受精卵细胞(受精膜和围卵腔，马蛔虫受精卵最外层有较厚的受精膜，膜内有围卵腔，受精卵即悬浮于围卵腔中)，不同分裂时期的受精卵细胞如图1-12所示。

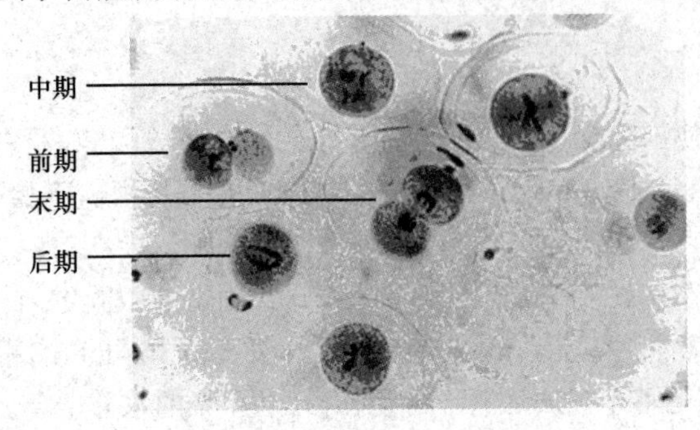

图1-12 马蛔虫有丝分裂

(1) 未分裂的受精卵：含两个细胞核，一个雄原核和一个雌原核，核内并含细丝状染色质，在受精卵膜内侧，有一深染的小体为第一极体，在受精卵边缘有另一个小体，为第二极体。

(2) 前期：核膨大，中心粒明显位于细胞的一端，可见星射线，染色质由线状缩短变粗，形成染色体。到前期末，核膜核仁都消失，中心粒分裂，一分为二，并向两极移动。

(3) 中期：核膜完全消失，纺锤体形成，两极有中心粒，可见明显的星射线，染色体排列于赤道板上。能清晰数出马蛔虫的染色体数为6条。

(4) 后期：细胞核拉长，由纺锤丝的牵引，染色体纵裂，移向两极，形成两组染色体，两组染色体间可见纺锤丝。

(5) 末期：趋向两极的染色体逐渐解旋成为染色质，核膜与核仁重新出现，末期纺锤体消失。细胞中部的细胞膜向内凹缢，最后形成两个子细胞。

【实验报告】

(1) 预处理与未预处理的分裂象有何不同？为什么？

(2) 说出动物细胞有丝分裂各期的主要异同点。

(3) 绘出细胞有丝分裂图像，注明各时期并描绘其特征。

(吕 莹)

实验十一 细胞减数分裂的制片及观察

【实验目的】

(1) 观察减数分裂标本片，掌握动物细胞减数分裂的基本过程及各期的形态特征。

(2) 通过小鼠精巢细胞减数分裂标本的制备，了解动物细胞减数分裂标本片的制备方法。

【实验原理】 减数分裂是生殖细胞发生的一种特殊有丝分裂方式，通过减数分裂，生殖细胞的染色体总数由原来的二倍体($2n$)变为单倍体(n)。经过减数分裂形成的配子通过受精作用，结合后又恢复成二倍体，这样保持了生物物种遗传物质的相对稳定性。减数分裂的分裂形式与有丝分裂相同，但染色体却在分裂之前经过一次复制，连续分裂两次，因此染色体数目就减少了一半。减数分裂发生于高等动植物的生殖细胞，故常以动物的精巢作为材料。标本经过特殊的处理、制片即可观察细胞减数分裂的过程并了解它的基本形态变化。

用于减数分裂标本制备的材料多数为蝗虫、青蛙、小鼠、大葱花等。要根据材料的来源，制备方法的难易以及染色体数目的多少而决定取材。由于小鼠染色体总数为40条，减数分裂后只有20条，便于观察，因此是减数分裂标本制备的良好材料。

【实验材料】

(1)器材：显微镜、离心机、恒温水浴箱、解剖器械(刀、剪、镊)、蜡盘、培养皿、离心管、吸管、载玻片、酒精灯、火柴、纱布、擦镜纸等。

(2)材料：健康雄性小白鼠、大葱花粉等。

(3)试剂：Ringer's 液、0.075mol/L KCl 溶液、甲醇、冰醋酸、吉姆萨(Giemsa)染色液、乙醇、乙酸洋红、秋水仙素、Carnoy 固定液等。

【实验方法】

1. 精巢细胞减数分裂标本的制备

(1)预处理：选取一只体重为 18～20g 健康雄性小白鼠，在取睾丸前 2～3h 向小鼠腹腔内注射秋水仙素(1μg/g)。

(2)取材：颈椎脱臼法处死小鼠，置于解剖盘中，用剪刀剖开腹壁，在脊柱两侧、肾脏附近有一对绿豆大小的精巢，用小剪子剪开包在睾丸最外层的被膜，用尖头小镊子挑出细线状的精细小管，置于培养皿中，用扁头镊子将其夹碎。加入 5～10ml Ringer's 液冲洗，移入刻度离心管中，静置 3～5min，待小团块沉淀后，弃掉肉眼可见的膜状物(为悬浮的精子)，制成细胞悬液。

(3)低渗：在离心管中加入 0.075mol/L KCl 溶液 5～10ml，用吸管反复吹打细胞至均匀，置于 30℃左右的水浴箱 20～30min，后加入 1ml 的固定液(甲醇：冰醋酸=3：1)，吹打混匀后，以 1500r/min 的速度离心 8min。

(4)预固定：加入 1ml 固定液，轻轻吹打进行预固定，1000r/min 离心 8min。

(5)固定：吸去上清液，加入 8ml 固定液，用吸管轻轻吹打后静置固定 20～30min，1500r/min 的速度离心 8min。

(6)二次固定：重复上述“（5）固定”步骤一次。

(7)解离：加 1～2ml 新鲜配制的 60%冰醋酸，解离 2～3min，再加 5ml 固定液，吸除不能解离的结缔组织。

(8)制细胞悬液：弃上清液后加入固定液 0.2～0.5ml，轻轻吹打成细胞悬液。

(9)滴片：取在冰水中预冷的玻片，滴 1～2 滴细胞悬液于载玻片上，滴片时一手持玻片一端，使之呈 15° 倾斜，另一只手用吸管吸取细胞悬液滴片，滴后立即用吸管轻轻吹气，使细胞迅速分散。将玻片平放或 45° 斜放，待其自然干燥。

(10)染色：将使用 Giemsa 染色液染色 10min，然后用自来水或蒸馏水冲洗，晾干后即可观察。

2. 大葱花粉母细胞减数分裂标本制备　于上午 9～10 时，取大小适当的大葱花蕾置于 Carnoy 固定液中固定 3h，然后转入 70%乙醇溶液中，取固定好的花蕾于小培养皿上，用解剖针剥开花蕾，挑出花药置于载玻片上。加乙酸洋红 1 滴，用解剖针轻压花药，挤出花粉母细胞，除去药壁残渣。静置 5～10min(染色)后加上盖玻片，在酒精灯上微微加热，再覆以吸水纸，用拇指轻压，吸去四周染色液后即可镜检。

【实验结果】　取精巢细胞减数分裂标本，先用低倍镜观察，视野中可见有深染长条状的精子，也可见到许多圆形的精细胞核。用高倍镜或油镜仔细观察细胞减数分裂的形态特征：

1. 前期Ⅰ

(1)细线期：第一次成熟分裂开始时，染色质浓缩为细而长的细线，每一条细线代表一条染色体，相互缠绕，交织成网，因而难以区分。在这种细线的局部，可见到念珠状的染色粒，核仁明显。细线期核膜局部开始消失。

(2) 偶线期：染色体形态比细线期稍粗短，同源染色体配对(联会)。起初每对同源染色体在核的同一侧开始配对，另一侧仍散开未配对，这种图像似花束。配对的结果，染色体由 n 对变成 n 个二价体。这时染色体细长，看不清其数目，X 染色体着色更深。

(3) 粗线期：同源染色体配对完毕，形成联会复合体，染色体进一步变短变粗。每个二价体含有 4 条染色单体，称四分体。每条染色体的两条染色单体互称为姐妹染色单体(sister)。同源染色体的染色单体之间互称为非姐妹染色单体。非姐妹染色单体间的交换在这一时期完成，但在形态上难以见到。

(4) 双线期：染色体进一步变短变粗，二价体中的同源染色体开始分离，但不是完全分开。由于非姐妹染色单体发生局部交换，可以看到交叉现象，且交叉逐渐端化。X 染色体呈棒状，无交叉，但不易分辨。

(5) 终变期：染色体极粗短，并向核的四周移动。交叉端化明显，形成 O、V、X 等构象。灯刷现象明显，即每个四分体的外周产生许多环状的丝，外貌似灯刷。此时染色体最清楚，便于计数。核膜、核仁消失。

2. 中期Ⅰ 二价体向细胞中部集中，排列于赤道面上，纺锤丝联系着丝点通向两极。随着时间推移，一对同源染色体上的两个着丝粒逐渐远离，但此时染色体臂仍有部分交叉联系。

3. 后期Ⅰ 细胞变长，同源染色体在纺锤丝的牵引下，分别向两极移动，每一极只得到一条同源染色体。同源染色体移向哪一极，完全是随机的。染色体数目减半，由 $2n$ 减少为 n。

4. 末期Ⅰ 染色体到达两极，开始解旋，逐渐形成丝状染色质。核膜、核仁重新形成，同时细胞质分裂，产生两个子细胞。

5. 减数分裂间期 减数第一次分裂后，细胞经过很短的间期即进入前期Ⅱ，开始减数第二次分裂。该间期染色体未进行复制，分裂期的形态变化如同普通的有丝分裂。有些生物末期Ⅰ结束后并不进入间期，而立即进入前期Ⅱ。

6. 前期Ⅱ 前期Ⅱ历时较短，伸展的染色质又凝集为染色体。核膜消失，纺锤体形成。

7 中期Ⅱ 染色体排列在赤道面上形成赤道板，每条染色单体的着丝点分别被纺锤丝牵引与两极相连。

8. 后期Ⅱ 每条染色体的姐妹染色单体彼此分离，被纺锤丝牵引向两极，结果每一极只得到一条染色单体。

9. 末期Ⅱ 染色单体到达两极之后，开始松解，又形成染色质。核膜、核仁重建，细胞质分裂。至此，减数分裂过程结束。这样，一个母细胞最后形成四个子细胞，每个子细胞均为单倍体。

在标本中，减数第二次分裂各期不易区分。精细胞通过变形即形成精子。

【实验报告】

(1) 减数分裂各个时期的主要特征？

(2) 试比较减数分裂与有丝分裂的差异。

(3) 绘出精巢细胞减数分裂各时期图形并叙述其典型特征。

（吕艳欣）

实验十二　细胞的原代培养

【实验目的】

(1) 掌握原代细胞培养的观察方法。

(2) 熟悉原代细胞培养的基本方法和操作过程。

【实验原理】　细胞培养是在模拟生物体内生理条件下使其在体外生存、生长、繁殖和传代，进行细胞生命活动过程的方法。

直接从机体获取的细胞进行的培养称为原代培养。这种培养过程主要是采用无菌操作的方法，把组织(或器官)从动物体内取出，经酶消化处理，使分散成单个细胞，然后在人工条件下培养，使其不断地生长和繁殖。原代培养是建立各种细胞系的第一步。由于原代培养的细胞刚从活体组织分离出来，所以在一定程度上能反映生物体内的生活状态。利用原代培养技术可以在体外进行各类型细胞的增殖、遗传、变异、分化和脱分化、恶变与去恶变等研究。原代培养可分为组织培养法和消化法两种。

一般动物和人的所有组织都可以用于培养，但幼体组织和细胞(如胚胎组织、幼仔的脏器等)更容易进行原代培养。

原代培养可应用于细胞生物学、细胞癌变、细胞工程等问题的研究。近年来，广泛应用于分子生物学、遗传学、免疫学、肿瘤学、细胞工程等领域，发展成为一种重要的生物学技术。

【实验材料】

(1) 材料：新生乳鼠等。

(2) 器材：CO_2培养箱、倒置显微镜、超净工作台、高压锅、恒温水浴箱、离心机、解剖剪、解剖镊、眼科剪、眼科镊、离心管、培养瓶、吸管、酒精灯、酒精棉球、试管架等。

(3) 试剂：RPMI-1640 培养液(含 5%小牛血清)、双抗(青霉素、链霉素)、碘酒、0.25%胰蛋白酶消化液、PBS、75%乙醇溶液等。

【实验方法】

(1) 取材：将出生 2～3 天乳鼠，用颈椎脱位法处死，然后把整个动物浸入盛有 75%乙醇溶液的烧杯中，数秒后取出，放入超净台解剖。用碘酒、乙醇溶液在小鼠背部消毒各一次，再用无菌的眼科剪刀剪开乳鼠背部的皮肤及肌肉，取出肾脏，置于无菌培养皿中。

(2) 切割：无菌 PBS 清洗肾脏 3 次，后用眼科剪刀和镊子仔细除去肾脏外包膜，再将组织反复剪碎，直至剪成 0.5～1mm^3的小块。再用 PBS 清洗组织块，直至发白为止。然后移入无菌离心管中，静置 3～5min，等到组织块沉淀至离心管的管底，弃上清液。

(3) 消化分离：向离心管中加入 0.25%胰蛋白酶消化液 1ml，盖上瓶盖，在 37℃水浴箱中消化 20min，每隔 5～8min 轻轻摇动一下离心管，使组织与消化液充分接触。消化后，静置 3min，弃去上清液。

(4) 接种培养：取 3ml 含 5%小牛血清的 RPMI-1640 培养液加入离心管中，用吸管吹打混匀，移入培养瓶中，37℃培养 72h。

(5) 观察：细胞接种后一般几小时内就能贴壁，并开始生长，如接种的细胞密度适宜，5～7 天即可形成单层。

【注意事项】

(1)培养材料的选择应尽量选取胚胎或幼小的生物体组织或者繁殖能力较强的组织。

(2)细胞培养的整个过程都要注意无菌操作。

(3)超净工作台用紫外线照射20～30min后方可使用。

(4)培养瓶要在超净台内才能打开瓶塞。打开之前要用75%乙醇溶液瓶口消毒，打开后和加塞前瓶口都要在酒精灯上烧一下。打开瓶口后全部操作过程都要在超净台内完成。操作完毕，加上瓶塞才能拿到超净台外。

(5)使用吸管时，用酒精灯外焰烧灼消毒后再去吸取液体。

(6)使用吸管反复轻轻吹打细胞表面时，力度要小，达到既能把细胞吹分离，又不损伤细胞。

(7)细胞培养过程中要观察是否有污染，细胞生长是否正常，可每隔一天进行常规检查。无污染的培养液清澈透亮，细胞贴壁生长并沿壁延伸；若已污染则溶液变黄或浑浊，培养失败。

(8)培养液颜色变为黄色，说明pH变化，这时可更换培养液继续培养。

【实验报告】

(1)如何提高原代细胞培养的成功率？

(2)细胞培养过程中最重要的注意事项是什么?

(3)如何避免细胞培养过程中微生物的污染？

(4)绘出镜下所见贴壁生长的鼠肾成纤维细胞的形态。

(吕艳欣)

实验十三　细胞的传代培养

【实验目的】

(1)熟练掌握贴壁细胞传代的培养方法。

(2)观察传代细胞贴壁、生长和繁殖过程中细胞形态的变化。

【实验原理】　传代培养是为了使体外培养的原代细胞或细胞株在体外持续生长、繁殖。细胞持续生长繁殖就必须传代，并由此获得稳定的细胞株或得到大量的同种细胞。离体培养的细胞群体增殖达到一定密度时，细胞的生长和分裂速度就会减慢甚至停止，如不及时分离传代培养，细胞将逐渐衰老死亡。传代培养是指细胞从一个培养瓶以1∶2或其他比率转移，接种到另一个培养瓶的培养，即为传代培养。严格说来，不论稀释与否，将细胞从一个培养瓶转移或移植到另一个培养瓶即称为传代或传代培养。可以理解，在任何时候，细胞从一个培养瓶接种到另一个培养瓶时总会丢失一部分，因此，在客观上细胞必定有所稀释。贴壁培养细胞的传代通常是采用胰蛋白酶消化，把细胞分散成单个细胞再传代，而悬浮型生长细胞的传代则用直接传代法或离心传代法。

【实验材料】

(1)材料：HeLa细胞或原代培养的细胞等。

(2)器具：CO_2培养箱、倒置显微镜、超净工作台、高压锅、水浴箱、离心机、离心管、培养瓶、吸管、酒精灯、酒精棉球、试管架等。

(3)试剂：0.25%胰蛋白酶消化液、RPMI-1640培养液(含5%小牛血清)、PBS、75%乙醇溶液等。

【实验方法】

1. 贴壁细胞-HeLa 细胞的传代培养

(1)选取生长良好的 HeLa 细胞一瓶(25ml 培养瓶)，在超净工作台的酒精灯旁，倒去瓶中的旧培养液，加入 2～3ml 的 PBS，轻轻振荡漂洗细胞一次，以除去悬浮在细胞表面的碎片。

(2)加入 0.5ml 0.25%胰蛋白酶溶液，37℃消化 2～3min，倒置显微镜下观察细胞，待细胞单层收缩变圆时，用手轻轻振荡培养瓶，回到超净工作台，加入少量培养液以终止消化，用吸管反复吹打成细胞悬液并转移到离心管离心(1000r/min)后，用 6ml 培养液再次悬浮。

(3)接种细胞：将细胞悬液平均分配到两个培养瓶中。

(4)分装好的细胞，在培养瓶上做好标记，注明代号、日期，轻轻摇匀，置 37℃ CO_2 培养箱培养。

(5)观察：细胞培养 24h 后，即可观察培养液的颜色及细胞的生长情况。

2. 悬浮细胞的传代培养　因悬浮细胞不贴壁，所以要经离心收集细胞后再传代。其过程如下：

(1)取生长良好的细胞，在超净工作台用无菌吸管把培养瓶中的细胞吹打均匀。

(2)转移到无菌的离心管中，盖紧胶塞，平衡后 1000r/min 离心 5min。

(3)在超净工作台中弃上清液，加入适量新培养液，用吸管吹打细胞，制成悬液。

(4)以 1∶2 或 1∶3 进行分装，并在培养瓶上做好标记，注明代号、日期，轻轻摇匀。置 37℃ CO_2 培养箱培养。

(5)观察：细胞培养 24h 后，即可进行观察，形态上的观察一般可用相差显微镜进行，生长良好的细胞，透明度大，细胞内颗粒少，没有空泡，细胞膜清晰，培养液看不到碎片。

【注意事项】

(1)细胞培养十分重要的事项是整个过程都要注意无菌操作。

(2)传代培养时要严格无菌操作并防止细胞之间的交叉污染。

(3)一般传代后 24h 左右，细胞进入指数生长期，是良好的实验材料。

(4)贴壁细胞的消化，应掌握各类型细胞不同的消化时间，避免过度消化，损伤细胞活性；或消化不足，不能充分解离成单细胞。

(5)如为长期实验，每个月重新复苏一株细胞，避免长期传代引起细胞特性变异。

(6)有些肿瘤细胞需体内传代，即接种动物体内传代。对这些细胞株应避免在体外过多传代，如体外培养，应在 10 代以内使用。

【实验报告】

(1)贴壁细胞和悬浮细胞传代方法有什么不同？

(2)为什么培养细胞长成致密单层后必须要进行传代培养？

(3)细胞原代培养和传代培养有什么区别?

(4)绘出镜下所见 HeLa 细胞的形态。

（吕艳欣）

实验十四　培养细胞的冻存、复苏与运输

【实验目的】

(1)掌握培养细胞冻存与复苏的方法。

(2) 了解培养细胞冻存的原理和意义。

【实验原理】 细胞冻存是细胞保存的主要方法之一。细胞培养的传代及日常维持过程中，在培养器具、培养液及各种准备工作方面都需大量的耗费，而且细胞一旦离开活体开始原代培养，它的各种生物特性都将逐渐发生变化，并且随着传代次数的增加和体外环境条件的变化而不断有新的变化，如细胞老化、支原体污染、染色体和基因的变异等现象，因此及时进行细胞冻存十分必要。细胞冷冻储存在–70℃冰箱中可以保存一年之久；细胞储存在液氮中，温度达–196℃，理论上储存时间是无限的。冻存技术保存细胞，在需要细胞时，可快速繁殖，也有利于细胞的异地运输交换。并且细胞冻存可减少工作量和物资的消耗。

在不加任何条件下直接冻存细胞时，细胞内和外环境中的水都会形成冰晶，能导致细胞内发生机械损伤、电解质升高、渗透压改变、脱水、pH 改变、蛋白变性等，能引起细胞死亡。如向培养液加入保护剂，可使冰点降低。在缓慢的冻结条件下，能使细胞内水分在冻结前透出细胞，并降低电解质浓度，使低温下增加的电解质浓度所造成的损害减少到细胞能够耐受的程度。目前常用的保护剂为二甲基亚砜(DMSO)和甘油，它们对细胞无毒性，分子量小，溶解度大，易穿透细胞。

低温对细胞的损伤取决于降温和复温的速度和条件。为了保持细胞最大的存活率，一般采用慢冻快融的方法。缓慢降温可使细胞外液先冻结出现冰晶，细胞发生脱水，细胞内不出现冰晶。在细胞从 0℃降温到–25℃这一阶段，冷冻的速度在(–1～–2℃/min)为宜。当温度降至–25℃，降温速度可增至(–5～–10℃/min)，到–100℃可迅速浸入液氮中。

细胞的化学和物理活性在–130℃以下最小，所以要长期保存培养的细胞，目前最广泛应用的冷冻剂是液氮。液氮的沸点是–196℃，分子量小，溶解度大，易穿透细胞，对细胞的 pH 没有影响，气化时不残留沉淀。

冻存的细胞在复苏时必须尽快融化，使之迅速通过细胞最易受损伤的–5～0℃，以防止冰晶的损伤。

【实验材料】

(1) 材料：大肠癌细胞系(LoVo 细胞)等。

(2) 器材：CO_2 培养箱、倒置显微镜、超净工作台、高压锅、恒温水浴箱、离心机、–70℃冰箱、液氮罐、离心管、吸管、酒精灯、冻存管、酒精棉球等。

(3) 试剂：冻存液、0.25%胰蛋白酶消化液、RPMI-1640 培养液(含 5%小牛血清)、乙醇、PBS、液氮、甘油、二甲基亚砜(DMSO)等。

【实验方法】

1. 细胞的冻存 细胞从活体分离进行原代培养时，已有可能发生表型改变，而经过传代培养后细胞发生表型改变则是常有的事情。因此，对培养好的留用细胞要进行冻存，尽量防止表型改变，使用时再让细胞复苏。

从增殖期到形成致密单层以前的细胞都可用于冻存。但在冻存前一天要换一次培养液。具体操作方法如下：

(1) 选择细胞形态良好，单层致密的细胞(对数生长期)，在超净工作台中弃掉培养液，加入预温的 37℃ 0.25%胰蛋白酶，把单层生长的细胞消化下来。

(2) 倒置显微镜下观察，待细胞形态变圆，加入新鲜培养液终止消化作用。

(3) 用吸管吹打分散细胞，移入灭菌的带盖离心管，800r/min 离心 5min，弃上清液。

(4) 加入适量冻存液(10%甘油＋90%培养液或 10% DMSO＋90%培养液)制成细胞悬液。细胞密度为 $3×10^6$/ml 左右。

(5) 将细胞悬液装入冻存管中，每管 1～1.5ml，旋紧管盖，并在管上标明细胞株名称、冻存日期，最后放入纱布小袋中冻存。纱布袋的一端系以线绳，末端扎有小牌，注明细胞名称、冻存日期、以便日后查找。

(6) 冻存管在 4℃存放 30min，转入–20℃ 1.5～2h，再转入–70℃ 4～12h 后即可转移到液氮内(–196℃)。

2. 细胞复苏　冻存细胞的复苏以急速融化为原则。

(1) 从液氮罐中取出冻存管，立即投入 37℃水浴中，使细胞在 1min 之内融化。

(2) 用 75%乙醇溶液擦拭消毒冻存管外壁，打开管塞，用吸管吸出悬液，注入离心管中，加入适量培养液，混匀后 1000r/min 离心 5min。

(3) 弃上清液，加入 5ml 新鲜培养液，并用吸管轻轻吹打悬浮细胞。

(4) 将细胞悬液装入培养瓶，37℃静置培养。

(5) 待细胞贴壁后(4～6h)，换培养液再次培养。细胞长满后可进行传代培养。

3. 细胞的运输　由于培养细胞株(系)的商品化，细胞培养室之间的交流、交换和购买已成为生命科学研究中的一个重要组成部分，培养细胞的运输成为研究工作的一个重要环节。如果不了解所要细胞的性状、培养液特点及培养注意事项，运输时不注意使用特殊容器或温度等，就可能影响细胞的生长，或出现差错，或导致培养失败等。

装运细胞的主要方法如下：

(1) 冷冻储存运输：这是一种利用特殊容器内盛液氮或干冰的运输方法。保存效果较好，但缺点是比较麻烦，不宜长时间运输，多需空运，代价较大。

(2) 充液法

1) 选择生长良好的细胞，以生长 1/3～1/2 瓶底壁为宜。

2) 去掉旧培养液，补充新的培养液至瓶颈部，保留微量空气，拧紧瓶盖，并用胶带密封。

3) 放在一运送盒内，用棉花等做防震防压处理。

4) 如运输时间需 4～5 天，一般放在贴身口袋即可，到达目的地后倒出多余的培养液，只需保留维持生长所需的培养液置 37℃培养，次日传代。

【注意事项】

(1) 欲冷冻保存的细胞应在生长期良好且存活率高之状态，为 80%～90% 致密度。

(2) 因 DMSO 在室温状态下易损伤细胞，所以在细胞加入 DMSO 冻存液后，应尽快放入 4℃环境中。

(3) 将细胞放入液氮罐，操作时应小心，以免液氮冻伤。液氮定期检查，随时补充，绝对不能挥发干净，一般 30L 的液氮能用 1～1.5 个月。

(4) 如发现冻存管内细胞悬液体积增加，说明液氮已渗入管内，则不能投入 37℃水浴锅中。

(5) 保护剂的种类和用量视不同细胞而不同，配好后 4℃保存。

(6) 细胞复苏时，可以提前把需要的培养液放到培养瓶里，拧松瓶盖，放到孵箱里 0.5～1h，这样温度和 pH 都最适合细胞生长了。

(7) 取细胞的过程中注意戴好防冻手套、护目镜。细胞冻存管可能渗入液氮，解冻时冻存管中的气温急剧上升，可导致爆炸。为防止冻存管在升温时爆裂等，可以在放入水浴前就在超净台里把盖子拧松一下然后再拧上。

(8) 常温下 DMSO 对细胞的毒副作用较大，因此，必须在 1～2min 内使冻存液完全融化。

(9) 将解冻后的细胞悬液先进行离心，以去除冷冻保护液 DMSO 对细胞的损伤。

【实验报告】

(1) 培养细胞的冻存和复苏过程应注意哪些问题？

(2) 记录培养细胞冻存后复苏的生长状态。

（吕艳欣）

第二篇　医学遗传学实验

实验一　小鼠骨髓细胞染色体标本制备与分析

【实验目的】　掌握利用动物骨髓直接制备染色体标本的原理及方法。

【实验原理】　动物细胞染色体标本制备常用的材料有骨髓细胞、培养的体细胞和外周血淋巴细胞等。其中骨髓细胞分裂旺盛，经秋水仙素处理后可直接获得分裂中期细胞而不必像外周血淋巴细胞或其他组织细胞那样要经过体外培养，故骨髓细胞染色体直接制备法是研究小型哺乳动物、两栖爬行动物和鸟类染色体的常用方法。

通过骨髓细胞制备染色体标本还具有取材方便、操作简单和不需要无菌等优点，在临床上常用于白血病的研究。本实验通过小鼠骨髓细胞染色体标本的制备，加强学生对细胞遗传学的初步认识。

常用直接制片法是将经秋水仙素处理的小鼠处死后，直接从骨髓中取出细胞，经低渗液和固定液处理后以空气干燥法制片。

【实验材料】

(1) 材料：体重 18～20g 的健康小白鼠等。

(2) 试剂：秋水仙素、0.075mol/L KCl 溶液、70%乙醇溶液、Giemsa 原液、磷酸缓冲液(pH 6.8)、生理盐水、固定液(甲醇：冰醋酸=3：1，用时现配)等。

(3) 器材：解剖盘、解剖剪刀、解剖镊子、小纱布块(若干)、刻度离心管、吸管、玻璃笔、培养皿、载玻片、试管架、恒温水浴箱、离心机等。

【实验方法】

(1) 取体重 18～20g 健康小白鼠一只，于处死前 4h 按每克体重 3μg 的量腹腔内注入秋水仙素。

(2) 断髓法处死小白鼠。

(3) 从髋关节处断其下肢，剥去皮肉，再从膝关节处断下股骨，用 70%乙醇溶液浸湿的纱布擦去骨上的残肉，再用干纱布将骨擦干，然后放入生理盐水中冲洗一下。

(4) 将股骨剪成小段，放入装有 4ml 低渗液的离心管内，用吸管吹打细胞悬液，低渗处理 25min。经低渗处理可使细胞膨胀，促使中期染色体散开。

(5) 加入 1ml 新配制的固定液(预固定)，用吸管轻轻吹打混匀。

(6) 1000r/min 的速度离心 6min。

(7) 弃上清液，加入 5ml 固定液，用吸管轻轻吹打细胞团，制成骨髓细胞悬液，室温下固定 20min(固定到 15min 时用吸管轻轻将细胞团打散，呈均匀的细胞悬液，再静置固定 5min)。

(8) 1000r/min 的速度离心 6min。

(9) 弃上清液，加入 1ml 新配制的固定液，制成细胞悬液。

(10) 用吸管滴 2 滴细胞悬液在冰水浸过的载玻片上，用口对准液滴用力吹一口气，使细胞散开，用吹风机吹干或晾干。

(11) 取 3 滴 Giemsa 原液+10 滴磷酸缓冲液混匀，滴于标本上，染色 6min。

(12) 流水冲去染色液，吹干或晾干，观察并记录。

小白鼠共有 20 对染色体，均为端着丝粒染色体。其中 19 对为常染色体，一对为性染色体。X 染色体从大小来看，大部分介于 2 号和 3 号染色体之间；Y 染色体最小，没有副缢痕，可以与 19 号染色体区别(参照小白鼠骨髓染色体照片图 2-1 进行观察)。

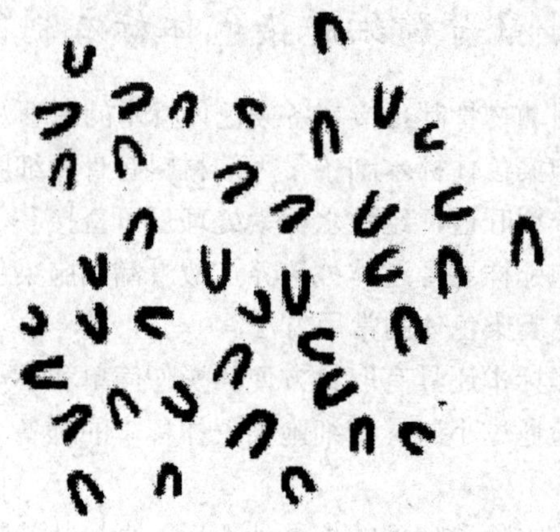

图 2-1　小鼠骨髓染色体核型图

【注意事项】

(1) 秋水仙素浓度和时间：浓度过高可使染色体缩短变粗，过低则分裂象少；处理时间过长则染色体收缩。

(2) 低渗时间：低渗时间不足染色体分散不好，过长则染色体丢失多。

【实验报告】

(1) 绘制小白鼠骨髓染色体核型。

(2) 你的实验结果如何？分裂象是否足够多？染色体分散程度如何？有什么不足的地方？原因何在？

(3) 小白鼠染色体与人类染色体有何区别？

(于海涛　王秀华)

实验二　人类外周血淋巴细胞培养及染色体制备与分析

【实验目的】　掌握人类外周血淋巴细胞培养及染色体标本制备的方法。

【实验原理】　人类外周血淋巴细胞培养已成为制备染色体标本的最主要的方法。正常情况下，外周血中的细胞都不再分裂，但可采用药物刺激细胞增殖，从而获得分裂期细胞。最主要的是加入植物血凝素(PHA)，PHA 是一种高分子糖蛋白类复合物。在 PHA 的作用下，原来处于 G_0 期的淋巴细胞转化成淋巴母细胞，恢复分裂增殖能力进而进行有丝分裂。因此，可取少量外周静脉血，做短期体外培养，以获得大量体外生长的细胞群和分裂细胞。为了获得更多的中期分裂象染色体(因中期染色体形态最清晰、最典型，是研究染色体的最好阶段)，须在终止培养前数小时加入适当浓度的有丝分裂阻断剂——秋水仙素。它可特异地抑制纺锤丝的形成、阻抑分裂中期活动，使细胞分裂停滞于中期，以此获得大量中期分裂象细胞。

进行细胞培养，除要满足离体细胞生存生长所必需的条件(营养、温度、pH 等)外，还不能受到外界微生物的污染。所以培养工作需要有严格的消毒措施，同时操作人员还要掌握一系列的无菌操作技术。

【实验材料】

(1) 材料：人外周静脉血等。

(2) 试剂：RPMI-1640、小牛血清、青霉素、链霉素、$NaHCO_3$、植物血凝素(PHA)、生理盐水、肝素(500U/ml)、秋水仙素(10μg/ml)、甲醇(A．R．)、0.075mol/L KCl、冰醋酸(A．R．)、pH 7.2 磷酸缓冲液、Giemsa 原液、碘酒、纯化水等。

(3) 器材：超净工作台、恒温水浴箱、37℃恒温培养箱、离心机、抽滤装置、玻璃滤器(G6 型)、细胞培养瓶、培养瓶塞、刻度离心管、吸管、酒精灯、无菌注射器、酒精棉球、载玻片、试管架、量筒、玻璃笔等。

【实验方法】

1. 细胞培养液的配制及分装

(1) 培养液的配制：RPMI-1640 粉剂 10.4g，$NaHCO_3$ 1.6g，溶于 1000ml 纯化水中，用 G6 除菌器经真空抽滤除菌后，在超净工作台内按以下比例加入其他药品。

RPMI-1640 培养液	80%
小牛血清	20%(组合前 56℃灭活 20min)
青霉素	100U/ml
链霉素	100U/ml
PHA	3mg/5ml

用 5% $NaHCO_3$ 或 0.1mol/L HCl 无菌溶液调整培养液 pH 至 7.2～7.4(一般抽滤前加入 1.6g $NaHCO_3$ 就可使 pH 为 7.2)。

(2) 分装：在超净工作台内将调整好 pH 的培养液分装至培养瓶中，每瓶 5ml。冰冻保存，临用时在 37℃温箱中融化。

2. 其他试剂的配制

(1) 生理盐水：取 8.5g NaCl 溶于 1000ml 纯化水中。也可用市售生理盐水。

(2) 肝素液：取 450mg 肝素钠粉剂溶于 100ml 生理盐水中，以 4.5kg（10 磅）20min 高压灭菌后分装到小瓶中，4℃保存备用。

(3) 秋水仙素：取 5mg 秋水仙素溶于 100ml 生理盐水中即成 10μg/ml 的溶液，10 磅 20min 高压灭菌后装小瓶中，用黑纸包好放在 4℃冰箱中保存备用。

(4) 青霉素：取青霉素 G 钾(钠)盐 80 万 U/支，加无菌蒸馏水 4ml，取 0.6ml 加入 1000ml 培养液即可。

(5) 链霉素：取硫酸链霉素 1g/支，加无菌蒸馏水 5ml，取 0.6ml 加入 1000ml 培养液即可。

(6) 5% $NaHCO_3$：取 5g $NaHCO_3$，加纯化水至 100ml，高压灭菌，分装 4℃保存备用。

(7) 0.1mol/L HCl：取浓盐酸(12mol/L) 0.84 ml，加纯化水至 100ml，高压灭菌，分装 4℃保存备用。

(8) 0.075mol/L KCl：取 KCl 5.587g，加蒸馏水至 1000ml。

(9) Giemsa 染色液：取 Giemsa 粉剂 10g，加入少量甘油混匀研磨，然后边研磨边加入甘油至 660ml，充分混匀后置 60℃水浴中加热 2h，置室温中冷却后，再加入 660ml 甲醇，充分搅拌混匀后在室温中静置 3 周，然后用滤纸过滤，即为原液，装入有色瓶中保存备用。

(10) 固定液：甲醇 3 份，冰醋酸 1 份混合而成，应现用现配。

(11)磷酸缓冲液(1/15mol/L)

A 液：KH_2PO_4 9.078g 溶于 1000ml 蒸馏水中。

B 液：$Na_2HPO_4 \cdot 12H_2O$ 11.876g 溶于 100ml 蒸馏水中。

取 A 液 182ml，B 液 818ml，混匀后即成 pH 7.2 的磷酸缓冲液。

3. 培养方法

(1)采血：用 2～5ml 无菌注射器吸取 0.1～0.2ml 肝素，湿润针管，弃去多余的肝素。常规方法消毒采血部位，采静脉血 2ml，然后转动注射器，使血液和肝素混匀。

(2)接种：在超净工作台中进行操作。按常规消毒瓶塞、瓶口，打开瓶塞，将上述抗凝血液滴 20 滴(7 号针头)至培养瓶中，盖紧瓶塞后水平晃动混匀，置 37℃恒温培养箱中静置培养 72h(培养 24h 后，水平晃动培养瓶，使瓶中血液均匀悬浮后，再继续培养)。

(3)秋水仙素处理：在终止培养前 2～3h，加入秋水仙素溶液 3～4 滴(5 号针头)，相当于 0.1ml，使秋水仙素的终浓度达到 0.2 μg/ml。摇匀后置 37℃恒温培养箱中继续培养至 72h。

一般认为培养的外周血标本中细胞分裂的高峰在 68～72h，所以不要错过这个时期。

4. 染色体标本制备

(1)收获：取出培养瓶并去掉瓶塞，用吸管吸取培养液，充分冲洗瓶壁，使贴壁细胞脱离下来，然后将培养液全部吸入刻度离心管中。配平后以 1500r/min 的速度离心 6min。

(2)低渗处理：弃上清液，加入 37℃预温的 0.075mol/L KCl 至 9ml，用吸管轻轻吹打细胞团，混匀后置于 37℃恒温水浴箱中低渗处理 15～20min(低渗处理后的细胞团已膨胀，容易破裂，故继续操作时应特别注意：吹打时不要用力，离心的速度也不能太快)。

(3)预固定：低渗处理后，加入新配制的固定液(甲醇：冰醋酸=3：1)1ml，用吸管轻轻吹打混匀，然后用 1000r/min 的速度离心 6min。

(4)固定：弃上清液，加入固定液至 10ml。用吸管轻轻吹打细胞团，制成均匀的细胞悬液，在室温下固定 30min。

(5)离心：用吸管吹打细胞团，配平后以 1500r/min 速度离心 6min。

(6)制片：弃上清液，根据细胞数量的多少适当加入数滴固定液，吹打制成悬液。用吸管吸取少量细胞悬液，滴 2～3 滴于冰水浸过的载玻片上，对准液滴用力吹一口气，促使细胞团散开，用吹风机吹干或晾干。

(7)染色：用 Giemsa 染色液染色 10min，流水冲去染色液，用吹风机吹干或晾干，置显微镜下观察。

【注意事项】

(1)防止污染：操作过程中应注意外周血标本及培养液勿受污染。

(2)秋水仙素的浓度和处理时间直接影响分裂象的数量及染色体的长度：量大使染色体缩短变粗，量少则分裂象少；时间长则染色体收缩。

(3)低渗是制片好坏的重要环节：低渗液用量的多少及作用时间的长短直接关系到染色体分散的好坏，时间不足染色体分散不好，过长则染色体丢失多。

(4)吹打时用力要均匀，力量大易使细胞破碎，染色体丢失。

(5)细胞悬液浓度要适宜，浓度太高细胞分散不好，浓度太低则不易找到好分裂象。

(6)离心速度不能过高，否则细胞团块不易打散。

(7)染色时应避免染料沉附于标本上，及时冲洗玻片标本。

【实验报告】

(1)绘出油镜下观察到的人类非显带染色体。

(2)在外周血培养过程中加入PHA和秋水仙素的作用是什么?

(3)实验中应注意哪些问题?总结实验结果。

(陈 萍)

实验三 人类体细胞染色体的核型分析

【实验目的】

(1)掌握正常人体细胞的染色体数目和形态。

(2)熟悉人类染色体的分析方法及正常人的核型特征。

【实验材料】 正常男性或女性的染色体照片,小解剖剪刀一把,小解剖镊子一把。

【实验方法】 核型分析的方法:一般是先在显微镜下挑选染色体长度适中、分散良好的分裂象进行显微摄影,并印出照片;然后将各个染色体分别剪下,并按照Denver体制分组配对;最后根据分析结果写出分析报告,标明染色体数目、性染色体组成等。如46,XY,正常男性核型;46,XX,正常女性核型。

(1)在正常男性或女性的染色体照片上先计数染色体总数,然后把各个染色体分别剪下。

(2)将剪下的染色体根据Denver体制,按A、B、C、D、E、F、G七组,分别配对。

(3)将配对的染色体分组粘贴在实验报告纸上。粘贴前先在纸上画出各组位置的排列横线,标明组和染色体的号数。剪贴时应注意将染色体的短臂朝上,长臂朝下,剪贴过程中注意勿丢失染色体。剪贴时可先选贴特点突出且容易鉴别的各组,然后再选贴难以鉴别的各组,即首先选贴最大的A、B组染色体、最小的F、G组染色体,然后再选贴D、E组,最后再鉴定C组各条染色体。先易后难,循序进行。

正常人的各组染色体之间较易鉴别,但组内各号染色体之间除1、2、3号,16、17、18号以及Y染色体可以识别外,其他组内各号染色体之间难以鉴别,一般只能按大小顺序或着丝粒位置大致区分,如C组第6~12号染色体。总的来说,其染色体长度逐渐变短。

用一般的染色方法,对某号染色体的增加或遗失,往往难以作出明确鉴定。这时,可以不明确写出编号,只写明组的增减即可(如+G,–E等)。

【实验报告】 写出正常人染色体核型分析报告。

(陈 萍 岳丽玲)

实验四 正常人体细胞G显带染色体制备与观察

【实验目的】

(1)掌握正常人体细胞的分裂中期染色体G显带。

(2)练习染色体的计数分析。

【实验原理】 染色体的显带是更精确认识染色体的方法,目前显带技术很多,但主要的和最常用的是G显带技术。它是将染色体经胰蛋白酶、NaOH等处理后再用Giemsa染色制作而成。由于染色体的化学组成成分有差异,故每条染色体出现不同的带纹特征。G显带技术可使染色体显现深浅交替的带纹，根据这些带纹特征，可对染色体进行较为精确的辨别。G 显带技术具有操作简便，染色体带纹清晰，结果稳定，制备周期短等优点，是目前进行染色体显带标本分析的常规方法，广泛应用于人类细胞遗传学研究和临床诊断中。

【实验材料】

(1)材料：常规未染色染色体玻片(片龄在 30 天以内)、G 带显微照片图、烤箱、恒温箱、显微镜、香柏油、二甲苯、染色缸、染色架等。

(2)试剂：0.02%(或 0.125%)胰蛋白酶、生理盐水、5%$NaHCO_3$、1/15mol/L 磷酸缓冲液、3%Tris 溶液、0.02%EDTA、Giemsa 染色液等。

【实验方法】

1. G 显带标本的制作

(1)0.02%胰蛋白酶法

1)将按常规制作的染色体标本置于 37℃温箱中烘烤 3 天，或 70℃烤箱中烘烤 3h。

2)用生理盐水配制 0.02%胰蛋白酶溶液，倒入染色缸中，置于 37℃水浴箱中，滴入 0.4%的酚红 2 滴，再以 3% Tris(三羟甲基氨基甲烷)调 pH 为 6.4～6.6(4 号针头 1 滴)，此时溶液为橙色。

3)将经过烘烤的玻片标本取出，浸入 0.02%胰蛋白酶溶液中，轻轻摆动，处理 2.5 分钟左右(或根据实践经验)。

4)取出玻片标本，用自来水或蒸馏水冲洗。

5)将玻片标本平放，直接滴上 Giemsa 染色液染色(磷酸缓冲液配制的 Giemsa 染色液，pH 为 7.2)。

6)自来水或蒸馏水冲洗，空气干燥或用电吹风吹干，镜检。

(2)0.125%胰蛋白酶法

1)烤片[方法同上 0.02% 胰蛋白酶法中的 1)]。

2)用生理盐水配制 0.125%胰蛋白酶溶液，倒入染色缸中，用 5%$NaHCO_3$ 调节 pH 至 7，置于 37℃水浴箱中，使胰蛋白酶液温度升至 37℃。

3)取烘烤 3 天的玻片标本，浸入 0.125%胰蛋白酶溶液中，稍加摆动 8～10s。

4)取出玻片标本，自来水或蒸馏水冲洗。

5)以 Giemsa 染色液染色 5～7min 后水洗，空气干燥、镜检。

(3)EDTA 胰蛋白酶法

1)烤片[方法同上 0.02%胰蛋白酶法中的 1)]。

2)取 25ml 生理盐水和 25ml 0.02%EDTA(乙二胺四乙酸二钠)溶液倒入染色缸中混匀。

3)取 2.5%胰蛋白酶溶液 1ml 加入上液中，以 5%$NaHCO_3$ 调节 pH 至 7 左右，置 37℃水浴箱中预温。

4)将染色体标本浸入胰蛋白酶、EDTA 溶液中处理 5～20s。

5)取出标本立即用生理盐水冲洗两次。

6)用 Giemsa 染色液染色 5～10min，细水冲净染色液后镜检。

为使染色体带纹显示清晰，利于观察，必须选用分裂象足够多，染色体长度适中的常规标本片制片。制片时应注意，烤片时间要足够，但是不能时间太长，一周内效果较好。另外，显带的成败与胰蛋白酶处理的浓度和时间密切相关。在消化处理时，最好先将一张玻片分几段浸入，摸索 2～3 个最佳显带时间。如消化不足，染色体带纹显示不出，消化过度则染色体呈空泡状。

2. G 显带染色体标本的观察

(1) 取制好的人类体细胞 G 显带染色体标本，在低倍镜下选择分散适度、长度适中、带纹清晰的 G 带中期分裂象。

(2) 将所选分裂象移到视野中央并在其上滴一滴香柏油，换油镜观察（在转换油镜前，调节聚光镜、反光镜和可变光阑，以获得较强的光线。而且待视野中看清标本后，一般还要准确调光至最佳程度）。

(3) 观察：在油镜下可见分裂象中的染色体大小形态不同，着丝粒位置不同，带型不同。先计数染色体的数目，为计数准确，可按视野中所看到的各染色体的自然分布位置，大致分为三或四个区，依次查清各区的染色体数，然后再求出该细胞中染色体的总数，否则容易查混，影响准确率。

(4) 计数后可根据各号染色体的带型特点观察染色体。G 显带染色体上出现明暗交替的横纹（带纹），不同的染色体带纹有区别，据此可对染色体进行较为精确地鉴别，尤其是非显带不易区别的染色体(如 C 组的染色体)，可通过带纹区分。对于因病理原因出现的染色体结构异常，常规组型难以识别，通过带纹即可以判断。

进行性别鉴定时，可根据性染色体带型特点来判断，也可根据标本中有无 Y 染色体来进行判断，即 G 组的染色体是 5 条时，可判断为男性；如为 4 条，则可判断为女性。

【注意事项】

(1) 如在滴片后第二天进行 G 显带，可在胰蛋白酶处理前，将染色体标本置 80℃烤箱中烤片 2 小时。

(2) 胰蛋白酶预温时要注意预温的温度，温度过高，胰蛋白酶变性失效。

(3) 胰蛋白酶溶液需在使用前新配制。染色体标本在胰蛋白酶中的处理时间可因制片质量、片龄不同而不同；在不同个体的染色体制片中也有差异，因此，每次进行染色体标本 G 显带时，最好先试做一张制片，摸索胰蛋白酶处理时间，以保证获得最好的染色体 G 显带标本。

【实验报告】

(1) 绘制油镜下所观察到的 3、6、7、X、Y 染色体 G 显带形态。

(2) 简述染色体 G 显带标本的制作方法，说明染色体为什么要用胰蛋白酶消化才能显带？

（陈 萍 孟宪冬）

实验五 人类体细胞 G 显带染色体的核型分析

【实验目的】 掌握 G 显带染色体的核型分析方法。

【实验材料】 正常男性或女性的 G 显带染色体照片、小解剖剪刀一把，小解剖镊子一把。

【实验方法】

正常男女性 G 显带染色体的核型分析：在正常男性或女性的染色体照片上先计数染色体总数，然后把各个染色体分别剪下。将剪下的各染色体根据 Denver 体制，按 A、B、C、D、E、F、G 七组，分别配对，然后粘贴在实验报告纸上。粘贴前先在纸上画出各组位置的排列横线，标明组和染色体的号数。剪贴时应注意将染色体的短臂朝上，长臂朝下，剪贴过程中注意勿丢失染色体。剪贴时可先选贴特点突出且容易鉴别的各组，然后再选贴难以鉴别的各组，即首先选贴最大的 A、B 组染色体、最小的 F、G 组染色体，然后再选贴 D、E 组，最后再鉴定 C 组各条染色体。先易后难，循序进行。

G 带的分类和命名是根据人类细胞遗传学国际命名体系（ISCN）所规定。每条带的名称都包括 4 个内容：染色体号、臂、区、带。如 1 号染色体长臂最末端的一条带为 1q44。核型分析剪贴的方法同常规非显带，也要分 A～G 7 组，从大到小成对的排列。

【实验报告】

写出正常人体细胞染色体 G 带核型分析报告。

（陈 萍）

实验六 人类外周血淋巴细胞姐妹染色单体互换标本的制备与分析

【实验目的】

(1) 熟悉 SCE 染色体的形态特点及应用意义。

(2) 了解制备 SCE 标本的原理和基本实验步骤。

【实验原理】 在培养基中加入 5-溴脱氧尿苷(BrdU)，当 DNA 复制时，BrdU 可以替代脱氧胸苷掺入到新合成的 DNA 链中，当细胞在 BrdU 环境中生长 1 个细胞周期时，一般认为这种细胞中同一条染色体的两条姐妹染色单体中，有一条染色单体的 DNA 双链都被 BrdU 取代，而另一条染色单体的 DNA 仅一条链被 BrdU 取代。经特殊方法处理后，前者由于 DNA 螺旋化程度低，对 Giemsa 染料的亲和力差，染色浅；而后者则 DNA 螺旋紧密，对 Giemsa 染料的亲和力强，故染色较深。同一染色体的两条姐妹染色单体呈现不同着色的现象，称为姐妹染色单体分化染色(SCD)。

来自同一条染色体的两条姐妹染色单体之间的同源片段的互换称为姐妹染色单体交换(sister chromatid exchange，SCE)，这种互换是完全对称的。由于姐妹染色单体染色上的明显差异，如果两条姐妹染色单体同在某些部位发生互换，则在互换处可见有一界线明显、颜色深浅对称的互换片段，故 SCE 易于记数。在化学物质、射线或其他有害因素作用下，细胞 SCE 频率增高，因此 SCE 频率是 DNA 损伤的灵敏指标，已将此法列为检测诱变剂或致癌物的常规指标之一。

【实验材料】

(1) 材料：人类外周血淋巴细胞培养物等。

(2) 器材：8W 紫外灯、离心管、吸管、酒精灯、染色缸、培养皿、显微镜、离心机等。

(3) 试剂：BrdU 溶液、2×SSC 溶液、生理盐水、0.2%甲酸溶液、50%硝酸银溶液、10% Giemsa 染色液、秋水仙素、NaCl、枸橼酸钠等。

【实验方法】

1. 试剂配制

(1) BrdU 溶液：用消毒药勺快速称取 2～5mg BrdU 放入 20～30ml 的小瓶内，在无菌条件下加入 8～20ml(4 倍于药重)无菌生理盐水，此溶液的浓度为 250μg/ml，用黑纸避光置 4℃冰箱中保存备用，最好现配现用。

(2) 2×SSC 溶液：称取 NaCl 7.54g，枸橼酸钠 8.82g，各用 1000ml 蒸馏水溶解，使用时两液等量混合。

2. 制片方法

(1) 按人类外周血淋巴细胞培养方法进行，培养细胞至 24h(或接种细胞的同时)，加入 BrdU 溶液 0.2 ml(终浓度为 10 μg/ml)，继续避光培养 48h，收获细胞。在收获前 2～4h 加入秋水仙素溶液(终浓度为 0.4 μg/ml)，常规制片，不用染色。

(2)取片龄 1～3 天的上述染色体标本(有细胞一面朝上)平卧在培养皿内(下面支两个小玻棒)，在标本上滴加 2～4 滴 2×SSC 液，并覆盖擦镜纸，同时在培养皿内加入 2×SSC 液，溶液质量浓度接近但不超过标本。

(3)将装有标本的培养皿放入 72℃恒温水浴箱中，15W 紫外灯照射 20～30min(带罩)，照射距离为 10cm，照射完毕后用流水冲洗。用 10%Giemsa 染色液染色 5～10min，水洗干净，空气干燥后镜检。

3. SCE 的观察和记数　取一张 SCE 制片，先用低倍镜和高倍镜寻找中期分裂象，然后换油镜仔细观察，可见一条染色体的两条姐妹染色单体呈现鲜明的深浅不同的颜色，一条深染，一条浅染，个别染色体的两条姐妹染色单体还可出现片段交换，此即 SCE，见图 2-2。

SCE 记数方法：凡染色单体端部出现互换记数为 1 个 SCE，在臂间发生互换记数为 2 个 SCE，着丝点处发生交换者也记一次(注意区别因染色体扭转而造成的假象)。

选择染色体数目为整二倍体的中期分裂象进行 SCE 分析，每人观察 5～10 个有色差分化的分裂象，然后记数每个分裂象中 SCE 的频率，并求出观察分裂象的 SCE 平均值。

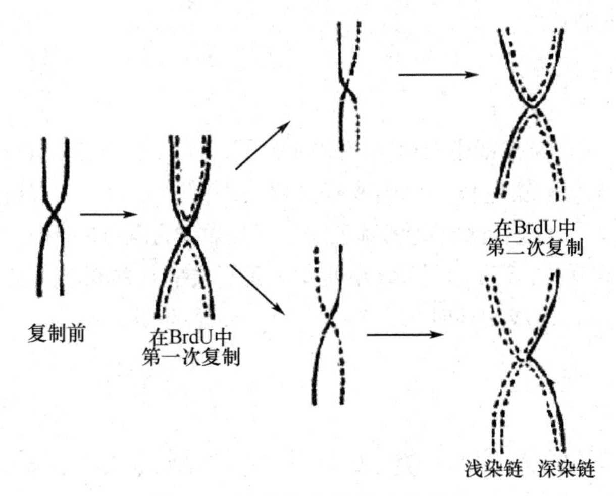

图 2-2　姐妹染色单体分化染色

【实验报告】

(1)绘制显示 SCE 细胞图。

(2)为什么有的中期分裂象两条姐妹染色单体染色都相同?

(3)中期分裂象姐妹染色单体出现色差的细胞，在 BrdU 或 IdU 中生长几个周期，为什么会出现分化染色和 SCE？

(4)计数 30 个分裂象，并计算 SCE 出现的平均频率。

(李鹏辉)

实验七　银染核仁形成区与近端着丝粒染色体随体联合

【实验目的】　熟悉获得银染核仁形成区与近端着丝粒染色体随体联合的原理和方法。

【实验原理】　人类近端着丝粒染色体的副缢痕与核仁的形成有关，故称核仁形成区(NOR)。当位于此处的 18～23S 核糖体 RNA 基因(rDNA)具有转录活性时，应用银染技术可使 NOR 特异性着色(黑色)。此外，人类近端着丝粒染色体的随体间易发生联合，应用银染技术，可在发生联合的染色体间清楚地看到有银染物质相连。因此，通过银染核仁形成区(Ag-NOR)与近端着丝粒染色体随体联合(Ag-AA)，可以分析有活性的 rRNA 基因的动态变化。

【实验材料】

(1)材料：预制的染色体玻片标本等。

(2)器材：显微镜、平皿、牙签、擦镜纸、镊子、恒温水浴箱等。

(3)试剂：$AgNO_3$(50%)、0.2%甲酸溶液等。

【实验方法】

(1)将预制的染色体玻片标本在室温下放置 2～3 天。

(2)将 500mg $AgNO_3$ 溶于 1ml 0.2%甲酸溶液中混匀，立即滴 4～5 滴至标本上。

(3)在平皿中平行放置两根牙签，将标本放在牙签上。

(4)盖一张比玻片稍小的擦镜纸在标本上，用镊子掀动纸片数次，使染色液均匀地分散在标本上。

(5)将平皿置于 60℃水浴箱中处理 4～5min，直至擦镜纸呈棕黄色为止。

(6)蒸馏水冲洗后晾干。

(7)镜下观察分析。

【实验报告】

(1)Ag-NOR 的计数：选择银染着色清晰的分裂象，计数 6 个 D 组(13、14、15 号)和 4 个 G 组(21、22 号)近端着丝粒染色体，单侧或双侧银染点都计数为一个有银染的染色体。

(2)Ag-AA 计数：凡近端着丝粒染色体之间有银染物质相连的，均计数为 Ag-AA。2 条近端着丝粒染色体的随体联合，计为 1 个 Ag-AA；3 条近端着丝粒染色体的随体联合，未形成闭环的，计为 2 个 Ag-AA，形成闭环时，计为 3 个 Ag-AA；依此类推。

（陈　萍　徐　晋）

实验八　人类性染色质的制片与观察

【实验目的】

(1)熟悉人类间期细胞中 X 染色质和 Y 染色质的形态特点。

(2)了解 X 染色质和 Y 染色质标本的制备方法。

【实验原理】　人类的性染色体（X 染色体和 Y 染色体）在间期细胞中为性染色质。根据 Lyon 假说，人类间期细胞中的 X 染色质通常只有一条具有转录活性。正常女性有两条 X 染色体，其中一条在间期形成异固缩染色质块（X 小体），存在于细胞核边缘，经过特殊的染色，可在显微镜下看到这一结构。而男性细胞仅有一条 X 染色体，故间期细胞中见不到这一结构。性染色体异常的患者，如有 3 条 X 染色体的患者，在其间期细胞中可见到 2 个 X 小体。另外，用荧光染色法，在男性细胞中可见到一个较强的荧光小体，称为 Y 小体，一般认为是由 Y 染色体长臂的部分结构构成。女性细胞中无 Y 染色体，故见不到这一结构。据此，可通过口腔上皮细胞、羊水细胞等间期细胞的性染色质检查，来判断个体的性别，同时在临床上也可作为性别异常疾病的一种辅助诊断。

【实验材料】

(1)材料：口腔上皮细胞或发根(女性用于 X 染色质检查，男性用于 Y 染色质检查)等。

(2)器材：牙签、载玻片、盖玻片、镊子、染色缸、滴管、显微镜、荧光光源(或荧光显微镜）等。

（3）试剂：5mol/L HCl、甲醇、冰醋酸、乙醇（70%、95%、无水）、中性树胶、硫堇染料、氮芥喹吖因（或盐酸喹吖因）、乙醚、柠檬酸、乙酸钠、巴比妥钠、磷酸氢二钠、乳酸、地衣红等。

【实验方法】

1. X 染色质的制备与观察

（1）试剂配制

1）Michalis 缓冲液：乙酸钠（$3H_2O$）9.714g，巴比妥钠 14.714g，蒸馏水 500ml 溶解。

2）硫堇染色液

原液：硫堇 4g，50%乙醇溶液 100ml，充分溶解后滤纸过滤。

工作液：Michalis 缓冲液 14ml，0.1mol/L HCl 16ml，硫堇原液 20ml，混合。

（2）口腔上皮细胞 X 染色质的制备

1）以牙签钝端刮取女性面颊部内表面的黏膜，将其均匀涂布于干净的载玻片上，随后将载玻片置于固定液（甲醇 ∶ 冰醋酸=3 ∶ 1）或 95%乙醇溶液中固定 30min。

2）将固定后的玻片标本取出，用蒸馏水冲洗后于 HCl（5mol/L）中水解 10min，然后用自来水或蒸馏水冲洗两次。

3）将玻片标本置硫堇染色液（工作液）中染色 30min 左右，蒸馏水冲洗后 70%乙醇溶液分色，然后经过 95%乙醇溶液、无水乙醇各分色一次，每次 1min，最后用二甲苯透明（约 2min），镜检。如需保存，可用中性树胶封片。

（3）X 染色质的观察：玻片置于显微镜下，先在低倍镜观察到蓝黑色的细胞核。细胞质和细胞膜由于未染上色不易看见。找到着色均匀，完整的细胞核后，再转高倍镜和油镜观察。正常女性细胞含一个 X 染色质，一般紧贴核膜内缘，与核膜相连，圆形、卵圆形或呈三角形，大小约 1～1.5μm，着色深。由于细胞核为立体状态，观察的方位不对时即看不见。故实际 X 染色质的观察率仅为 10%～20%。

X 染色质的检查除上述外，还有一较为简便的办法。即上皮细胞涂片制好后，稍加以干燥，在上滴加 1～2 滴 2%乳酸乙酸地衣红，覆以盖玻片，室温下染色 20～30min 后镜检。（2%乳酸乙酸地衣红的配方配法为：取 45ml 冰醋酸置于 250ml 三角瓶中，瓶口加一棉塞，在酒精灯上加热到微沸，缓慢加入 2g 地衣红使其溶解，待冷却后加入 55ml 蒸馏水，振荡 5～10min，过滤于棕色瓶中。临用时，取等量的 2%乙酸地衣红与 70%乳酸混合，过滤后使用）。

2. Y 染色质标本的制备与观察

（1）试剂配制

1）Macllvaine’s 缓冲液（pH 为 6）

A 液：0.1mol/L 枸橼酸液（$C_6H_8O_7 \cdot H_2O$ 21g，蒸馏水 1000ml 溶解）。

B 液：0.2mol/L 磷酸氢二钠溶液（$Na_2HPO_4 \cdot 12H_2O$）71.6 g，蒸馏水 1000ml 溶解。

A 液 73.7ml，B 液 126.3ml，混合（以 200ml 计算）。

2）0.005%氮芥喹吖因（QM）：氮芥喹吖因 5mg，Macllvaine’s 缓冲液（pH 6）100ml 混合。

（2）口腔上皮细胞 Y 染色质的制备

1）以上法用牙签取男性口腔上皮细胞涂片，将玻片置于 95%乙醇溶液-乙醚固定液中固定 20min，然后放入 95%乙醇溶液中 30min 左右后取出晾干。

2）将玻片浸入 pH 为 6 的 Macllvaine’s 缓冲液中 5min，然后转入 0.005%氮芥喹吖因液中染色 10min。Y 小体的荧光染色也可用 0.5%盐酸喹吖因，即阿的平染色，染色时间为 15min（16～

25℃条件下)。

3)将标本放缓冲液中分色10min，检查染色效果，要求荧光强弱适中。必要时可用中性树胶封片。

(3)Y染色质的观察：Y染色质需经荧光显微镜观察，如普通显微镜，必须要配备荧光光源。显微镜下Y染色质为一较强的荧光亮点，位于核的中部或边缘部位，圆形，边缘较清晰，大小为0.25μm左右。

口腔上皮细胞Y染色质检出率一般为20%～30%，亦有的可达70%以上，观察时，要选择细胞清晰，核大而核质疏松的细胞。

性染色质的观察除了口腔黏膜细胞外，用头发根部组织也可制片观察。另外，在临床上，为鉴别胎儿性别，协助产前诊断，可取孕期3～6个月的羊水制片，观察胎儿脱落细胞的性染色质。

【注意事项】

(1)口腔取材时，最好先用蒸馏水或生理盐水漱口。

(2)用于Y染色质的荧光染料要现配现用，如放冰箱，时间一般不能超过2周。染好的标本要及时镜检，放置时间不能超过3h，如超过此时间，再观察时要重新染色。

【实验报告】

(1)绘制你所看到的X染色质图像。

(2)在油镜下分析50个口腔上皮细胞，计算X染色质的出现率。

（陈　萍　朱金玲）

实验九　动物细胞微核测定技术

【实验目的】

(1)掌握动物细胞微核的形态特征及微核测定的意义。

(2)熟悉动物细胞微核测定试验的方法。

【实验原理】　微核(micronuclei)是细胞染色体畸变的一种表现形式，为有丝分裂后期丧失着丝粒的断片产生或由整条染色体或几条染色体形成，在间期的细胞质中形成一个或多个圆形或杏仁状结构。通过特定制备方法，它可在动物的某些细胞如骨髓和外周血的有核细胞中被观察到。20世纪70年代初，Matter和SchMid首先用啮齿动物骨髓细胞微核率来测定疑有诱变活力的物质，并称为微核测定法(micronuclei test)。已经证实微核率的大小和诱变剂的剂量呈正相关。目前，国内外实验室已将“微核测试”法应用在辐射防护、辐射损伤、化学诱变剂、新药试验、染色体疾病及癌症前期诊断等方面，已成为遗传毒理学实验的一种新的细胞遗传学实验方法。

【实验材料】

(1)动物及材料：小白鼠、人外周血淋巴细胞等。

(2)器材：显微镜、离心机、恒温培养箱、血细胞计数板、离心管、吸管等。

(3)试剂：甲醇∶冰醋酸(3∶1)固定液、0.075mol/L KCl溶液、生理盐水、Giemsa染色液、小牛血清、环磷酰胺、磷酸缓冲液等。

【实验方法】

1. 人外周血淋巴细胞微核标本制备与观察

(1)标本制备方法

1) 按人外周血淋巴细胞接种培养方法，在细胞培养 72h 后，取出培养瓶将培养物移至 10ml 刻度离心管内，以 1000r/min 离心 8min，弃去上清液。

2) 加入经 37℃预热的 0.075mol/L KCl 溶液与生理盐水 1∶1 混合液 4ml，用吸管混匀，静置 2～3min，然后加入固定液(甲醇∶冰醋酸=3∶1) 4～5ml，打匀后固定 5min。

3) 1500r/min 离心 8min，弃去上清液，再加入固定液 7～8ml，固定 15min。

4) 再以 1000r/min 离心 8min，弃去上清液后加入 0.5ml 新鲜固定液，轻轻打匀后，滴片 4～5 张，空气干燥。

5) Giemsa 染色液染色 8min，流水冲净染色液后晾干，镜检。

(2) 观察和计数：先在低倍镜、高倍镜下粗检，选择细胞分散均匀，染色良好的区域，转到油镜下观察转化的淋巴细胞，进行微核、双核和分叶核的计数，微核鉴别的具体标准如下。

1) 转化的淋巴细胞与未转化的淋巴细胞比较，前者细胞较大，细胞核明显偏离中心，染色质较细致疏松或呈网状，核仁多，胞质丰富，常见空泡和伪足。

2) 微核标准：微核是在已转化的胞质完整的淋巴细胞中的小核，其直径不足主核的 1/3，形状为圆形或椭圆形，嗜色性和主核一致或略浅，必须与主核完全脱离。

3) 双核、分叶核标准：双核为独立的两个核，两个核大小接近或较小者的直径不小于大核的 1/3，多核也包括在双核内。分叶核为两个未完全分开、中间有细丝相连的核。

观察计数 500 个可计数细胞的微核数。计算千分率，一般正常人微核出现率在 3‰以下，见图 2-3。

2. 小鼠骨髓细胞嗜多染红细胞微核制备与观察

(1) 标本制备方法

1) 以颈椎脱臼法处死小鼠，分离股骨。

2) 以 2ml 小牛血清将骨髓细胞冲洗入 10ml 离心管内，吹打成均匀的细胞悬液。

3) 以 1500r/min 离心 10min，弃去上清液，再加入 0.5ml 小牛血清吹打均匀后涂片，用电吹风吹干，甲醇固定 10min。

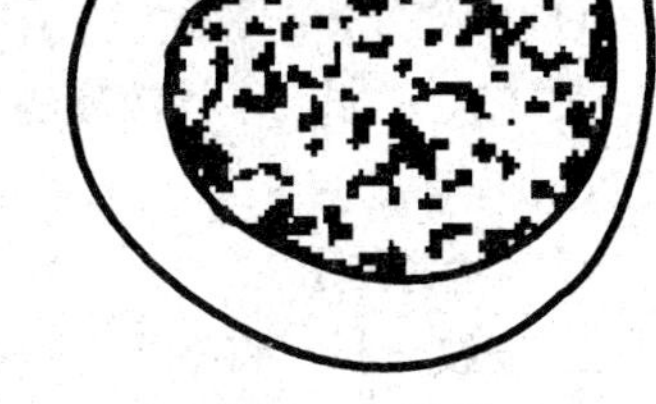

图 2-3　微核

4) 以 1∶9 Giemsa 磷酸缓冲液染色 10min 后，流水冲净，干燥后镜检。

(2) 观察计数：在低倍镜、高倍镜下观察，然后在油镜下计数 1000 个嗜多染红细胞，计算微核出现千分率。微核鉴定标准同前。

为使微核出现率增高，可在制片前一天按 50mg/kg 体重剂量腹腔注射环磷酰胺，以诱导微核形成，一般正常小鼠微核率在 2‰左右，用环磷酰胺处理后微核率可高达 20‰以上。

【实验报告】

(1) 写出微核测定的结果，并对结果进行分析说明。

(2) 阐述细胞中为什么会出现微核？测定微核有什么意义？

(郑立红)

实验十　皮纹分析与 PTC 尝味

【实验目的】

(1) 握皮纹分析的基本知识和方法。

(2) 了解皮纹分析在遗传学上的应用。

(3)通过品尝苯硫脲(PTC)溶液，了解应试者的基因型并判断其遗传方式。

【实验原理】

1. 皮纹分析 人体的手、脚掌面具有特定的纹理表现，简称皮纹。人类的皮肤由表皮和真皮构成。真皮乳头向表皮突起，形成了许多排列整齐、平行的乳头线，此线又称嵴纹。嵴纹上有许多汗腺的开口。每条突起的嵴纹相互间又形成凹陷的沟，这些凹凸的纹理就构成了人体的指(趾)纹和掌纹。目前，皮纹学的知识和技术，广泛应用于人类学、遗传学、法医学以及作为临床某些疾病的辅助诊断。

人体的皮纹既有个体的特异性，又有高度的稳定性。皮纹在胚胎发育第 13 周开始出现，第 19 周左右形成，出生后终生不变。

2. PTC 尝味 PTC 是一种白色结晶状的有机化合物，并具有特殊的苦涩味。人类对其味道的品尝能力是由一对等位基因控制的，属于不完全显性遗传(或称半显性遗传)。不同基因型的人对气味的敏感程度不同，主要取决于显性基因 *T* 的存在。有的人不能尝出苦味，称味盲，其基因型为纯合隐性基因 *tt*，我国人群中，味盲约占 10%。

基因型 *TT* 和基因型 *Tt* 的人都具有对 PTC 的尝味能力。纯合子(*TT*)对 PTC 的尝味敏感度高，能尝出 1/3 000 000~1/750 000 浓度溶液的苦涩味；杂合子(*Tt*) 对 PTC 的尝味敏感度较低，只能尝出 1/400 000~1/50 000 浓度溶液的苦涩味；味盲人(*tt*)则只能尝出>1/24 000 浓度的 PTC 溶液的苦涩味；甚至有的人对 PTC 结晶体也尝不出味。因此，可以通过品尝不同系列浓度的 PTC 溶液来检测每一个体的基因型。

【实验材料】

(1)皮纹分析：放大镜、印台、印油、白纸，直尺、铅笔、量角器等。

(2)PTC 尝味：不同浓度的 PTC(苯硫脲)溶液(1/3 000 000；1/750 000；1/400 000；1/50 000；1/24 000)等。

【实验方法】

1. 皮纹分析 将双手洗净擦干，把全手掌在印台上均匀涂抹上印油，五指分开按在白纸上。注意用力不宜过猛过重，不能移动手掌或白纸，以免所印皮纹重叠或模糊不清。

(1)指纹观察：手指末端腹面的皮纹称为指纹，根据其纹理走向及三叉点的数目，可将指纹分为三种：弓形纹、箕形纹、斗形纹(图 2-4)。

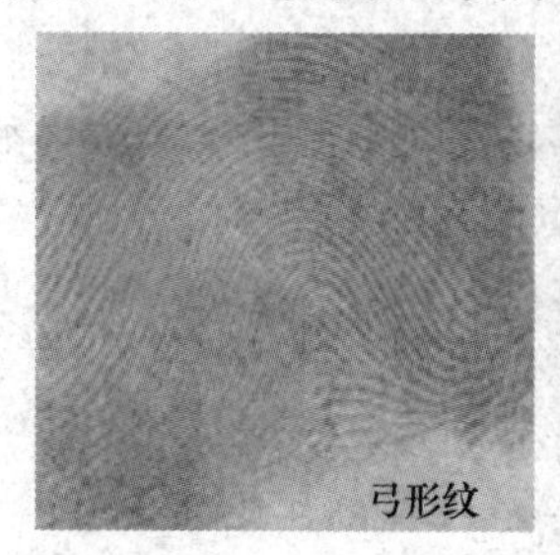

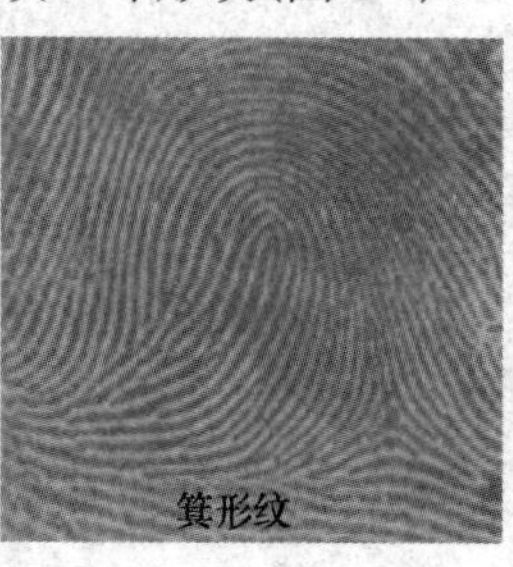

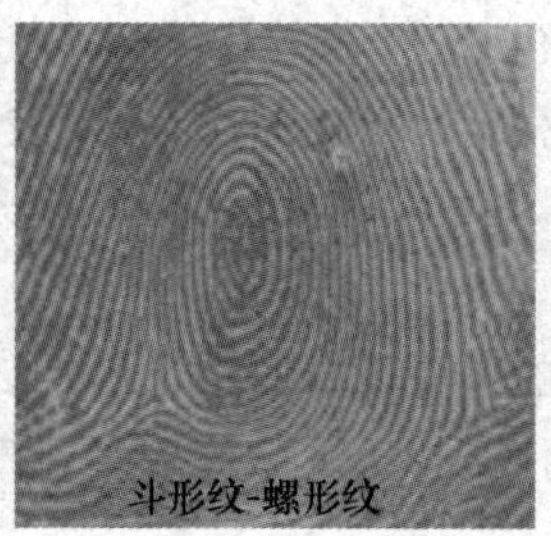

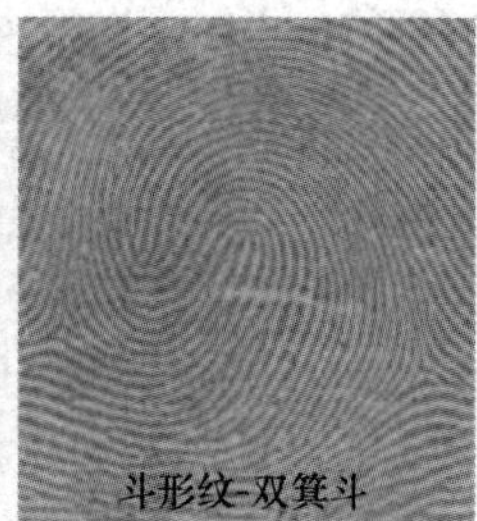

图 2-4 指纹图

弓形纹(arch，A)：指嵴线由一侧至另一侧，呈弓形，无中心点和三叉点。根据弓形的弯度可分为简单弓形纹和篷帐式弓形纹。

箕形纹(loop，L)：箕形纹俗称簸箕。在箕头的下方，纹线从一侧起始，斜向上弯曲，再回转到起始侧，形状似簸箕。此处有一呈三方向走向的纹线，此点为中心点又称三叉点。根据箕口朝向的方位不同，可分为两种：箕口朝向手的尺侧者(朝向小指)称正箕或尺箕；箕口朝向手的桡侧者(朝向拇指)，称反箕或桡箕。

斗形纹(whorl，W)：是一种复杂、多形态的指纹。其特点具有两个或两个以上的三叉点。斗形纹可分为绞形纹(双箕斗)、环形纹、螺形纹和囊形纹等。

根据统计，指纹分布频率因人种而异，存在种族、性别差异。东方人箕形纹和斗形纹出现频率高，而弓形纹较少；女性弓形纹多于男性，而斗形纹较男性略少。

(2) 嵴纹计数

1) 指嵴纹计数：弓形纹由于没有圆心和三叉点，计数为零。箕形纹和斗形纹，则可从中心(圆心)到三叉点中心绘一直线，计算直线通过的嵴纹数。斗形纹因有两个三叉点，可得到两个数值，只计多的一侧数值。双箕斗分别先计算两圆心与各自的三叉点连线所通过的嵴纹数，再计算两圆心连线所通过的嵴纹数，然后将三个数加起来，总数除 2，即为该指纹的嵴纹数。

2) 指嵴纹总数(TFRC)：为 10 个手指的指嵴纹计数的总和。我国男性平均值约为 148 条，女性的平均值约为 138 条。我国正常人斗形纹出现的比例较高，所以 TFRC 的计数就较高。而欧美人群中斗形纹较少，TFRC 计数就低。

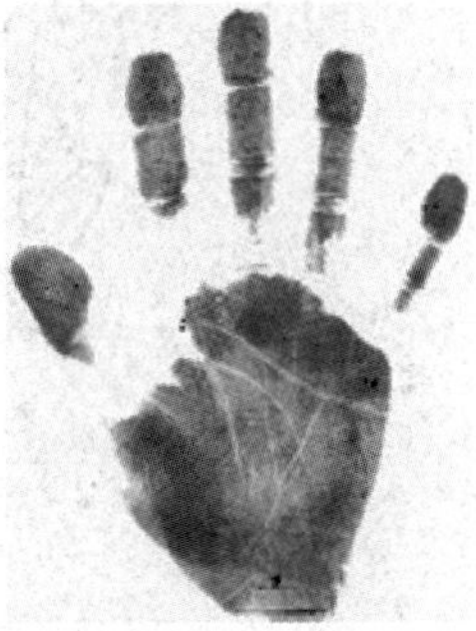

(3) 掌纹观察：掌纹分为五部分，见图 2-5。

1) 大鱼际区：位于拇指下方。

2) 小鱼际区：位于小指下方。

3) 指间区：从拇指到小指的指根部间区域。

4) 三叉点及四条主线：由 2、3、4、5 指基部的三叉点 a、b、c、d 各引出一条主线，即 A 线、B 线、C 线和 D 线。

图 2-5 掌纹图

5) atd 角：正常人手掌基部的大、小鱼际之间，具有一个三叉点，称轴三叉，用 t 表示。从指基部三叉点 a 和三叉点 d 分别画直线与三叉点 t 相连，即构成 atd 角。可用量角器测量 atd 角度的大小，并确定三叉点 t 的具体位置。三叉点 t 的位置离掌心越远，也就离远侧腕关节褶线越近，atd 角度数越小；而三叉点 t 的位置离掌心越近，离腕关节褶线越远，atd 角就越大。我国正常人 atd 角的平均值约为 41°。

6) t 距百分比计算：t 距(t 三叉至远侧腕关节褶纹的距离)，与手掌长度(中指掌面基部褶纹至远侧腕关节褶纹的垂直距离)的百分比：

$$\text{t距比}=\frac{\text{t距}}{\text{掌距}}\times 100\%$$

(4) 指褶纹和掌褶纹：指手掌和手指屈面各关节弯曲活动的地方所显示的褶纹。实际上褶纹不是皮肤纹理，但由于染色体病患者的指褶纹和掌褶纹有改变，所以列入皮纹，进行观察讨论，见图 2-6。

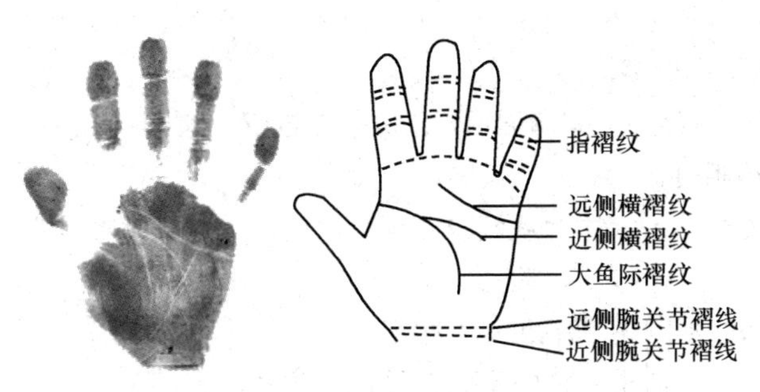

图 2-6 指褶纹和掌褶纹

1) 指褶纹：正常人除拇指只有一条指褶纹外，其余四指都有 2 条指褶纹，它们与各指关节相对应。但 21 三体综合征（唐氏综合征）患者和 18 三体综合征（爱德华综合征）的患者，他们的第五指(小指)可只有一条指褶纹。

2) 掌褶纹：正常人手掌褶纹主要有三条，分别是：远侧横褶纹、近侧横褶纹、大鱼际褶纹。变异的掌褶纹有如下 4 种：见图 2-7。

a.通贯掌：又称猿线。它是由于远侧横褶纹与近侧横褶纹连成一条直线横贯全掌而形成。

b.变异Ⅰ型：也称桥贯掌。表现为远侧和近侧横褶纹借助一条短的褶纹连接。

c.变异Ⅱ型：也称叉贯掌。为一横贯全掌的褶纹，在其上下各方伸出一个小叉。

d.悉尼掌：表现为近侧横褶纹通贯全掌，远侧横褶纹仍呈正常走向。这种掌褶纹多见于澳大利亚正常悉尼人群中，故称悉尼掌。

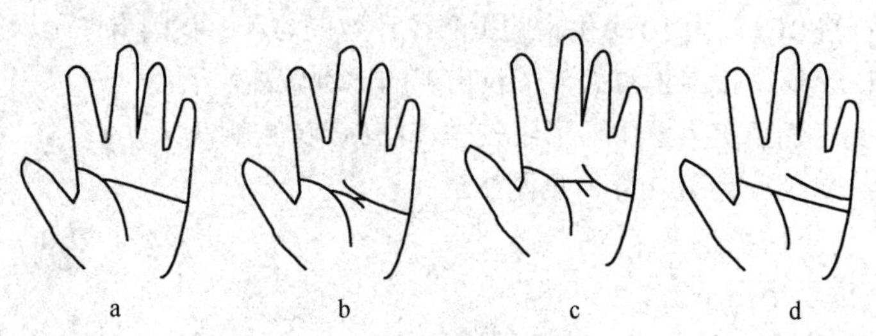

图 2-7 变异的掌褶纹

a. 通贯掌；b. 变异Ⅰ型；c. 变异Ⅱ型；d. 悉尼掌

在某些疾病的诊断中，掌褶纹可作为一项辅助诊断的指标。通过认真仔细的分析，才能得出正确结论。

(5) 脚掌纹：人的脚掌、脚趾上也有一定的皮纹图形。但目前仅对拇趾球区皮纹了解较多，并具有一定的临床意义。具体可分为 7 种类型：①远侧箕形纹(远箕)；②斗形纹；③腓侧箕形纹(腓箕)；④胫侧箕形纹(胫箕)；⑤近侧弓形纹(近弓)；⑥腓侧弓形纹(腓弓)；⑦胫侧弓形纹(胫弓)。唐氏综合征患者中胫侧弓形纹出现频率较高，而 13 三体综合征患者中腓侧弓形纹出现频率较高。

2. PTC 尝味 将几滴 PTC 溶液滴在舌头后方，品尝其味，从低浓度到高浓度，直至尝出 PTC 的苦味并记录其浓度。再根据其浓度，查出与之相对应的基因型。

(1) 尝出 PTC 溶液为 1/3 000 000~1/750 000 浓度的人，其基因型为 *TT*。

(2) 尝出 PTC 溶液 1/400 000~1/50 000 浓度的人，其基因型为 *Tt*。

(3) 尝出 PTC 溶液为 1/24 000 浓度的人或根本尝不出味道的人，其基因型为 *tt*。

【注意事项】

(1) 印台上的印油不宜过多。

(2) 当手指、手掌在印台上按完印油后，在实验报告纸上按指、掌纹时用力不宜过大、过猛，否则影响指、掌纹的清晰度。

(3) 品尝 PTC 溶液时，一定注意从低浓度到高浓度。

【实验报告】

(1) 计算 PTC 尝味的基因型频率和基因频率。

(2) 根据 PTC 尝味实验结果，说明不完全显性遗传的特点。

(3) 观察自己的指纹、掌纹、指褶纹和掌褶纹类型。

(4)计数指嵴纹总数。

(李鹏辉)

实验十一　遗传咨询

【实验目的】　掌握遗传咨询的基本方法，遗传病的遗传方式及子代再发风险率的估计；熟悉各种类型遗传病的遗传特点和发病机制。

【实验原理】　通过对遗传病例的分析，掌握单基因遗传病系谱分析的方法及各种遗传病再发风险率的估计。

【实验内容】　请根据以下病例情况，提供遗传咨询：

(1)患儿，男，4岁，因智力低下，发育迟缓前来就诊。

体格检查：特殊面容(枕部扁平、头小而圆、张口吐舌、内眦赘皮、鼻扁平、眼距宽、耳位低)，反应迟钝，智力低下，语言障碍，仅能表达少量单词，双手为通贯掌，手指较短，四肢肌张力低下，心率偏快，心脏有杂音。病史：抚养过程中发现其生长发育迟缓，运动能力差，爬行、站立和行走等均明显晚于同龄儿童。家系调查：患儿父母表型均正常，婚后连续自然流产两次；患儿有一个表型正常的姐姐；患儿核型为45，XX，–14，–21，+t(14q21q)。

(2)患儿，女，13个月，因近一周来有抽搐发作3～4次来院就诊。

体格检查：智力发育差，表情呆滞，不会认人，没有意识感，头发褐黄色，皮肤白皙，尿有鼠臭味。实验室检查：尿三氯化铁试验阳性，血苯丙氨酸浓度为396μmol/L(正常值＜240μmol/L)。家系调查：家族三代中其他亲属无类似疾病。患者父母正常，并且正在准备孕育第二个孩子。

(3)患者，男，28岁，因戒烟戒酒备育3年无果，前来就诊。

体格检查：身高178cm，体重58kg，皮肤细腻，喉结不明显，腋毛、阴毛稀疏，睾丸容积约4ml，语言表达和智力正常。家系调查：患者父母均正常，非近亲婚配。实验室检查：精液无活动精子；血基础睾酮(T)为91ng/dl(正常值260～1320ng/dl)，黄体生成素(LH)11.74mIU/ml(正常值4.36～8.48mIU/ml)，卵泡刺激素(FSH)22.7mIU/ml(正常值1.74～1.84mIU/ml)。染色体检查：X染色质1个，Y染色质1个。

(4)在同一产房中，甲、乙两对夫妇各生育一个女孩，两夫妇都觉得对方的孩子相貌更像自己，怀疑错抱孩子，随即前来就诊。

实验室检查：甲夫妇为AB型和O型血型，孩子为B型血型；乙夫妇都为B型血，孩子是O型血。

(5)一对姑表兄妹，表型均正常，准备结婚，男青年的姑姑患有白化病，他们听说白化病是遗传病，随即前来咨询。

(6)一对聋哑夫妇准备结婚，因担心将聋哑传递给后代，前来咨询。

家族病史：这对聋哑夫妇的双方父母均正常。基因诊断：这对夫妇的致病基因分别位于1号和13号染色体的两个基因座，男青年为1p34.3上的GJB3基因突变，女青年为13q12.11上的GJB6基因突变。

(7)患者，男，27岁，表型正常，因家族患有特殊疾病，担心自己及后代患病前来咨询。

家族史：其外祖父患有亨廷顿病，其母亲现已46岁，表型正常。疾病分析：亨廷顿病属延迟显性遗传，25岁时发病率为10%，40岁时发病率为55%。

(8)一对表型正常的青年男女即将结婚，因女方弟弟患特殊疾病夭亡，担心后代患病前来咨询。

家族病史：其弟弟患半乳糖血症，早年病亡。疾病分析：半乳糖血症群体的发病率为1/50 000。如果这对夫妇为表兄妹关系，则后代发病风险又如何？

(9) 患者，男，13岁，因智力低下、好动，前来咨询。

体格检查：语言含糊不清，表达能力差，目光游离，情绪不稳定；头围偏大，招风耳，大睾丸。病史：幼儿时期即有智力落后的迹象，随年龄增长愈发明显，专注力差，难以完成学习任务。染色体检查：核型为46,XY。基因诊断：甲基化特异性聚合酶链反应和DNA印迹（Southern blot）检测显示，患儿脆性X智力低下基因1（*FMR1*）CGG重复序列拷贝数＞200（正常值6～60），为全突变；患儿母亲为前突变携带者（＞130）。

(10) 一对青年男女A和B即将结婚，因女方有亲属患黏多糖贮积症Ⅰ型（设此症的群体发病率为1/40 000），担心后代患病前来咨询。

家系调查：男青年A及其父母均表型正常，并且还有一个表型正常的叔叔(C)；女青年B及其父母均表型正常，还有一个表型正常的大姨(D)，但有一个患此症的舅舅已经于9岁时病亡；C和D已经结为夫妻，并生有一个表型正常的女儿。如果C和D第二胎出生了一个黏多糖贮积症Ⅰ型的男性患儿，则A和B后代患此症的风险又如何？

(11) 患儿，男，5岁，因生长迟缓，肢体畸形，前来就诊。

体格检查：患儿身高80cm，膝内翻，步态不稳，没有夜惊、睡眠不安、多汗等症状。患者病史：约4岁时，曾因身高矮小，仍步态不稳，易摔倒等就医，给予葡萄糖酸钙、维生素D等治疗，但效果不明显。影像学检测：尺桡骨X线片显示，骨干弯曲，骨密度减低，干骺端呈杯口状，毛刷样改变。实验室检测：血磷0.6mmol/L（正常值0.81～1.45mmol/L），24h尿磷1.25mmol/kg（正常值0.5～0.6mmol/kg），血钙、24h尿钙指标正常。家系调查：患儿父亲正常，其母亲身高约140cm，罗圈腿，驼背；患儿外祖父母均表型正常，但外祖母身高偏矮。

(12) 患者，男，23岁，因双眼无痛性视力持续性下降约6个月，偶有头痛就医，且因家属也有患此病者，所以担心传递给后代。

患者病史：半年来，无诱因的双眼视物模糊，持续加重，逐渐不能读书看报；曾诊断为视神经炎并治疗，但病情仍进行性加重。眼部检查：右眼视力0.04，左眼视力0.05，红绿色盲，视盘颞侧色苍白，视野中心有暗点，视网膜呈橘红色，血管迂曲。基因诊断：限制性内切酶检测显示，处于mtDNA11778位的*Sfa*NI酶切识别位点丧失。家族史：父母非近亲结婚，父亲正常，母亲患有此病(20岁发病)，舅父也患有此病(22岁发病)。

(13) 患者，女，37岁，因婚后数年未孕，前来就诊。

体格检查：皮肤白皙，乳房发育，有阴道，原发性闭经，盆腔可触及异常包块。超声检查：无子宫，盆腔包块为异位睾丸。染色体检查：46，XY。

(14) 患儿，女，4岁，因眼部疾病，前来就诊。

病史：患儿因白瞳症在眼科就诊，其父母发现在过去的2个月里，患儿左眼瞳孔呈现白色反光。体格检查：右眼视力正常，左眼视力为零，对光反应消失，其余查体未见明显异常；眼底镜检查，发现左眼底视网膜下有一白色肿块及视网膜脱离。超声检查：眼部超声提示左眼肿块内广泛钙化。核磁共振：MRI提示左眼球肿块。病理检测：左眼球穿刺细胞学病理检测提示为恶性肿瘤。家族史：患儿无儿童恶性肿瘤家族史。

(15) 患者，男，11岁，因发热4日，面色黄，茶色尿，前来就诊。

体格检查：患儿皮肤发黄、解茶色尿，脐周压痛。病史：患儿头晕3天，伴呕吐、茶色尿，大便呈暗红色；4日前进食蚕豆，既往有2次类似发病，均与进食蚕豆有关。尿常规：尿胆原

（++），尿胆红素（+）。海因茨小体检测（+）。

(16) 患者，女，16 岁，因没有来过月经，以及乳房等第二性征未发育前来就诊。

体格检查：沟通能力、智力尚可；患者自 10 岁以后，身高基本停止生长，仅 135cm；后发际线较低，有颈蹼；乳房未发育，外生殖器幼稚型。家族病史：患者父母均正常，也没有与该病相关的其他病史。超声检查：B 超显示仅有始基子宫。X 染色质检查：X 小体阴性。

【实验报告】

(1) 通过对病例讨论分析，总结出遗传咨询的方法及步骤。

(2) 如何估计各类遗传病的再发风险？

（李鹏辉）

实验十二　人类基因组 DNA 的提取

【实验目的】

(1) 掌握人类基因组 DNA 提取的原理。

(2) 熟悉实验室常用的提取 DNA 的方法。

【实验原理】　从血细胞中或不同组织细胞提取高质量的 DNA 是进行分子遗传学各项研究的先决条件。制备高质量 DNA 的原则是：尽可能保持 DNA 分子的完整，将蛋白质、脂类、糖类等物质分离干净。提取 DNA 的方法有浓盐法、水抽提法和苯酚抽提法等，目前也有利用吸附柱的方法提取 DNA 的商业化试剂盒。

苯酚/氯仿提取 DNA 是利用酚是蛋白质的变性剂，反复抽提，使蛋白质变性，SDS(十二烷基硫酸钠)将细胞膜裂解，在蛋白酶 K、EDTA 的存在下消化蛋白质或多肽或小分子肽，核蛋白变性降解，使 DNA 从核蛋白中游离出来。酚-氯仿抽提的作用是除去未消化的蛋白质。氯仿的作用是有助于水相与有机相分离和除去 DNA 溶液中的酚。抽提后的 DNA 溶液用 2 倍体积的无水乙醇在 NaCl 存在下沉淀 DNA，回收 DNA 用 70%乙醇溶液洗去 DNA 沉淀中的盐，真空干燥，用 TE 缓冲液溶解 DNA 备用。此法的特点是使提取的 DNA 保持天然状态，获得的基因组 DNA 大小有 100～150 kb，适用于 Southern blot 分析和用 λ 噬菌体构建基因组 DNA 文库。

【实验材料】　枸橼酸钠溶液(ACD)、EDTA、生理盐水、蛋白酶 K(10mg/ml)、细胞裂解液、SDS(10%)、STE 缓冲液(pH 8.0)、Tris-HCl 饱和酚(pH 8.0)、氯仿($CHCl_3$)、乙酸钠(3mol/L，pH 5.2)、无水乙醇、75%乙醇溶液、TE 缓冲液(pH 7.5)等。

【实验方法】

1. 外周静脉血 DNA 的提取

(1) 采集外周静脉血 2～3ml 于离心管内，加 0.5ml ACD 抗凝。

(2) 加等体积生理盐水，轻轻振荡混匀；5000r /min 离心 20min。

(3) 弃上清液：每管加入 5ml 细胞裂解液，轻轻振荡至透明；5000r /min 离心 20min。

(4) 弃上清液：每管加入 STE 缓冲液 3ml，蛋白酶 K 30μl，SDS 300μl，置 37℃恒温水浴箱内，过夜。

(5) 加等体积 Tris-HCl 饱和酚，振荡混匀；5000r/min 离心 20min。

(6) 吸取上清液，重新抽提 1～2 次。

(7) 加等体积 $CHCl_3$ 抽提 2 次；每次 5000r/min 离心 20min。

(8) 吸取上清液至一小锥形瓶中，加入乙酸钠至终浓度为 0.3mol/L。

(9)加入 2.5 倍体积的预冷的无水乙醇，可见有白色絮状沉淀物，即为所提取的 DNA。轻轻旋转锥形瓶，慢慢将 DNA 聚到一起。

(10)吸出DNA沉淀，放入加有1ml 75%乙醇溶液的Eppendorf管内，12 000r/min 离心 10min。

(11)弃上清液，室温干燥。加适量(200～500μl)TE 缓冲液，置 4℃保存，2～4 天 DNA 才能完全溶解。

(12)用 DNA / RNA Calculator 检测 DNA 的含量和纯度。

2. 绒毛组织及羊水细胞的 DNA 提取

(1)绒毛滋养层细胞及羊水细胞的获得：将绒毛细胞放入装有 ACD 培养皿中，立即在显微镜下分离绒毛枝状物，用生理盐水洗去血污，然后冻存于液氮中或立即提取 DNA；取羊水 20ml，于 4℃ 3000r/min 离心 15～20min，弃去上清液，用生理盐水洗涤沉淀的羊水细胞 2～3 次，冻存于液氮中或立即提取 DNA。

(2)绒毛细胞在塑料离心管中用玻璃棒轻轻匀浆，加 STE 至 500μl，加 SDS 至终浓度为 0.5%，加蛋白酶 K 至 100μl/ml；羊水细胞不用匀浆，直接加入上述试剂即可。37℃水浴过夜，其间振荡 2～3 次。

(3)加等体积 Tris-HCl 饱和酚抽提，8000r/min 离心 10min。

(4)吸取上清液，加等体积 $CHCl_3$ 抽提 2 次；每次 5000r/min 离心 20min。

(5)以下步骤同“外周静脉血 DNA 的提取”。

【注意事项】

(1)外周静脉血一般用 EDTA 抗凝，亦可用医用 ACD 抗凝剂，因肝素能抑制限制性内切酶活性，故一般不主张用肝素抗凝。

(2)血样应新鲜，尽快提取，否则 DNA 会降解。

(3)酚抽提时如果上清液太黏，不能和蛋白层分开时，可加适量 STE 缓冲液稀释，然后再用酚抽提。

(4)抽提 DNA 时不可剧烈振荡，以防将 DNA 分子打碎。

(5)$OD_{260}/OD_{280}>1.7$。

(6)溶于 TE 缓冲液中的 DNA 可在 4℃存放一年而不会降解。

(7)从组织中提取 DNA 时，尽量减少对溶液中 DNA 的机械剪切破坏。

【实验报告】

(1)检测所提取的 DNA 的含量和纯度。

(2)记录实验过程以及实验中需要注意的问题。

（张明龙）

实验十三　DNA 限制性内切酶酶解及酶解片段的电泳分离

【实验目的】

(1)掌握琼脂糖凝胶电泳技术。

(2)熟悉限制性内切酶的作用机制。

【实验原理】　限制性内切酶(restriction endonuclease)，又称限制性内切核酸酶，是进行遗传物质研究的重要的工具酶。它具有严格的碱基识别位点，能作用于 DNA 双链的固定切点或相对固定切点的一类 DNA 水解酶。现在，限制性内切酶酶切技术已成为分子生物学研究中经常使用的一种技术。

DNA 是由四种单核苷酸组成的长链分子，pH8.0 时，DNA 分子带负电荷。在直流电场作用下，DNA 片段按分子量大小以不同的速度向阳极泳动。电泳后不同大小的 DNA 片段便按分子量顺序留在凝胶的特定位置上。

对一般线性 DNA 分子，其电泳迁移率与分子量的对数 Log10(bp)成反比，即分子小者泳动快，分子大者泳动慢。电泳时可用已知大小的标准 DNA 片段做对照，观察其迁移距离，就可获知样品 DNA 片段的大小。

【实验材料】

(1)器材：恒温水浴箱、微型振荡器、制胶板、电泳仪、电泳槽、紫外检测仪、微样加样器等。

(2)试剂：人类基因组 DNA、限制性内切酶、0.8%琼脂糖、溴化乙锭(EB)、10×酶解缓冲液、6×上样缓冲液、电泳缓冲液(1×TBE)、Marker DNA、灭菌纯化水等。

【实验方法】

(1)将下述各试剂加入 Eppendorf 管内

人类基因组 DNA	10 μl
限制性内切酶	40 U
10×酶解缓冲液	6 μl
加灭菌纯化水至	60 μl

(2)混匀，短暂离心。

(3)置恒温水浴箱内，按限制酶温度要求酶解 5～16h。

(4)将 0.8%琼脂糖在微波炉内加热熔化，待冷却至 50～60℃时，加入 EB 溶液，终浓度为 0.5μg/ml。

(5)在制胶板上插好梳子，并倒入凝胶，自然冷却至完全凝固。

(6)小心拔出梳子，取出胶板放入电泳槽内，样品孔在阴极端。

(7)向电泳槽中注入电泳缓冲液至液面盖过胶面 2～3mm。

(8)将酶解好的 DNA 样品取出，按 5∶1 加入 6×上样缓冲液，混匀。

(9)用微量加样器将 DNA 样品小心加入到样品孔内，在另一边孔中加 Marker DNA。

(10)接通电源，以 2V/cm 的电压电泳 30～60min。

(11)在紫外检测仪下以 Marker DNA 为对照，检测 DNA 酶解情况。

【注意事项】

(1)加样时注意不要将加样孔底部弄穿。

(2)注意电源正负极，一般红色为(+)、黑色为(−)。

(3)EB 在 pH 为 7.9 时带正电荷，与 DNA 分子结合后影响 DNA 正常电泳。如要精确确定 DNA 大小，可在电泳结束后再用 0.5μg/ml EB 溶液中染色 5～10min。

(4)紫外线对人眼有很强的刺激作用，亦是一种诱变因素，要注意避免过多照射。

(5)EB 是一种强诱变剂，可致癌。

【实验报告】

(1)写出 DNA 酶解片段的电泳结果。

(2)总结琼脂糖电泳的步骤及应注意的事项。

（郑立红　朱金玲）

实验十四　DNA分子杂交

【实验目的】

(1) 掌握DNA分子杂交的实验原理。

(2) 熟悉DNA分子杂交的实验步骤。

【实验原理】　分子杂交技术是根据两条单链DNA分子中互补碱基系列能专一配对的原理进行的，双链DNA分子在热或碱的作用下，分子内氢键破坏，变成两个单链分子这一过程称为变性。变性的两条互补单链DNA分子在适宜的条件和温度下重新形成双链DNA，称为复性。如果热变性后骤冷至0℃，DNA分子来不及复性，就将保持单链状态。

在基因分析中，通常利用已标记的某一DNA(或RNA)片段作为探针，使其与要检测的互补单链DNA发生复性反应，探测与探针同源的DNA顺序，称DNA分子杂交。

【实验材料】

(1) 器材：可热封杂交袋、热封口机、X线片、X线片暗盒(带增感屏)、杂交箱等。

(2) 试剂：预杂交液(无甲酰胺体系)、杂交液(无甲酰胺体系)、预杂交液(甲酰胺体系)、杂交液(甲酰胺体系)、2×SSC、0.2% SDS等。

【实验方法】

1. 预杂交　将经Southern bolt转移后的硝酸纤维素膜(或尼龙膜)放入一个可热封塑料杂交袋中，加入20ml预杂交液。赶走袋中的气泡，用热封口机封口，放入杂交箱内，在适当温度下(非甲酰胺体系68℃；甲酰胺体系42℃)预杂交4～24h。

2. DNA分子杂交　将预杂交过的杂交袋剪去一角，倒出预杂交液，小心加入含同位素标记探针的杂交液8～10ml。赶走袋中的气泡，封好袋口。置杂交箱内，在适当温度下(非甲醚胺体系68℃，甲醚胺体系42℃)杂交16～20h。

3. 洗膜　剪开杂交袋的一角，倒出杂交液，再剪开杂交袋的三个侧边，用镊子将膜取出，放入2×SSC-0.2% SDS中，室温下冲洗两次。

根据具体情况，选择适当的冲洗条件：

(1) 温和的冲洗条件：1×SSC/0.1% SDS，65℃冲洗两次，每次10min。

(2) 强烈的冲洗条件：0.1×SSC/0.1% SDS，65℃冲洗两次，每次20min。

(3) 居中的冲洗条件：0.1×SSC/0.1% SDS，45～65℃冲洗两次，每次10min。

4. 放射自显影

(1) 将洗好的膜放在滤纸上，自然干燥。

(2) 用塑料薄膜(保鲜膜)包好，夹在两张X线片中间，放在X线片暗盒内(带增感屏)，置-80℃进行放射自显影，需2～10天。

(3) 冲洗X线片，得到放射自显影图谱。

【实验报告】

(1) 记录DNA分子杂交的结果。

(2) 总结DNA分子杂交的实验步骤及应注意的事项。

(李鹏辉)

实验十五 荧光原位杂交技术

【实验目的】

(1)掌握荧光原位杂交的原理。

(2)熟悉荧光原位杂交的方法和步骤。

【实验原理】 用非放射性标记的DNA探针进行中期染色体原位杂交已逐渐成为临床肿瘤细胞学和基因作图研究的重要工具。目前应用的非同位素标记探针，大多数是应用染色体特异着丝粒的重复顺序克隆和排列于染色体上的合成探针。近来区带特异性相关克隆也已应用，包括cosmid或YAC克隆和由经显微切割的染色体条带而来的微文库，这些染色体识别操作能够与其他DNA探针通过荧光原位杂交结合，可在遗传病的诊断和基因定位的研究中发挥重要作用。

【实验材料】

(1)器材：恒温水浴箱、Eppendorf管、离心机、杂交箱、人外周血有丝分裂中期分裂象玻片等。

(2)试剂：10×切口平移缓冲液、荧光素标记dUTP、dNTP(20mmol/L)、A缓冲液、RNA酶(10μg/ml)、EDTA(0.5mol/L)、DNase(10μg/ml)、DNA Polymerase I (5U/ml)、TNT缓冲液、TNB缓冲液、荧光标记的兔抗鼠或绵羊抗兔抗体、DAPI(4, 6-二脒基2苯基吲哚)、乙醇、甲酰胺、2×SSC等。

【实验方法】

1. 探针制备

(1)在Eppendorf管内加入

3×切口平移缓冲液	1μl
DNA	0.5μg(1μl)
Dnase	1μl

(2)37℃水浴1h。

(3)将混合物冰浴，再加入

10×切口平移缓冲液	1μl
3种未标记的dNTP(20mmol/L)	1μl
标记dUTP	5μl
DNA Polymerase I	1μl

(4)混合、离心。

(5)16℃温育数小时。

(6)加入A缓冲液20μl，-20℃保存。

(7)用乙醇沉淀法纯化标记探针。

2. 原位杂交

(1)将预制的人外周血有丝分裂中期分裂象玻片置于RNA酶(溶于2×SSC中)溶液中，37℃消化1h(去除内源性RNA)。

(2)2×SSC冲洗3次，每次5min。

(3)70%、95%乙醇溶液脱水各5min，空气干燥。

(4)玻片置于2×SSC配制的70%甲酰胺中，70℃变性2min。

(5)70%、95%乙醇溶液各脱水5min，空气干燥。

(6) 每张玻片加入杂交液 20～50μl。

(7) 加盖盖玻片后用橡胶水泥封片，37℃杂交 12h。

(8) 39℃、50%甲酰胺(2×SSC 配制) 冲洗 10min(去除非特异结合探针)。

(9) 2×SSC 于 39℃冲洗。

(10) 70%、95%乙醇脱水各 5min，空气干燥。

3. 染色体 DNA 杂交信号检测

(1) 用 TNT 缓冲液短暂冲洗标本片。

(2) TNB 缓冲液 37℃温育 30min。

(3) 向 TNB 液体内加入抗荧光素抗体稀释液(5～10μg/ml)。37℃继续温育 30min。

(4) TNT 缓冲液漂洗玻片 3 次，每次 5min。

(5) 根据在第 3 步中所加入的抗体，加入经相应稀释的荧光标记的兔抗鼠或绵羊抗兔抗体(与 TNB 混匀)。37℃温育 30min。

(6) 重复第 4 步操作。

(7) 70%、90%、100%乙醇溶液系列脱水，空气干燥。

(8) 用 DAPI 等复染后，荧光显微镜观片。

【实验报告】

(1) 记录在荧光显微镜下观察的结果。

(2) 总结荧光原位杂交的实验步骤及应注意的事项。

(李鹏辉)

实验十六　Y 染色体短串联重复序列的多态性分析

【实验目的】

(1) 掌握 Y 染色体短串联重复序列多态性分型的原理。

(2) 熟悉用 Y 染色体短串联重复序列进行基因型分析。

【实验原理】　短串联重复序列(short tandem repeat，STR)是人类基因组中由 2～6 个碱基为核心单位串联重复形成的一类具有长度多态性的 DNA 序列。其多态信息量大、突变率高。其核心单位的数目变化和重复次数不同构成了 STR 的遗传多态性。STR 分布广、数目多，平均每 15～20kb 中就有一个 STR 位点，约占人类基因组的 10%。

人类Y染色体是较小的近端着丝粒染色体，长约60Mb，为正常男性特有。在不同种族、民族人群中Y染色体的长度具有很大的变异性。Y染色体除拟常染色质区在遗传过程中不与染色体发生重组，其序列结构特征能稳定地由父亲传给儿子并为男性所特有，呈父系遗传。人类Y染色体STR在不同个体的重复次数不同，具有个体差异性。因此，Y-STR是人类重要的遗传标记，对法医学和人类遗传学的研究具有重要的理论意义及实用价值。

对于 Y-STR 多态性的检测，通常采用 PCR 技术扩增微卫星 DNA 片段，再经变性凝胶电泳及银染的方法。

【实验材料】

1. 仪器　高压电泳仪，垂直电泳槽及与之配套的制胶板(玻璃板)、垫片(厚度 0.4mm)，样品梳，有长城齿、鲨鱼齿等多种不同规格(与垂直电泳槽及间隔片配套使用)，凝胶干燥器，与凝胶大小相匹配的方盘(染色及处理胶用)，照相机(拍摄电泳后的凝胶图谱)，紫外灯，观片器，量筒，烧杯，注射器(50ml 及微量注射器)及针头(16 号、20 号)，精密进样器，移液管(5ml、10ml)，滴管，胶带(封边用)，吸水纸，一次性手套，保鲜膜，大铁夹(数个)等。

2. 试剂

(1)PCR 扩增产物。

(2)40%(*W*/*V*)丙烯酰胺(Acr：Bis=19：1)：丙烯酰胺(DNA 测序级) 190g，*N*, *N'*-亚甲双丙烯酰胺 10g。

加蒸馏水至300ml，将溶液加热至37℃ 使试剂溶解，再将总体积定容至500ml，过滤，贮于棕色瓶中，室温或4℃保存，此溶液有毒！

变性聚丙烯酰胺应用液：6% 变性聚丙烯酰胺(丙烯酰胺：亚甲双丙烯酰胺=19：1，内含7mol/L 尿素和 1×TBE)。

(3)10×TBE(pH 8.3)贮存液：Tris 碱 108g，硼酸 55g，0.5mol/L EDTA(pH 8.0) 40ml。

加蒸馏水溶解并定容至 1000ml，室温存放，出现沉淀时弃去。

电泳缓冲液应用液：1×TBE(用 10×TBE 稀释)。

(4)10%(*W*/*V*)过硫酸铵(AP)：过硫酸铵 1g，加蒸馏水至 10ml。4℃保存数日，不要超过一周。

(5)四甲基乙二胺(TEMED)，4℃保存。

(6)甲酰胺上样缓冲液(0.5×TBE)：95%(*V*/*V*) 甲酰胺溶液，0.05%(*W*/*V*) 溴酚蓝溶液，0.05%(*W*/*V*) 二甲苯蓝溶液，5%(*V*/*V*) 10×TBE(pH8.3)。

(7)95%乙醇溶液、冰醋酸(分析纯)、15% NaOH、20% $AgNO_3$、甲醛(分析纯)、无水乙醇(分析纯)、5%二氯二甲基硅烷、琼脂糖等。

【实验方法】

1. 凝胶槽制作

(1)选择适宜的制胶玻璃板、间隔片、梳子、铁夹等物品(包括滤纸、吸水纸)。

(2)用肥皂水清洗玻璃板、间隔片，必要时用 KOH-甲醇清洗。KOH-甲醇是在 100ml 甲醇中加入约 5g 片状 KOH 配制而成。注意：应从边上拿取玻璃板，以免手套或手上的油脂污染玻璃板的有效工作面。最后用乙醇冲洗，放置晾干。玻璃板必须彻底洗净，确保灌胶时不产生气泡。

(3)用 5%二氯二甲基硅烷对玻璃板进行硅化，应戴橡胶手套并在通风橱内操作，以防硅烷蒸气吸入体内。方法是向板面上加 2～3ml 硅烷溶液用吸水纸将其在玻璃板上涂匀，直至彻底干燥。

(4)制作凝胶槽的两块玻璃板大小不同，其中一块较小或带有凹口。制作时，将较大的一块(无凹口)平放于桌面上，硅化面朝上；在玻璃板的左、右两边及底边放好间隔片；再将较小的玻璃板(带凹口)放在间隔片上方，硅化面朝下。勿使间隔片移位！用胶带纸将两块玻璃板的两边及底边封紧，在两块玻璃之间形成不漏水的密封槽。要注意凝胶槽的角部，此处最易渗漏。必要时用琼脂糖(浓度为 1%)沿间隔片内侧及底边注入加以密封，并用铁夹子将两边夹紧。

(5)将凝胶槽有凹口的一面朝上呈 45° 倾斜放于桌面上，准备灌胶。

2. 配制适当浓度的凝胶 按所分离 DNA 分子的大小及目的选择合适浓度的凝胶，制备一定体积的丙烯酰胺溶液(不加 TEMED)，将其装入抽滤瓶中，抽真空去除气体，直至溶液中不再产生气泡。

用时取 100ml 丙烯酰胺溶液加 50μl TEMED 于一个干净的小烧杯内，迅速混匀，灌胶。

3. 灌胶及凝胶聚合

(1) 聚丙烯酰胺凝胶溶液（中型电泳槽用 50ml）配制完毕，加入 TEMED 后，应迅速旋转混合均匀。

(2) 用注射器（50ml）吸取凝胶溶液并注入凝胶槽（两块玻璃板之间）中。当凝胶液注满胶槽溢出时，将胶床直立，再补加凝胶液至稍溢出。剩余的凝胶液保存于 4℃冰箱，以减缓聚合。灌胶时必须防止凝胶在玻璃板之间产生气泡，如发现气泡可用镊子轻击气泡下部的玻璃板，往上驱赶。若无法去除时，则需将凝胶溶液倒出，洗净玻璃板，重新配胶灌制。

(3) 将凝胶槽斜靠在架子上，使凝胶槽与架子呈 10°，这样可减少发生泄漏的机会并可最大限度地减少凝胶变形。

(4) 立即插入适当的梳子。操作时，可先将梳子向一头倾斜，再插入凝胶中。密切注视梳齿，防止带入气泡。梳齿顶端应略高于玻璃板上端。梳子放好后，用两支铁夹将其夹紧、固定。必要时，用剩余的丙烯酰胺凝胶溶液完全充满胶槽。检查凝胶是否渗漏。

(5) 室温下放置 1h，使丙烯酰胺完全聚合。如发现凝胶明显收缩时，应补加丙烯酰胺溶液。聚合完全后，梳齿下面可见有一条波纹状的折光线，即 Schlieren 线。此线是凝胶聚合是否完全的标志。

注：凝胶聚合后，存放 1～2 天仍可使用。方法是用 1×TBE 浸过的纸巾遮盖梳子及凝胶的顶端，用保鲜膜将整个胶槽封好，4℃存放。

4. 电泳、PCR 产物预变性

(1) 电泳

1) 使用前，先小心拔出梳子，立即用水彻底冲洗加样孔，用刀片将凝胶槽底部胶带去掉并取出底部的间隔片（如用滤纸时可不取）。

2) 凝胶槽有加样孔的一端朝上，玻璃板有凹口的一面与电泳槽的后背贴紧，下端插入底部电泳槽内，两边用夹子夹紧。

3) 上、下两个电泳槽内分别倒入适量的 0.5×TBE 缓冲液（pH8.3），并用缓冲液反复冲洗点样孔。如凝胶底部与缓冲液之间有气泡时，可用弯头毛细管将气泡除去。

4) 用与电泳时相同的电压（500V）条件进行预电泳，时间一般为 30min。

(2) PCR 产物预变性：向待分离的 PCR 扩增产物中加入 2 倍体积的变性上样缓冲液，混合均匀。加样前进行 95℃热变性 10min（除去 DNA 分子的二级结构），取出后立即放冰浴，备点样用。

5. 上样及电泳 停止预电泳，关闭电源。再次用缓冲液反复冲洗点样孔。用精密加样器吸取 10μl 变性后的 PCR 产物依次加入到样品孔内。加样完毕，凝胶槽顶部接负极，底部接正极，用与预电泳时相同的电压（500V）或功率（稳功率）条件下继续电泳 1.5～2h，至电泳带接近电泳槽底部 2～3cm 时停止电泳。

总之，待电泳的标准参照染料迁移到一定位置时，切断电源，拔出导线，终止电泳。吸去上、下槽内的缓冲液，取出凝胶槽，用刀片除去两边的绝缘胶带，将凝胶槽平放于工作台面上，带凹面的较小玻璃板在上。小心地撬起上面的玻璃板，连同两边的间隔片一起拿去。这时凝胶仍附着在下面的玻璃板上。

6. 聚丙烯酰胺凝胶中 DNA 片段的检测

(1) 溴化乙锭染色：聚丙烯酰胺凝胶可能淬灭溴化乙锭的荧光，故被检测 DNA 条带所含 DNA 量小于 10ng 时，不易检出。

染色时，将凝胶连同玻璃板一起浸入含有 0.5μg/ml EB 的电泳缓冲液或蒸馏水中，浸染

15～20min。此间应不时摇动染色盘。然后经蒸馏水漂洗，紫外线灯(波长 3570Å)下观察、照相记录 DNA 样品的电泳情况。

注意：溴化乙锭是一种强烈的诱变剂，应注意防护！

(2)银染：此法灵敏度高，在室温下进行，适于对聚丙烯酰胺凝胶中的 DNA 或 RNA 染色。

1)先将凝胶转移到盛有200ml固定液的(内含10%乙醇溶液和0.5%冰醋酸溶液)染色盘中浸泡 6min，其间应不时摇动染色盘；重复一次。蒸馏水漂洗 2 次。

2)用 200ml 0.2%(*W*/*V*) $AgNO_3$ 染色 10min，蒸馏水漂洗 1～2 次。

3)用 200ml 含有 1.5% (*W*/*V*) NaOH 和 0.4%(*V*/*V*)甲醛溶液的显色液中显色 10min，其间应不断轻摇染色盘，并随时观察，待凝胶上的 DNA 条带显色满意为止。吸去显色液，蒸馏水漂洗凝胶 2 次。

4)用 0.75%(*W*/*V*) $NaCO_3$ 处理凝胶 10～20min，中止显色。蒸馏水漂洗，观察、照相，也可将凝胶干燥、永久保存。

7. 基因型确定、分析　根据凝胶上显示的条带位置，从凝胶的一端开始按照从小到大的顺序依次命名各等位基因片段，根据每个个体等位基因片段的组成来确定其基因型。

【注意事项】

(1)实验中使用的丙烯酰胺是强烈的神经毒素，可经皮肤吸收，且其作用具有累积性；称取粉末状丙烯酰胺及亚甲双丙烯酰胺时必须戴手套和面具。

(2)溴化乙锭是一种 DNA 诱变剂，也是极强的致癌物，使用时要特别小心，操作必须戴手套，防止皮肤接触。如有溴化乙锭溶液溅到外面，应立即撒上漂白粉促使其分解。

(3)紫外线对人的眼睛有很强的刺激作用，操作时要戴眼镜或有机玻璃防护镜。手、脸等体表部位也应尽量避免紫外线过多照射。

(4)拔出梳子后，应立即用水将形成的点样孔冲洗干净，以免析出的尿素沉入点样孔内或未聚合的丙烯酰胺进入样品孔重新聚合，造成样品孔不规则。确保点样时，样品能顺利集中地沉到样品孔底部。

(5)变性凝胶电泳点样前，先用 2～5μl 上样缓冲液(不含 DNA 或反应物)加入点样孔内，500V 恒压电泳，直到染料前沿进入凝胶几厘米，此法可在分离电泳时保持凝胶温度，并检查点样孔是否有渗漏。

【实验报告】

(1)记录并分析实验结果，确定每个个体在该位点的基因型。

(2)简述 Y-STR 在遗传分析中有何实际意义。

(张明龙)

实验十七　表达蛋白的SDS-聚丙烯酰胺凝胶电泳分析

【实验目的】

(1)掌握 SDS-聚丙烯酰胺凝胶电泳技术的原理。

(2)熟悉 SDS-聚丙烯酰胺凝胶电泳技术的步骤。

【实验原理】　细菌中含有大量蛋白质，具有不同的电荷和分子量。强阴离子去污剂 SDS 与某一还原剂并用，通过加热使蛋白质解离，大量的 SDS 结合蛋白质，使其带相同密度的负电荷，在聚丙烯酰胺凝胶电泳(PAGE)上，不同蛋白质的迁移率仅取决于分子量。采用考马斯亮蓝快速染色，可及时观察电泳分离效果。因而根据预计表达蛋白的分子量，可筛选阳性表达的重组体。

【实验材料】

(1) 30%储备胶溶液：丙烯酰胺(Acr) 29.0g，亚甲双丙烯酰胺(Bis) 1.0g，混匀后加 ddH_2O，37℃解，定容至 100ml，棕色瓶存于室温。

(2) 1.5mol/L Tris-HCl (pH 8.0)：Tris 18.17g 加 ddH_2O 溶解，浓盐酸调 pH 至 8.0，定容至 100ml。

(3) 1mol/L Tris-HCl (pH 6.8)：Tris 12.11g 加 ddH_2O 溶解，浓盐酸调 pH 至 6.8，定容至 100ml。

(4) 10% SDS：电泳级 SDS 10.0g 加 ddH_2O 68℃助溶，浓盐酸调至 pH 7.2，定容至 100ml。

(5) 10×电泳缓冲液(pH 8.3)：Tris 3.02g，甘氨酸 18.8g，10% SDS 10ml 加 ddH_2O 溶解，定容至 100ml。

(6) 10%过硫酸铵(AP)：1gAP 加 ddH_2O 至 10ml。

(7) 2×SDS 电泳上样缓冲液：1mol/L Tris-HCl (pH 6.8) 2.5ml，β-巯基乙醇 1.0ml，SDS 0.6g，甘油 2.0ml，0.1%溴酚蓝 1.0ml，ddH_2O 3.5ml。

(8) 考马斯亮蓝染色液：考马斯亮蓝 0.25g，甲醇 225ml，冰醋酸 46ml，ddH_2O 225ml。

(9) 脱色液：甲醇、冰醋酸、ddH_2O 以 3∶1∶6 配制而成。

【实验方法】 采用垂直式电泳槽装置。

1. 聚丙烯酰胺凝胶的配制

(1) 分离胶(10%)的配制

ddH_2O	4.0ml
30%储备胶	3.3ml
1.5mol/L Tris-HCl	2.5ml
10% SDS	0.1ml
10% AP	0.1ml

取 1ml 上述混合液，加 TEMED (*N, N, N′, N′*-四甲基乙二胺) 10μl 封底，余加 TEMED 4μl，混匀后灌入玻璃板间，以水封顶，注意使液面平。(凝胶完全聚合需 30～60min)

(2) 积层胶(4%)的配制

ddH_2O	1.4 ml
30%储备胶	0.33 ml
1mol/L Tris-HCl	0.25 ml
10%SDS	0.02 ml
10%AP	0.02 ml
TEMED	2 μl

将分离胶上的水倒去，加入上述混合液，立即将梳子插入玻璃板间，完全聚合需 15～30min。

2. 样品处理 将样品加入等量的 2×SDS 上样缓冲液，100℃加热 3～5min，12000r/min 离心 1min，取上清液作 SDS-PAGE 分析，同时将 SDS 低分子量蛋白标准品作平行处理。

3. 上样 各取 10μl 诱导与未诱导的处理后样品加入相应的样品池中，并加入 20μl 低分子量蛋白标准品作对照。

4. 电泳在电泳槽中加入 1×电泳缓冲液，连接电源，负极在上，正极在下，电泳时，积层胶电压 60V，分离胶电压 100V，电泳至溴酚蓝行至电泳槽下端停止(约需 3h)。

5. 染色 将分离胶从玻璃板中取出，考马斯亮蓝染色液染色，室温 4～6h。

6. 脱色 将分离胶从染色液中取出，放入脱色液中，多次脱色至蛋白带清晰。

7. 凝胶摄像和保存　在图像处理系统下将脱色好的凝胶摄像，结果存于软盘中，凝胶可保存于纯化水中或 7%乙酸溶液中。

【注意事项】

(1) 实验组与对照组所加总蛋白含量要相等。

(2) 为达到较好的凝胶聚合效果，缓冲液的 pH 要准确，10%AP 在一周内使用。室温较低时，TEMED 的量可加倍。

(3) 未聚合的丙烯酰胺和亚甲双丙烯酰胺具有神经毒性，可通过皮肤和呼吸道吸收，应注意防护。

【实验报告】

(1) 观察并记录聚丙烯酰胺凝胶上的蛋白带。

(2) SDS-聚丙烯酰胺凝胶电泳的基本原理是什么？

（李鹏辉　徐　晋）

第三篇　医学细胞生物学学习指导

第一章　绪　　论

一、重点难点提要

（一）细胞生物学的概念

细胞是生物体的结构和功能的基本单位。细胞生物学（cell biology）是一门从细胞的显微水平、亚显微水平和分子水平对细胞的各种生命活动开展研究的学科。细胞生物学的特点是把结构和功能结合起来，并关注细胞间的相互关系，深入探索细胞的生长、发育、分化、繁殖、运动、遗传变异、衰老死亡等基本生命现象的机制和规律。近年来，细胞的信号转导、细胞分化与干细胞、细胞增殖与细胞周期的调控、细胞的衰老与死亡、细胞的基因组学、蛋白组学等成为细胞生物学的主要研究领域。

（二）细胞生物学的发展简史

1. 细胞的发现与细胞学说的创立　1665 年，罗伯特·胡克（Robert Hooke）用自制的显微镜首次观察到植物死细胞的细胞壁，并命名为“细胞”。1674 年，列文虎克（Leeuwenhoek）用放大倍数为 300 倍的显微镜观察到细菌和哺乳动物精子等活细胞。1831～1836 年，相继发现了原生质、细胞核和核仁。1838～1839 年，施莱登（Schleiden）和施万（Schwann）共同提出了“细胞学说”，认为一切生物体都是由细胞组成的；细胞是生物体形态结构和功能活动的基本单位。1845 年，劳布（Braun）提出：细胞是生命的基本单位。1858 年，菲尔绍（Virchow）提出：细胞来源于已存在的细胞和一切病理现象都基于细胞的损伤，对细胞学说做了重要补充。

2. 细胞学与实验细胞学的发展

（1）细胞学研究时期：也称经典细胞学研究时期，主要指 19 世纪的后 25 年，该时期应用固定和染色技术，在光学显微镜下观察细胞的形态和细胞分裂活动。1861 年，舒尔策（Schultze）提出“原生质理论”，认为组成生物有机体的基本单位是一小团原生质，这种物质在各种生物有机体中是相似的。由于显微镜装置的改进，分辨率提高，发明了固定液、石蜡切片技术和染色技术，相继发现了中心体、染色体、线粒体、高尔基复合体，并发现了细胞的直接分裂、有丝分裂和减数分裂。

（2）实验细胞学时期：从 20 世纪初至 20 世纪中叶，随着科学技术迅速发展，细胞学从单一的形态结构研究转到广泛采用新技术和新的实验手段对细胞进行生理功能、生化代谢和遗传发育机制的综合研究，提出“染色体遗传理论”“基因学说”等著名论述。同时，与临近学科相互渗透，诞生了细胞遗传学、细胞生理学、细胞病理学、细胞生物化学等重要分支科学。

3. 细胞生物学的形成与发展　20 世纪 40 年代起，随着生物化学、微生物学和遗传学的相互渗透和结合，电子显微镜和超薄切片技术的结合，逐步开展了从分子水平对细胞生命活动的研究。遗传物质的确立、DNA 双螺旋结构模型的提出、DNA 复制方式的发现、中心法则的建立，三联体遗传密码的破译，使细胞的研究开始从整体水平与亚显微结构水平、分子水平三个层次进行动态和综合因素的研究，探讨细胞的生命活动规律，细胞学发展成为细胞生物学。20世纪70年代后，限制性核酸内切酶的发现、遗传工程的兴起、基因克隆、DNA测序，人类基因组计划的实施，与分子生物学形成明显的交叉，故又称其为分子细胞生物学或细胞分子生物学。1990年，人类基因组计划（Human Genome Project，HGP）启动，旨在测定组成人类染色体（单倍体）中约30亿个碱基对的核苷酸序列，绘制人类基因组图谱，明确其载有的基因序列，破译人类遗传信息，中国承担了其中约1%的序列分析任务；2000年，人类基因组框架绘制完成；2003年，人类基因组计划全部完成，促使细胞生物学进入到了一个新的快速发展时期。

（三）细胞生物学的研究内容

细胞生物学的研究范畴主要包括生物膜、细胞器、细胞骨架、细胞核、染色体及基因表达、细胞信号转导、细胞增殖与调控、细胞分化、细胞衰老、细胞死亡、细胞工程、细胞的起源与进化等细胞生命活动本质与规律的研究。

（四）细胞生物学与医学

1. 医学细胞生物学 医学细胞生物学是以细胞生物学的原理和方法研究人体细胞的结构、功能等生命活动规律以及疾病的发生机制和防治的科学。

2. 医学细胞生物学在医学教育中的地位和作用

（1）医学细胞生物学研究目的：从细胞的显微水平、亚显微水平和分子水平阐明细胞的各种生命活动的本质和规律，并利用和控制这些规律，为防病、治病和人类健康提供科学的理论依据，造福于人类。

（2）医学细胞生物学是医学教育体系中的重要基础课：基础医学各学科以细胞生物学为理论指导，随着现代科学技术的高度发展，各学科之间的相互渗透、相互促进，医学细胞生物学的研究内容与成果必然渗透到医学基础学科中，医学细胞生物学的发展也已成为这些学科进一步发展的基础。

（3）医学细胞生物学也是临床医学相关学科的重要基础之一：人类疾病是细胞病变的综合反映，许多疾病机制的阐明、诊断、治疗和预防等，都依赖于医学细胞生物学和分子生物学研究的不断深入。

二、自 测 题

（一）选择题

单项选择题

1. Schleiden 和 Schwann 的伟大贡献在于

A. 发现细胞

B. 发现核分裂现象

C. 建立细胞学说

D. 发明了世界上第一台电子显微镜

E. 提出DNA双螺旋结构模型

2. 生命活动的基本结构和功能单位是

A. 细胞核　B. 细胞膜　C. 细胞器

D. 细胞质　E. 细胞

3. 细胞学说不包括的内容是

A. 细胞是生命活动的基本结构和功能单位

B. 细胞来源于已存在的细胞

C. 细胞的增殖方式都是有丝分裂

D. 细胞在结构和功能上有共同的规律

E. 细胞只能来自于细胞

4. 发现并将细胞命名为“CELL”的学者是

A. R.Hooke　B. M.Schleiden

C. T.Schwann　D. R.Virchow

E. R.Remak

5. 被恩格斯评价为十九世纪自然科学三大发现

之一的是

A. 中心法则　　B. 基因学说

C. 半保留复制　　D. 细胞学说

E. 双螺旋结构模型

6. DNA 双螺旋结构的发现者是

A. Robert Hooke　B. Crick　C. Flemming

D. Watson 和 Crick　E. Schleiden 和 Schwann

7. 细胞学说创立于

A. 16 世纪　B. 17 世纪　C. 18 世纪

D. 19 世纪　E. 20 世纪

8. 发表了生物“中心法则”的学者是

A. J.Watson　B. M.Schleiden

C. T.Schwann　D. F.Crick

E. M.Meselson

9. M.Meselson 和 F.Stahl 通过 DNA 复制研究证明

A. DNA 复制是自我复制

B. DNA 复制需要 DNA 聚合酶

C. DNA 复制是不对称复制

D. DNA 的复制方向是 5′→3′

E. DNA 复制是半保留复制

10. 基因与染色体研究的结合产生了分支学科

A. 分子细胞学　B. 细胞化学

C. 细胞遗传学　D. 细胞生理学

E. 细胞形态学

11. 最早提出染色体遗传理论的学者是

A. M.Schleiden 和 T.Schwann

B. J.Watson 和 F.Crick

C. M.Meselson 和 F.Stahl

D. F.Jacob 和 J.Monod

E. T.Boveri 和 W.Suttan

12. 最早说明细胞的间接分裂过程并命名有丝分裂的学者是

A. R.Remak　B. W.Flemming

C. E. Straburger　D. K.Schneider　E. T.Boveri

13. 第一个将细胞学说应用于医学的人是

A. Robert Hooke　B. Mendel　C. Virchow

D. Crick　E. Fenglen

14. 世界上第一个发现活细胞的人是

A. Robert Hooke　B. Leewenhoek

C. K.Schneider　D. Virchow

E. W.Flemming

15. 实验细胞学阶段的主要研究内容是

A. 光学显微镜下观察细胞的形态结构和细胞分裂

B. 电子显微镜下观察细胞的各种亚显微结构

C. 采用实验手段研究细胞的生化代谢和生理功能

D. 发表“中心法则”、三联密码子假说等重要发现

E. 在生物个体水平研究细胞功能的分子基础

16. 细胞生物学的研究对象是

A. 人体整体水平　B. 人体器官

C. 人体组织　D. 人体系统

E. 人体细胞

17. 20 世纪中叶，学者利用电子显微镜发现了

A. 线粒体　B. 高尔基复合体

C. 细胞骨架　D. 细胞核　E. 细胞质

18. 遗传工程技术出现在

A. 细胞发现时期　B. 细胞学说创立时期

C. 经典细胞学时期　D. 实验细胞学时期

E. 细胞生物学与分子生物学时期

19. 细胞生物学进入分子水平研究阶段的标志是

A. 细胞学说的创立

B. 细胞染色技术的形成

C. 电子显微镜的问世

D. 人类基因组计划的启动

E. DNA 双螺旋模型和“中心法则”的提出

多项选择题

20. 细胞生物学从哪些层次研究生命活动

A. 细胞水平　B. 亚细胞水平

C. 分子水平　D. 个体水平　E. 环境

21. 生命的特征有

A. 遗传和变异　B. 生殖

C. 新陈代谢　D. 生长发育

E. 衰老和死亡

22. 研究细胞增殖活动的人有

A. E. Straburger　B. W.Flemming

C. R.Remak　D. T.Boveri

E. Robert Hooke

23. 在经典细胞学研究阶段，相继发现了

A. 细胞核　B. 线粒体　C. 中心体

D. 减数分裂　E. 遗传密码

24. 下列属于实验细胞学研究阶段研究成果的是
A. DNA 重组技术　B. Feulgan 染色法
C. Unna 染色法　D. DNA 序列分析技术
E. PCR 技术

25. 医学细胞生物学可以阐明的医学问题是
A. 肿瘤细胞的生物学特征
B. 糖尿病的病因、病理
C. 外伤产生的原因
D. 人类染色体病的致病机制
E. 硅肺的发病原理

26. 当今细胞生物学的研究热点有
A. 人类基因组计划
B. 基因诊断和基因治疗
C. 基因工程
D. 肿瘤遗传学
E. 干细胞及其应用

27. 细胞生物学与医学的关系主要表现在
A. 细胞生物学是基础医学各学科的基础
B. 细胞生物学的发展在临床医学实践中占有重要意义
C. 基础医学和临床医学的新课题，必须首先从细胞生物学角度进行研究
D. 人类计划生育的理论属于细胞生物学的研究范围
E. 人类肿瘤的生物学特征和发生机制是细胞生物学的重要研究课题

（二）名词解释

1. 细胞生物学　**2.** 医学细胞生物学

（三）简答题

1. 细胞学说的基本内容。
2. 简述细胞生物学主要的研究内容。
3. 简述细胞生物学发展史。

（四）论述题

1. 简述细胞生物学与医学的关系。
2. 在细胞生物学的发展过程中，研究方法和技术起了哪些作用？

三、参考答案

（一）选择题

单项选择题

1. C　**2.** E　**3.** C　**4.** A　**5.** D　**6.** D　**7.** D
8. D　**9.** E　**10.** C　**11.** E　**12.** B　**13.** C　**14.** B
15. C　**16.** E　**17.** C　**18.** E　**19.** E

多项选择题

20. ABC　**21.** ABCDE　**22.** ABCD　**23.** BCD
24. BC　**25.** ABDE　**26.** ABCDE　**27.** ABCDE

（二）名词解释

1. 细胞生物学：是指从细胞的显微、亚显微和分子三个水平对细胞的各种生命活动开展研究的学科。

2. 医学细胞生物学：是指以细胞生物学的原理和方法研究人体细胞的结构、功能等生命活动规律以及疾病的发生机制和防治的科学。

（三）简答题

1. 细胞学说：一切生物，从单细胞生物到高等动物和植物均由细胞组成，细胞是生物形态结构和功能活动的基本单位，多细胞生物是从单细胞生物发育来的，细胞在结构和功能上有共同的规律，细胞只能来自于细胞。

2. 医学细胞生物学研究的主要内容：指以细胞生物学的原理和方法研究人体细胞的结构、功能等生命活动规律以及疾病的发生机制和防治方法，具体研究内容涉及研究人体细胞生长、发育、分化、繁殖、运动、遗传、变异、衰老、死亡等细胞生命活动。

3. 简述细胞生物学发展史：细胞生物学从细胞的发现到形成与发展，经历了 300 多年的发展史，大致可以分为 3 个时期。①细胞的发现与细胞学说的创立；②细胞学与实验细胞学的发展，包括细胞学研究时期和实验细胞学时期两个亚阶段；③细胞生物学的形成与发展，主要指借助于电子显微镜开展细胞的亚显微研究，以及借助于现代实验技术手段开展分子生物学研究。

（四）论述题

1. 细胞生物学与医学的关系

（1）医学上的许多问题，如肿瘤细胞的生物学特性和发生机制等期望由细胞生物学阐明。

（2）人类诸多遗传性疾病的致病原因将通过细胞生物学的研究予以揭示。

（3）通过细胞生物学对动脉内皮细胞的结构和功能变化的研究，揭示缺血性心脏病和脑血管病的致病原因，从而为疾病治疗提供理论依据。

（4）通过对人体细胞的发生发展、病变机制、衰老死亡的研究，为人类防病治病、优生优育提供理论依据。

（5）细胞生物学的研究方法和技术所取得的成果，如单克隆抗体等已在临床诊断和治疗上应用。总之，医学细胞生物学的重要成就是推动医学发展的动力。

2. 在细胞生物学的发展过程中，研究方法和技术的作用

细胞生物学的发展与研究方法和技术的创新、改进密不可分，研究方法和技术对学科发展起到了很大的推动作用。

（1）显微镜的发明和使用，直接导致细胞发现、细胞学的诞生和发展。

（2）染色技术、细胞的固定技术、秋水仙素的使用、显微镜装置的改进、电子显微镜的发明等使细胞学的研究进入亚显微水平和分子水平，并形成细胞结构和功能的综合研究和一批新的分支学科出现。

（3）电子显微镜的发明，超薄切片、基因克隆、遗传工程等技术的出现，加快了细胞生物学的研究进程，使细胞学的研究进入分子水平，导致分子细胞生物学的诞生和发展。

总之，细胞生物学的新概念、新理论、新技术、新成果的出现均来自于研究方法和实验技术的发明和运用。因此可以说，细胞生物学形成和发展过程中，研究方法和技术起到了决定性的作用。研究方法和技术是细胞生物学形成和发展的推动力。

（李鹏辉）

第二章　细胞的分子基础和基本特征

一、重点难点提要

（一）细胞的分子基础

组成细胞的基本元素是：C、H、O、N、Na、K、S、P、Ca、Mg，其中C、H、O、N四种元素占90%以上。细胞化学物质可分为两大类：小分子物质和大分子物质。

1. 生物小分子

（1）无机小分子：无机化合物包括水和无机盐。水在细胞中含量最多，具有一些特有的物理化学属性，使其在生命起源和形成细胞有序结构方面起着关键的作用。水在细胞中以游离水和结合水两种形式存在，其中游离水约占95%；结合水占4%～5%。细胞中无机盐的含量很少，约占细胞总重的1%。无机盐在细胞中解离为离子，离子浓度除具有调节渗透压和维持酸碱平衡的作用外，还有许多重要的作用。主要的阴离子有Cl^-、PO_4^{3-}和HCO_3^-，其中磷酸根离子在细胞代谢活动中最为重要：①在各类细胞的能量代谢中起着关键作用；②是核苷酸、磷脂、磷蛋白和磷酸化糖的组成成分；③调节酸碱平衡，对血液和组织液pH起缓冲作用。主要的阳离子有：Na^+、K^+、Ca^{2+}、Mg^{2+}、Fe^{2+}、Fe^{3+}、Mn^{2+}、Cu^{2+}、Co^{2+}、Mo^{2+}。

（2）有机小分子：细胞内主要含有4类有机小分子，包括单糖（monosaccharide）、脂肪酸（fatty acid）、氨基酸（amino acid）及核苷酸（nucleotide）。

1）核苷酸：是组成核酸的基本单位，每个核苷酸分子由戊糖、含氮碱基、磷酸脱水缩合而成。其中含氮碱基包括腺嘌呤、鸟嘌呤、胞嘧啶、胸腺嘧啶和尿嘧啶。戊糖有*D*-核糖和2-脱氧-*D*-核糖两种。两类核苷戊糖分别与磷酸脱水缩合形成核糖核苷酸（RNA）和脱氧核糖核苷酸（DNA）。组成RNA的核糖核苷酸包括：腺苷一磷酸（AMP）、鸟苷一磷酸（GMP）、胞苷一磷酸（CMP）和尿苷一磷酸（UMP）；组成DNA的脱氧核糖核苷酸有：脱氧腺苷一磷酸（dAMP）、脱氧鸟苷一磷酸（dGMP）、脱氧胞苷一磷酸（dCMP）和脱氧胸苷一磷酸（dTMP）。

2）氨基酸：生物体的蛋白质是由20种不同的氨基酸构成的，每种氨基酸都含有一个羧基（—COOH）、一个氨基（$—NH_2$）和一个特异的侧链基团（—R）。

3）单糖：是多糖的基本单位，由C、H、O 3种元素组成。细胞中最重要的单糖主要是核糖、脱氧核糖和葡萄糖。

4）脂肪酸：体内大部分脂肪酸会形成脂肪、类脂和胆固醇。细胞中脂肪酸的主要功能是构成磷脂，即生物膜的一部分。

2. 生物大分子　生物大分子主要包括蛋白质、核酸和多糖。

（1）核酸：所有生物均含有核酸。核酸是由核苷酸单体聚合而成的大分子，是生物遗传信息的载体分子，可分为核糖核酸（RNA）和脱氧核糖核酸（DNA）两大类。

1）DNA的结构和功能：DNA的双螺旋结构模型，该模型于1953年由沃森（Watson）和克里克（Crick）提出。该模型认为：①DNA的两条核苷酸链反相平行，脱氧核糖和磷酸位于双螺旋外侧，碱基位于双螺旋内侧；②碱基互补配对：A=T，G≡C。

DNA 的功能：储存、复制和传递遗传信息，决定遗传性状。

2）RNA 的结构和功能：RNA 是一种单链结构的多核苷酸，在部分区域可以折叠形成双链发夹结构，同样遵循碱基互补配对原则：A═U，G≡C。

RNA 的类型有以下几种。①信使 RNA（mRNA）：蛋白质合成模板，决定蛋白质中氨基酸的排列顺序；②核糖体 RNA（rRNA）：参与核糖体的形成；③转运 RNA（tRNA）：分子结构呈三叶草形，可在蛋白质合成中转运特定的氨基酸；④核内小 RNA（snRNA）：参与基因转录产物的加工；⑤微小 RNA（miRNA）：非编码 RNA，具有发夹结构，可抑制靶基因的蛋白质合成或促进靶基因的 mRNA 降解，参与细胞分化与发育基因的表达调控；⑥piRNA：主要存在于哺乳动物睾丸生殖细胞中，参与基因的表达调节，发挥 RNA 沉默效应；⑦小干扰 RNA（siRNA）：一种外源性双链 RNA，通过互补配对方式与靶 mRNA 结合，使 mRNA 降解，导致靶基因沉默；⑧核酶（ribozyme）：具有催化作用的 RNA 分子，可对转录产物进行加工。

（2）蛋白质：蛋白质是生命活动中一类极为重要的大分子，占细胞干重的 50%以上，各种生命活动无不与蛋白质的存在有关。

蛋白质的分子结构：蛋白质的分子结构一般分为四级。一级结构是蛋白质的基本结构，指蛋白质分子中氨基酸的排列顺序；二级结构是在一级结构基础上形成的，多肽主链骨架原子的空间位置排布，不涉及氨基酸残基侧链，主要化学键是氢键；三级结构是指整条肽链中全部氨基酸残基的相对空间位置，也就是整条肽链所有原子在三维空间的排布位置，主要化学键有氢键、离子键、疏水键和范德瓦耳斯力等；四级结构是指含有两条以上具有独立三级结构多肽链的蛋白质，多肽链通过非共价键相互连接形成的多聚体结构。

蛋白质的功能：①催化细胞中的化学反应；②细胞的结构成分；③参与物质运输；④参与细胞运动；⑤参与细胞免疫。

（二）细胞的结构特征

1. 原核细胞　原核细胞无核膜，遗传物质为一条环状裸露的 DNA，存在于细胞质基质的一定区域，称为拟核。细胞质中只有 70S 核糖体等简单的结构。

（1）支原体是最小最简单的细胞。

（2）细菌：主要由细胞壁、细胞膜、细胞质、拟核等部分构成，有的细菌还有荚膜、鞭毛、菌毛等特殊结构。细胞壁厚度因细菌不同而异，一般为 15～30nm，主要成分是肽聚糖。细菌核区 DNA 以外的，可进行自主复制的遗传因子，称为质粒（plasmid）。质粒是裸露的环状双链 DNA 分子，所含遗传信息量为 2～200 个基因，能进行自我复制，有时能整合到核 DNA 中去。质粒 DNA 在遗传工程研究中很重要，常用作基因重组与基因转移的载体。

（3）古细菌：多生活在极端环境中，如高温、高盐等。古细菌既具有原核生物的某些特点，又具有真核生物的某些特点。

2. 真核细胞　真核细胞具有真正的细胞核，核内含有细胞内绝大部分遗传物质，细胞质内含有内质网、高尔基复合体、溶酶体、线粒体、过氧化物酶体等细胞器。真核细胞体积大、结构复杂、生理代谢过程更完善，对外界环境的适应力更强，最简单的真核生物是酵母菌。

（1）生物膜系统：细胞膜是细胞与外界的屏障，核膜使细胞核与细胞质分隔开来，保护遗传物质，各种膜性细胞器使细胞区域化，执行各自不同的功能。

（2）遗传信息表达系统：真核生物细胞核中 DNA 与组蛋白结合，高度螺旋形成染色质；核仁 DNA 可转录合成 rRNA，继而 rRNA 与蛋白质结合组装成核糖体亚基；细胞核 DNA 转录合成的 mRNA 与核糖体结合，参与蛋白质的合成。除此以外，真核细胞的线粒体和叶绿体中也存在遗传信息表达系统。

（3）细胞骨架系统：真核细胞中含有细胞骨架，包括微管、微丝和中间纤维，它们在维持细胞形态、参与细胞内的物质运输、信号转导、细胞分裂及细胞运动等方面均有重要作用。

（4）核糖体和胞质溶胶：核糖体在原核细胞和真核细胞中都存在，不同的是原核细胞的核糖体沉降系数为 70S，由 50S 大亚基和 30S 小亚基构成；真核细胞的核糖体沉降系数为 80S，由 60S 大亚基和 40S 小亚基构成。胞质溶胶是除了膜性细胞器和不溶性细胞骨架以外的可溶性胶状物质基质，主要成分是蛋白质，这些蛋白质主要是催化糖酵解，核苷酸、氨基酸、脂肪酸和糖的生物合成反应的酶类，所以胞质溶胶是细胞新陈代谢的主要场所。

3. 原核细胞与真核细胞的主要区别，如表 3-1 所示。

表 3-1　原核细胞与真核细胞的主要区别

	原核细胞	真核细胞
大小	较小（1～10μm）	较大（10～100μm）
细胞壁	主要由胞壁质组成	主要由纤维素组成（植物）
细胞质	无细胞骨架、胞质流动、胞吞作用、胞吐作用	有细胞骨架、胞质流动、胞吞作用、胞吐作用
细胞器	无内质网、高尔基复合体、溶酶体、中心体、过氧化物酶体、线粒体，有与之功能相似的中膜体，无叶绿体，有的有类囊体	有内质网、高尔基复合体、溶酶体、中心体（动物）、过氧化物酶体、线粒体、叶绿体（植物）
细胞骨架	无	有
核糖体	70S	80S（细胞质核糖体）
细胞核	无核膜和核仁	有核膜和核仁
遗传物质	DNA 一条、环状、裸露，不与组蛋白结合	DNA 两条以上，与组蛋白结合形成染色质
转录和翻译	转录和翻译同时同地合成（细胞质中）	核内转录，细胞质内翻译
细胞分裂	无丝分裂	有丝分裂，减数分裂
代谢	厌氧和需氧	需氧

4. 非细胞生命体——病毒　病毒是唯一的非细胞形态的生命体，比细菌小很多，是迄今发现的最小、结构最简单的生命存在形式。

病毒是由一个核酸分子（DNA 或 RNA）与蛋白质组成的复合体。病毒必须在活细胞内才能进行基本的生命活动，离开活细胞的病毒无法增殖。

（三）细胞的生命特征

1. 细胞是代谢与功能的基本单位。

2. 细胞是繁殖与遗传的基本单位。

3. 细胞是生长发育的基础。

4. 细胞是生物进化的起源。

二、自 测 题

（一）选择题

单项选择题

1. 由非细胞原始生命演化为细胞生物的转变中首先出现的是
A. 细胞膜 B. 细胞核 C. 细胞器
D. 核仁 E. 内质网

2. 在分类学上，病毒属于
A. 原核细胞 B. 真核细胞
C. 多细胞生物 D. 共生生物
E. 非细胞结构生命体

3. 目前发现最小的原核细胞是
A. 细菌 B. 双线菌 C. 支原体
D. 绿藻 E. 立克次体

4. 原核细胞和真核细胞都具有的细胞器是
A. 中心体 B. 线粒体 C. 核糖体
D. 高尔基复合体 E. 溶酶体

5. 一个原核细胞的 DNA 具有
A. 一条 DNA，并与 RNA、组蛋白结合在一起
B. 一条 DNA，与组蛋白结合在一起
C. 一条 DNA，不与 RNA、组蛋白结合在一起
D. 一条以上裸露的 DNA
E. 一条以上裸露的 DNA 与 RNA 结合在一起

6. 细胞内的遗传信息主要贮存在
A. DNA B. rRNA C. mRNA
D. ATP E. tRNA

7. 原核细胞不能完成的生理、生化作用是
A. 细胞的生长和运动
B. 蛋白质合成 C. 糖酵解
D. 有丝分裂 E. 遗传物质的复制

8. 下列不属于原核细胞的是
A. 大肠杆菌 B. 肺炎球菌 C. 支原体
D. 真菌 E. 蓝藻

9. 下列细胞器为非膜相结构的是
A. 核糖体 B. 内质网 C. 线粒体
D. 溶酶体 E. 高尔基复合体

10. 下列结构为膜相结构的是
A. 中心体 B. 纺锤体 C. 染色体
D. 核糖体 E. 线粒体

11. 在普通光镜下可以观察到的细胞结构是
A. 核孔 B. 核仁 C. 溶酶体
D. 核糖体 E. 微丝

12. 关于原核细胞的遗传物质，下列哪项有误
A. 常为环状的 DNA 分子
B. 分布在核内
C. 其 DNA 裸露而无组蛋白结合
D. 其遗传信息的转录和翻译同时进行
E. 控制细胞的代谢，生长，繁殖

13. 关于支原体，下列哪项有误
A. 为最小的细胞
B. 为能独立生活的最小生命单位
C. 为介于病毒和细菌之间的单细胞生物
D. 其遗传物质为 RNA
E. 可引起尿道炎等多种疾病

14. 关于真核细胞的遗传物质叙述错误的是
A. 为多条 DNA 分子
B. 均匀分布在细胞核中
C. 其 DNA 分子常与组蛋白结合形成染色质
D. 在细胞生命活动的不同阶段有不同的形态
E. 载有多种基因

15. 关于真核细胞错误的是
A. 有真正的细胞核
B. 其 DNA 分子常与组蛋白结合形成染色质
C. 基因表达的转录和翻译同时进行
D. 体积较大
E. 膜性细胞器发达

16. 关于原核细胞的特征叙述错误的是
A. 无真正的细胞核
B. 其 DNA 分子常与组蛋白结合
C. 以无丝分裂方式增殖
D. 无内膜系统
E. 体积较小

17. 真核细胞与原核细胞最大的区别是
A. 细胞核的体积不同
B. 细胞核的位置不同

C. 细胞核的结构不同
D. 细胞核的遗传物质不同
E. 有无核膜

18. 以下细胞中最小的是
A. 酵母菌　B. 肝细胞　C. 白细胞
D. 肌肉细胞　E. 上皮细胞

19. 构成蛋白质的基本单位是
A. 氨基酸　B. 核苷酸　C. 脂肪酸
D. 磷酸　E. 乳酸

20. 蛋白质的一级结构是指
A. 蛋白质分子中的氨基酸组成
B. 蛋白质分子中的各种化学键
C. 蛋白质分子中氨基酸的种类、数目和排列顺序的线性结构
D. 蛋白质分子中多肽的长度
E. 蛋白质分子的空间结构

21. 维持蛋白质二级结构的化学键是
A. 肽键　B. 氢键　C. 离子键
D. 二硫键　E. 疏水键

22. 下列细胞中的化合物，属于生物大分子的是
A. 脂肪　B. 葡萄糖　C. 水解酶
D. 核苷酸　E. 游离水

23. 组成核苷酸的糖是
A. 葡萄糖　B. 半乳糖　C. 戊糖
D. 蔗糖　E. 甘露糖

24. 哪种核苷酸不是 RNA 的组成成分
A. TMP　B. AMP　C. GMP
D. CMP　E. UMP

25. 在 DNA 链中连接两种单核苷酸的化学键是
A. 磷酸二酯键　B. 高能磷酸键
C. 酯键　D. 氢键　E. 二硫键

26. DNA 双螺旋结构的发现者是
A. Robert Hooke　B. Crick
C. Flemming　D. Watson 和 Crick
E. Schleiden 和 Schwann

27. 下列哪种元素被称为生命物质的分子结构中心元素，即细胞中最重要的元素
A. 氢　B. 氧　C. 碳
D. 氮　E. 钙

28. 维持蛋白质的一级结构的主要化学键是
A. 氢键　B. 离子键　C. 疏水键
D. 二硫键　E. 肽键

29. 下列哪种不是维持蛋白质的三级结构的主要化学键
A. 氢键　B. 离子键　C. 疏水键
D. 范德瓦耳斯力　E. 肽键

30. β-折叠属于蛋白质分子的几级结构
A. 基本结构　B. 一级结构　C. 二级结构
D. 三级结构　E. 四级结构

31. 核酸分子的基本结构单位是
A. 氨基酸　B. 核苷酸　C. 基
D. 酸　E. 糖

32. 在 DNA 分子中不含下列哪种碱基
A. 腺嘌呤　B. 鸟嘌呤　C. 胸腺嘧啶
D. 胞嘧啶　E. 尿嘧啶

33. 维持核酸的多核苷酸链的化学键主要是
A. 共价键　B. 糖苷键
C. 磷酸二酯键　D. 肽键　E. 离子键

34. 下列核酸分子的空间结构呈三叶草形的是
A. DNA　B. tRNA　C. RNA
D. rRNA　E. mRNA

35. 能直接为细胞的生命活动提供能量的物质是
A. 糖类　B. 脂类　C. 蛋白质
D. 核酸键　E. ATP

多项选择题

36. 属于膜相结构的有
A. 核糖体　B. 溶酶体　C. 中心体
D. 线粒体　E. 高尔基复合体

37. 原核细胞和真核细胞共有的特征是
A. 具有细胞核并能进行增殖
B. 具有典型的细胞膜
C. 具有蛋白质合成系统
D. 能单独生活在周围的环境
E. 具有一条染色体

38. 属于原核生物的有
A. 细菌　B. 病毒　C. 红细胞
D. 噬菌体　E. 支原体

39. 原核细胞所具有的结构
A. 环状双链 DNA　B. 线粒体　C. 核糖体

D. 高尔基复合体　E. 溶酶体

40. 分布在真核细胞中的核酸有

A. mRNA　B. tRNA　C. rRNA

D. DNA　E. Z-DNA

41. 用紫外线照射或高温加热，可使蛋白质

A. 一级结构破坏

B. 空间结构破坏

C. 氨基酸之间的键断裂

D. 理化性质发生改变

E. 二级结构破坏

42. 蛋白质是细胞内重要的生物大分子的原因

A. 参与细胞运动　B. 能自我复制

C. 细胞的结构成分 D. 传递遗传信息

E. 催化物质代谢的酶均为蛋白质

43. DNA 是细胞内的重要分子，因为 DNA

A. 参与细胞内的基因转录

B. 参与翻译

C. 能够进行自我复制

D. 是构成细胞膜的成分

E. 可以作为酶催化细胞内的生化反应

44. 蛋白质的二级结构包括哪种类型

A. 双螺旋　B. α-螺旋

C. 假双螺旋　D. β-折叠

E. 三叶草形

45. 与细胞结构形成相关的因素有

A. 细胞的功能　B. 细胞的表面张力

C. 细胞周围的环境　D. 相邻细胞的压力

E. 细胞中原生质的黏滞性

46. 原核细胞具有的特征是

A. 无核糖体　B. 无有丝分裂器

C. 无细胞骨架　D. 无遗传信息表达系统

E. 基因中无内含子

47. 细胞内中与遗传信息表达有关的物质中主要的含氮碱基有

A. 胞嘧啶（C）　B. 胸腺嘧啶（T）

C. 尿嘧啶（U）　D. 鸟嘌呤（G）

E. 腺嘌呤（A）

48. 具有生物学活性、能够执行生理功能的蛋白质空间结构是

A. 一级结构　B. 二级结构

C. 三级结构　D. 四级结构

E. 以上都是

（二）名词解释

1. 膜相结构　**2.** 细胞器　**3.** 质粒

4. 生物大分子　**5.** 核酶

（三）简答题

1. 原核细胞的形成需要具备哪些条件？

2. DNA 双螺旋结构有何特点？

3. DNA 与 RNA 的区别有哪些？

4. 酶有何特性？

（四）论述题

1. 原核细胞与真核细胞的区别。

2. 原核细胞与真核细胞在基因组成和生命活动方面有何不同？

3. 试述蛋白质的一、二、三、四级结构。

三、参考答案

（一）选择题

单项选择题

1. A　**2.** E　**3.** C　**4.** C　**5.** C　**6.** A　**7.** D

8. D　**9.** A　**10.** E　**11.** B　**12.** B　**13.** D　**14.** B

15. C　**16.** B　**17.** E　**18.** A　**19.** A　**20.** C　**21.** B

22. C　**23.** C　**24.** A　**25.** A　**26.** D　**27.** C　**28.** E

29. E　**30.** C　**31.** B　**32.** E　**33.** C　**34.** B　**35.** E

多项选择题

36. BDE　**37.** BCD　**38.** AE　**39.** AC

40. ABCDE　**41.** BD　**42.** ACE　**43.** AC　**44.** BD

45. ABCDE　**46.** BCE　**47.** ABCDE　**48.** CD

（二）名词解释

1. 膜相结构：真核细胞中，以生物系统为基础形成的一系列膜性结构或细胞器。包括细胞膜、内质网、高尔基复合体、线粒体、溶酶体、过氧化

物酶体及核膜等。

2. 细胞器：位于细胞质中具有可辨认形态和能够完成特定功能的结构叫作细胞器。

3. 质粒：位于细菌核区 DNA 以外的，裸露环状的，可进行自主复制的双链 DNA 分子。

4. 生物大分子：指细胞内分子量巨大，结构复杂，具有生物活性、决定生物体结构和功能的有机分子。

5. 核酶：具有催化作用的 RNA 分子，可对转录产物进行加工。

（三）简答题

1. 原核细胞的形成需要具备

（1）形成能够包围细胞物质（原生质）的细胞膜。

（2）形成能够储存遗传信息的遗传物质——DNA。

（3）形成将 DNA 储存的遗传信息转录成为各种 RNA 所需的酶系，保证生命所需要的蛋白质的合成。

（4）具备装配蛋白质的细胞器——核糖体。

2. DNA 双螺旋结构的特点

（1）两条脱氧核苷酸长链以逆向平行的方式形成双螺旋。即一条链的 5′端与另一条链的 3′端相对。

（2）在双螺旋结构，所有的核苷酸的碱基都位于内侧，戊糖和磷酸则位于外侧。

（3）两条脱氧核苷酸长链的碱基之间通过 A=T，G≡C 的原则配对，A、T 之间形成两个氢键，C、G 间形成三个氢键，且 A+G=T+C。

（4）两个碱基对平面重叠产生了碱基堆积作用。在 DNA 双螺旋结构的旋进过程中，相邻的两个碱基对平面批次重叠，由此产生了疏水性的碱基堆积力。

3. DNA 与 RNA 的区别，见表 3-2。

表 3-2 DNA 与 RNA 的区别

类别	核苷酸组成	核苷酸种类	结构	存在部位	功能
RNA	磷酸 核糖 碱基 （AUGC）	腺嘌呤核苷酸（AMP） 鸟嘌呤核苷酸（GMP） 胞嘧啶核苷酸（CMP） 尿嘧啶核苷酸（UMP）	单链	主要存在于细胞质中	与遗传信息的表达有关
DNA	磷酸 脱氧核糖 碱基 （ATGC）	腺嘌呤脱氧核苷酸（dAMP） 鸟嘌呤脱氧核苷酸（dGMP） 胞嘧啶脱氧核苷酸（dCMP） 胸腺嘧啶脱氧核苷酸（dTMP）	双链	主要存在于细胞核中	是遗传物质的载体

4. 酶的特性：①具有高度的专一性；②具有高度的催化性能；③具有高度的不稳定性能。

（四）论述题

1. 原核细胞与真核细胞的区别：见重点难点提要。

2. 原核细胞与真核细胞在基因组成和生命活动方面不同点

（1）真核细胞 DNA 分子较大，而且每个细胞中的 DNA 有两条以上，总体 DNA 量较大，携带的遗传信息较多；而原核细胞的 DNA 只有一条，分子较小，且蕴藏的遗传信息量较少。

（2）真核细胞的 DNA 呈线状，与蛋白质结合并被包装成高度凝集的染色质结构，保证了遗传信息的稳定性。DNA 位于细胞核内，更有利于 RNA 前体进行有效的剪切和修饰，并为基因的表达提供方便；原核细胞的 DNA 位于细胞质中，呈环状，不与蛋白质结合，裸露。

（3）真核细胞的细胞器中也含有遗传物质 DNA。线粒体中的 DNA 可编码线粒体 mRNA、tRNA、rRNA，并能合成少量的线粒体蛋白质；原核细胞的细胞器中无 DNA。

（4）原核细胞 DNA 的复制、mRNA、tRNA、rRNA 转录和蛋白质的合成可以同时细胞内连续进行，边转录边翻译，无须对 mRNA 进行加工。真核细胞的转录与翻译分开进行，整个过程具有严格的阶段性和区域性，是不连续的。真核细胞 DNA 的复制和 mRNA、tRNA、rRNA 的转录发生在细胞核内，mRNA 合成之后，在细胞核内经过剪接加工过程之后，必须运输到细胞质中才能翻译成蛋白质。

（5）原核细胞的繁殖无明显的周期性，而且没有使遗传物质均等分配到子细胞的机制；真核细胞的繁殖具有明显的周期性，并且在细胞繁殖过程中形成有丝分裂器，使遗传物质均等地分配到子细胞中。

（6）原核细胞的代谢形式主要是无氧呼吸，产生的能量较少；而真核细胞的代谢形式主要是有氧呼吸，可产生大量的能量。

3. 蛋白质的一、二、三、四级结构

（1）一级结构：各种不同的氨基酸以一定顺序脱水缩合形成肽链，称为多肽。表示氨基酸的种类、数目和排列顺序。化学键：肽键。

（2）二级结构：在一级结构的基础上，位置比较靠近的氨基酸残基的亚氨基（—NH—）和羰基（—CO—）形成氢键而成的立体结构。蛋白质二级结构主要包括 α-螺旋、β-折叠、β-转角和 Ω 环

（3）三级结构：在二级结构的基础上肽链进一步卷曲折叠构成的空间结构。化学键：氢键、离子键、疏水键和范德瓦耳斯力。

（4）四级结构：指由 2 条或 2 条以上多肽链组成的蛋白质，由几条三级结构的多肽链形成具有一定构象的集合体。四级结构主要依靠非共价键维持。

蛋白质的功能：①构成细胞和组织的结构；②具有收缩作用；③运输作用；④贮存作用；⑤保护作用；⑥作为酶调节细胞的生理代谢活动。

（张春艳　王　玉）

第三章　细胞膜及其表面

一、重点难点提要

细胞膜（cell membrane）是指包围在细胞外表的一层界膜，又称质膜。细胞膜的功能包括为细胞提供了相对稳定的内环境、维持细胞形状、选择性地与外界环境进行物质交换、参与信号转导、新陈代谢、细胞分化及癌变等方面发挥重要作用。

（一）细胞膜的化学组成

细胞膜主要由脂类、蛋白质和糖类组成。此外，还会有少量的水、无机盐和金属离子。对多数细胞而言，膜脂约占 50%，膜蛋白占 40%～50%，膜糖占 1%～10%。

脂类分子排列为连续的双层，构成质膜的骨架；蛋白质分布在脂双层的内外表面或嵌入脂双层，是细胞膜功能的主要执行者；膜糖分子大多分布在细胞膜的外表面，参与细胞识别及信号转导。

1. 膜脂　膜脂包括磷脂（phospholipid，PL）、胆固醇（cholesterol）和糖脂（glycolipid）。

（1）磷脂：磷脂在膜脂中含量最多，约占 50%，包括甘油磷脂（glycerophosphatide）和鞘磷脂（sphingomyelin）。甘油磷脂包括卵磷脂（磷脂酰胆碱）、脑磷脂（磷脂酰乙醇胺）、磷脂酰丝氨酸和磷脂酰肌醇。

磷脂为双亲性分子，具有胆碱、磷酸和甘油基团组成的亲水的头部和由脂肪酸链组成的疏水的尾部。在水溶液中，能自动排成脂质双分子层或球形，具有自相融合成封闭性腔室的倾向（脂质体）。

（2）胆固醇：胆固醇为中性脂类，只存在于真核细胞的细胞膜上，含量一般不超过膜脂的 1/3，在动物细胞中含量丰富，植物细胞膜中含量较少。胆固醇也为双亲性分子。在细胞膜中胆固醇的亲水头部紧靠磷脂分子的亲水头部，其甾环固定于磷脂分子的烃链上，使磷脂不易活动，从而增强脂双层的力学稳定性。如在缺少胆固醇的培养基中，不能合成胆固醇的突变细胞株将很快发生自溶。

（3）糖脂：糖脂是由磷脂分子与一个糖基或一条寡糖链结合而成的膜脂。糖脂位于脂双层的外表层，糖基暴露于膜外。

2. 膜蛋白　膜蛋白是膜功能的主要执行者。根据膜蛋白与膜脂结合方式及所处位置的不同，可将膜蛋白分为整合蛋白、周边蛋白和脂锚定蛋白。

（1）整合蛋白：又称内在蛋白，是指蛋白质全部或部分插入细胞膜内，以疏水氨基酸直接与脂双层的疏水区域相互作用，结合能力较强，用去垢剂处理才能将膜蛋白分离下来。占膜蛋白的 70%～80%。

（2）周边蛋白：又称外在蛋白，分布于膜脂双层的内外表面。常以离子键、氢键与膜脂分子或整合蛋白的亲水端相结合，结合力较弱。

（3）脂锚定蛋白：又称脂连接蛋白，通过共价键与脂分子结合，位于脂双层的两侧。主要有两种结合方式：一种是位于质膜外表面蛋白质与脂双层外侧磷脂酰肌醇相连的寡糖链共价结合，另一种是位于质膜胞质侧的蛋白直接与脂双层中的某些脂肪酸共价结合。

3. 膜糖 以低聚糖或多聚糖链的形式共价结合于膜蛋白形成糖蛋白或以低聚糖链的形式结合于脂类形成糖脂。存在于动物质膜上的膜糖主要有 7 种：半乳糖、甘露糖、岩藻糖、半乳糖胺、葡萄糖、葡萄糖胺和唾液酸。

（二）细胞膜的分子结构模型

1. 单位膜模型 1959 年，罗伯森（Robertson）用透射电镜观察细胞膜发现膜厚 7.5nm，呈现暗-明-暗三层结构（内外两侧为电子密度高的暗带，中间为电子密度低的明带），这就是所谓的单位膜模型。单位膜模型的不足之处在于把膜的动态结构描写成静止的不变的。

2. 流动镶嵌模型 1972 年，辛格（Singer）和尼科尔森（Nicolson）提出流动镶嵌模型，该模型认为：在膜中磷脂双分子层构成膜的连续主体，磷脂分子的亲水端面向膜的内外两侧，疏水端面向膜的内侧，呈流动的液态，蛋白质或者附着在膜表面，或者贯穿镶嵌入脂双层中，糖类位于膜的非胞质面。

该模型突出了膜的流动性和膜组分分布的不对称性，强调了膜的流动性和球形蛋白质与脂质双层的镶嵌关系，但不能说明具有流动性的细胞膜在变化过程中怎样保持膜的相对完整性和稳定性。

3. 晶格镶嵌模型 1975 年，瓦拉赫（Wallach）提出膜中流动的脂类能可逆地进行无序（液晶态）到有序（晶态）的相变，膜蛋白质对膜脂分子的运动有限制作用，即脂类的流动性是局部的。该模型合理解释了生物膜流动性的同时，又强调了细胞膜的相对完整性和稳定性，是对流动镶嵌模型的补充。

4. 脂筏模型 1992 年，布朗（Brown）和罗斯（Rose）提出脂筏模型，该模型认为：质膜上有富含胆固醇和鞘磷脂的微结构域，大小约 70nm，介于无序态和液晶态之间，脂质微区四周被无序相流动的脂质分子包围，犹如在脂质海洋中漂浮的小筏。

由于鞘磷脂具有较长的饱和脂肪酸链，分子间的作用力较强，而胆固醇的存在使得脂筏微区结构致密，流动性较差，所以脂筏可以作为一个结构整体在脂质中漂浮，就像一个蛋白质停泊的平台，与膜的信号转导、膜的内吞和外排、蛋白质分选均有密切的关系。

（三）细胞膜的理化特性

细胞膜具有两个明显的特征：膜的流动性和不对称性。

1. 膜的流动性 质膜的流动性包括膜脂和膜蛋白的分子运动。

（1）膜脂的运动：在相变温度以上，膜脂分子的运动有 6 种。

1）侧向扩散：相邻的膜脂分子在同一平面上交换位置，这是膜脂分子的主要运动方式。

2）旋转运动：膜脂分子围绕与膜平面垂直的纵轴进行快速旋转。

3）摆动运动：膜脂分子围绕与膜平面垂直的纵轴进行左右摆动。

4）伸缩振荡：脂肪酸链沿着与膜平面垂直的纵轴进行伸缩振荡运动。

5）翻转运动：膜脂分子在翻转酶的催化下从脂双层的一层翻转到另一层，较少发生，但对维持膜的不对称性很重要。

6）旋转异构：脂肪酸链围绕 C—C 键旋转，导致异构化运动。

（2）膜蛋白的运动：膜蛋白的运动方式主要为侧向扩散和旋转运动。

1）侧向扩散：膜蛋白在膜脂二维流体中进行的侧向位移。1970 年，由弗莱（Frye）和伊迪丁（Edidin）通过人鼠细胞融合实验和间接免疫荧光证实。

2）旋转运动：指膜蛋白围绕与膜垂直的轴进行旋转运动。

（3）影响膜流动性的因素

1）脂肪酸链的饱和度：脂肪酸链所含双键越多，不饱和程度越高，膜流动性越大。

2）脂肪酸链的长度：脂肪酸链越短，相变温度越低，膜流动性越大。

3）胆固醇：双向调节作用，相变温度以上，胆固醇含量增加，膜的流动性减弱，稳定质膜。相变温度以下，胆固醇含量增加，防止脂肪酸链相互凝聚，膜的流动性增加。

4）卵磷脂/鞘磷脂：鞘磷脂的脂肪酸链不饱和程度低于卵磷脂的，卵磷脂/鞘磷脂比例越高，膜流动性越大。

5）膜蛋白的影响：脂双层中嵌入的蛋白质越多，膜脂流动性越小。

6）其他因素：温度、酸碱度、离子强度等。

2. 膜的不对称性　质膜的内外两层的组分和数量有明显的差异，称为膜的不对称性。膜脂、膜蛋白和膜糖在膜上均呈不对称分布，决定了膜功能的方向性，即膜内外两侧的流动性不同，使物质运输有一定方向，信号的接收和传递也有一定方向等。

（1）膜脂的不对称性：膜脂分子在脂双层中呈不均匀分布，质膜的内外两侧分布的磷脂的含量比例也不同。如在人的红细胞膜中，磷脂酰胆碱（PC）和鞘磷脂（SM）多分布于脂双层的外层，而磷脂酰丝氨酸（PS）、磷脂酰乙醇胺（PE）和磷脂酰肌醇（PI）则主要分布于内层，外层胆固醇含量稍多于内层。

（2）膜蛋白的不对称性：每种膜蛋白分子在细胞膜上都具有明确的方向性和分布的区域性，其分布是不对称的。周边蛋白主要附着于膜的胞质面，而整合蛋白虽贯穿膜，但其两端的氨基酸种类和数量也不同。膜蛋白的不对称性决定了膜功能的方向性。

（3）膜糖的不对称性：无论在任何情况下，糖脂和糖蛋白的寡糖链都只分布于细胞膜的外表面。

（四）细胞表面

1. 细胞外被　又称糖萼糖（glycocalyx），是指在大多数真核细胞膜的表面，糖蛋白和糖脂上的寡糖链伸展交织于膜表面所构成的覆盖性衣被。其作用主要为：

（1）保护、润滑作用，防止细胞机械性损伤、保护细胞免受消化酶的作用和细菌的侵袭。

（2）在细胞识别、细胞通信、细胞内外物质转运等方面起重要作用。

（3）决定血型，ABO 血型抗原即为糖脂。

（4）抑制增殖，正常细胞表现的接触抑制现象，是因为细胞表面的寡糖链相互接触从而封闭细胞表面的物质和信息传递。

2. 细胞表面特化结构　机体某些组织的细胞质膜常与一些膜下结构（细胞骨架）相联系，形成具有某种特殊形态及特定功能的特化结构，如微绒毛、内褶、纤毛及鞭毛、伪足等。

（五）细胞连接

相邻细胞之间、细胞与细胞外基质之间在质膜接触区域特化形成的连接结构称为细胞连接（cell junction）根据结构和功能特点可将。细胞连接分为三大类：紧密连接（tight junction）、锚定连接（anchoring junction）和通信连接（communicating junction）。

1. 封闭连接　又称紧密连接，广泛分布于各种上皮细胞、内皮细胞靠近腔面的一端。紧密连接区域是一种“焊接线”样的带状网络，焊接线又称嵴线，两个相邻细胞膜上的嵴线由特殊的跨膜蛋白（闭合蛋白和封闭蛋白）排列形成蛋白质颗粒条索，将细胞间隙封闭起来，防止液体流通。主要功能如下：

（1）封闭上皮细胞的间隙，形成一道与外界隔离的封闭带，防止细胞外物质无选择地通过细胞间隙进入组织，或组织中的物质回流入腔中，保证组织内环境的稳定。

（2）形成上皮细胞质膜蛋白与膜脂分子侧向扩散的屏障，从而维持上皮细胞的极性。

2. 锚定连接 存在于相互接触的细胞之间或细胞与细胞外基质之间，其主要作用是形成能够抵抗机械张力的牢固黏合。

（1）黏着带和黏着斑：与肌动蛋白纤维相连的锚定连接。

1）黏着带：细胞与细胞之间靠钙黏蛋白同肌动蛋白相互作用的黏合连接称为黏着带，主要存在于上皮细胞。

2）黏着斑：细胞借助肌动蛋白与细胞外基质间的黏合连接称为黏着斑，主要存在于间质细胞上。

（2）桥粒连接：与中间纤维相连的锚定连接。

1）桥粒：是细胞内中间纤维的锚定位点，将两个相邻细胞铆接在一起，主要存在于上皮细胞，构成桥粒的穿膜黏附蛋白为Ca^{2+}依赖的钙黏着蛋白。

2）半桥粒：上皮细胞与基膜形成的黏着连接结构称为半桥粒，半桥粒的穿膜黏附蛋白为整联蛋白。

3. 通信连接 大多数组织相邻细胞膜上存在特殊的连接通道，以实现细胞间电信号和化学信号的通信联系，从而完成群体细胞间的合作和协调，这种连接形式称为通信连接。

（1）间隙连接（gap junction）：在连接处相邻细胞膜之间有2～4nm的缝隙，因而又称为缝隙连接。间隙连接的基本结构单位是连接子，相邻质膜上的两个连接子相对接而连在一起，通过中央孔道使相邻细胞质联通。其功能如下：①参与细胞通信；②参与神经冲动传导；③参与发育过程。

（2）化学突触：主要存在于神经细胞间和神经细胞与肌细胞的接触部位，其作用是通过释放神经递质来传导兴奋，由突触前膜、突触后膜和突触间隙三部分组成。

（六）细胞外基质

细胞外基质（extracellular matrix，ECM）是由细胞分泌到细胞外空间，由细胞分泌蛋白和多糖构成的精密有序的网络结构。

1. 氨基聚糖与蛋白聚糖

（1）氨基聚糖（glycosaminoglycan，GAG）是由重复的二糖单位构成的无分支直链多糖，其二糖单位通常由氨基己糖（*N*-乙酰氨基葡糖，*N*-乙酰氨基半乳糖）和糖醛酸组成，但硫酸角质素中糖醛酸由半乳糖代替。根据糖残基的性质、连接方式、硫酸基团数量及存在的部位可将氨基聚糖分为：透明质酸、硫酸软骨素、硫酸皮肤素、硫酸乙酰肝素、肝素、硫酸角质素。

透明质酸（hyaluronic acid，HA）是唯一不发生硫酸化的氨基聚糖，由5000～10000个二糖重复单位排列构成。由于透明质酸分子表面有大量带负电荷的亲水基团，可结合大量水分子，因而即使浓度很低也能形成黏稠的胶体。透明质酸在早期胚胎中含量丰富，对细胞增殖和迁移均有一定的作用。

（2）蛋白聚糖：由氨基聚糖与核心蛋白共价连接形成。核心蛋白是单链多肽，一条核心蛋白分子上可以连接1～100条以上相同或者不同的氨基聚糖，形成蛋白聚糖单体。若干个蛋白聚糖单体通过连接蛋白以非共价键与透明质酸结合形成蛋白聚糖多聚体。

（3）氨基聚糖与蛋白聚糖的功能：①使组织具有弹性和抗压性；②对物质转运具有选择渗

透性；③角膜中蛋白聚糖具有透光性；④氨基聚糖具有抗凝血作用；⑤细胞表面的蛋白聚糖有传递信息作用；⑥氨基聚糖与蛋白聚糖与组织老化有关。

2. 胶原与弹性蛋白

（1）胶原：为不溶性纤维蛋白，是动物体内含量最丰富的蛋白质，约占人体蛋白质总量的30%以上。它遍布于体内各种器官和组织，是细胞外基质的框架结构。胶原可由成纤维细胞、软骨细胞、成骨细胞及某些上皮细胞合成并分泌到细胞外。

1）胶原的分子结构：胶原分子为三股螺旋结构，由 3 条 α 多肽链盘绕而成。多肽链中甘氨酸含量占 1/3，同时富含脯氨酸和赖氨酸。肽链中的氨基酸组成规律的三肽重复顺序 Gly-X-Y，其中 X 常为脯氨酸，Y 常为羟脯氨酸。

2）胶原的功能：构成细胞外基质的骨架；与细胞的增殖和分化有关；哺乳动物在发育的不同阶段表达不同类型的胶原。

3）胶原与疾病：由于胶原的含量、结构、类型或代谢异常而导致的疾病称为胶原病。如维生素 C 缺乏导致胶原的羟化反应不能充分进行，不能形成正常的胶原纤维，结果非羟化的前 α 链在细胞内被降解，因而导致血管、肌腱、皮肤变脆，易出血，称为坏血病。

（2）弹性蛋白：高度疏水的非糖基化纤维蛋白，是构成细胞外基质中弹性纤维的主要成分。皮肤、大动脉血管和肺等组织器官在执行生理功能的过程中，既需要韧性也需要弹性，而由弹性蛋白形成的弹性纤维网络就赋予组织这种特性。

3. 纤连蛋白和层粘连蛋白　属于非胶原糖蛋白。这类蛋白质分子的共同特点是既可以与细胞结合，又可以与细胞外基质中其他大分子结合，从而使细胞与细胞外基质联系起来。

（1）纤连蛋白：广泛存在于人和动物组织中，分为可溶和不可溶两种，前者存在于血浆和体液中，后者存在于细胞外基质及细胞表面。纤连蛋白可介导细胞与细胞、细胞与胞外基质之间的相互黏着，与细胞的迁移、增殖及分化相关。

（2）层粘连蛋白：在胚胎发育中出现最早的细胞外基质成分，也是基膜的主要成分。可直接或间接控制细胞的黏附、迁移、分化、增殖、凋亡及基因表达等生理活动。

4. 基膜　是细胞外基质特化而成的一种柔软、坚韧的网膜结构。基膜位于上皮细胞和内皮细胞的基底部，或包绕在肌细胞、脂肪细胞、血管内皮细胞及神经鞘细胞周围，将细胞与结缔组织隔离。基膜主要由 4 种成分组成：Ⅳ型胶原、层粘连蛋白、内联蛋白和渗滤素。

二、自　测　题

（一）选择题

单项选择题

1. 生物膜是指

A. 单位膜

B. 蛋白质和脂质二维排列构成的液晶态膜

C. 包围在细胞外面的一层薄膜

D. 细胞内各种膜的总称

E. 细胞膜及内膜系统的总称

2. 生物膜的主要化学成分是

A. 蛋白质和核酸　　B. 蛋白质和糖类

C. 蛋白质和脂肪　　D. 蛋白质、脂类和糖类

E. 糖类和脂类

3. 生物膜的主要作用是

A. 使细胞区域化　　B. 合成蛋白质

C. 提供能量　　D. 运输物质

E. 合成脂类

4. 生物膜的流动性主要取决于

A. 整合蛋白　　B. 膜糖

C. 周边蛋白　　D. 脂类

E. 金属离子

5. 细胞膜中含量最多的脂质是
A. 神经节苷脂　　B. 糖脂
C. 磷脂　　D. 胆固醇
E. 以上都不是

6. 电子显微镜下的单位膜为
A. 一层深色带
B. 一层浅色带
C. 一层深色带和一层浅色带
D. 二层深色带和中间一层浅色带
E. 二层浅色带和中间一层深色带

7. ABO 血型抗原的化学成分是
A. 糖蛋白　　B. 蛋白质
C. 胆固醇　　D. 磷脂　　E. 糖脂

8. 膜结构功能的特殊性主要取决于膜中的
A. 脂类　　B. 蛋白质　　C. 糖类
D. 脂类与蛋白质的关系
E. 脂类和蛋白质的比例

9. 细胞识别的主要部位在
A. 细胞外被　　B. 细胞质
C. 细胞核　　D. 细胞器
E. 细胞膜的特化结构

10. 正常细胞与癌细胞最显著的差异是
A. 细胞透过性　　B. 细胞凝聚性
C. 有无接触抑制　　D. 细胞的转运能力
E. 脂膜出现特化结构

11. 目前得到广泛接受和支持的细胞膜分子结构模型是
A. 单位膜模型　　B. “三夹板”模型
C. 流动镶嵌模型　　D. 晶格镶嵌模型
E. 片层结构模型

12. 关于细胞膜上糖类的描述不正确的是
A. 质膜中糖类的含量占质膜重量的 2%～10%
B. 主要以糖蛋白和糖脂的形式存在
C. 糖蛋白和糖脂上的低聚糖侧链从生物膜的胞质面伸出
D. 糖蛋白中的糖类部分对蛋白质膜的性质影响很大
E. 与细胞免疫、细胞识别及细胞癌变有密切关系

13. 膜脂分子最主要的运动方式是
A. 侧向扩散　　B. 弯曲运动
C. 伸缩振荡运动　　D. 旋转运动
E. 翻转运动

14. 下列哪项不是生物膜的主要化学成分
A. 脂类　　B. 蛋白质
C. 糖类　　D. 无机盐
E. 核酸

15. 细胞膜中脂锚定蛋白与膜脂类相结合的化学键是
A. 氢键　　B. 共价键
C. 非共价键　　D. 疏水键
E. 磷酸二酯键

16. 膜脂的翻转运动主要发生在
A. 细胞膜　　B. 内质网膜
C. 高尔基复合体膜　　D. 溶酶体膜
E. 线粒体膜

17. 构成细胞膜的甘油磷脂不包含下列哪项
A. 卵磷脂　　B. 鞘磷脂
C. 磷脂酰乙醇胺　　D. 磷脂酰丝氨酸
E. 磷脂酰肌醇

18. 下列关于外在膜蛋白的描述不正确的是
A. 占膜蛋白的 20%～30%
B. 主要在内表面或外表面，为水溶性
C. 结合力较强不易于分离
D. 通过离子键、氢键与脂质分子结合
E. 改变离子浓度可将其分离

19. 下列关于内在膜蛋白的描述不正确的是
A. 占膜蛋白的 70%～80%
B. 为双亲性分子
C. 结合力较强不易于分离
D. 可不同程度嵌入脂双层分子中
E. 改变离子浓度可将其分离

20. 流动镶嵌模型被广泛接受的原因是
A. 阐述了细胞膜的三夹板式结构
B. 说明了蛋白质附着于磷脂双层的表面
C. 强调了细胞膜的流动性和不对称性
D. 强调了膜上的脂筏与膜的信号转导、蛋白质分选有密切的关系
E. 说明了具有流动性的细胞膜能够保持膜的相对完整性的机制

21. 膜受体的化学本质是
A. 糖蛋白　B. 脂类　C. 糖脂
D. 核酸　E. 氨基酸

22. 下列哪项不属于两亲性分子
A. 胆固醇　B. 卵磷脂　C. 糖脂
D. 甘油三酯　E. 鞘磷脂

23. 膜脂的运动中少见的类型是
A. 旋转异构运动　B. 旋转运动
C. 侧向运动　D. 振荡与伸缩运动
E. 翻转运动

24. 对于生物膜不对称性的描述不正确的是
A. 膜脂的种类和数目不对称
B. 膜蛋白的种类和数目不对称
C. 膜外在蛋白质在膜两侧的排列不对称
D. 膜糖的种类和数目不对称
E. 膜糖只存在于细胞膜的胞质侧

25. 下列哪项不属于细胞表面的特化结构
A. 鞭毛　B. 纤毛
C. 表面蛋白　D. 皱褶
E. 微绒毛

26. 下列哪项不属于生物膜上的蛋白
A. 镶嵌蛋白　B. 脂锚定蛋白
C. 微管蛋白　D. 内在蛋白
E. 表面蛋白

27. 在生理条件下，胆固醇对膜脂的流动性的影响在于
A. 增加膜的通透性　B. 增加膜的稳定性
C. 增加膜的流动性　D. 降低膜的通透性
E. 以上都不是

28. 影响细胞膜流动的主要因素不包括
A. 脂肪酸的饱和程度　B. 胆固醇
C. 卵磷脂　D. 离子强度
E. 膜蛋白

29. 膜蛋白不具有的功能是
A. 参与物质运输
B. 连接细胞和细胞外基质
C. 作为酶催化细胞的某些化学反应
D. 作为受体接收信号，并传递至胞内
E. 作为细胞骨架，起支撑作用

30. 在细胞膜中，膜外在蛋白质与脂类的结合主要是通过
A. 共价键　B. 磷酸二酯键
C. 非共价键　D. 氢键　E. 疏水键

31. 能起到封闭细胞间隙的细胞连接方式是
A. 桥粒连接　B. 间隙连接
C. 紧密连接　D. 中间连接　E. 黏着斑

32. 下列细胞连接中，不属于锚定连接的是
A. 桥粒　B. 半桥粒　C. 紧密连接
D. 黏着带　E. 黏着斑

33. 黏着带主要通过哪种蛋白同肌动蛋白相互作用，使相邻细胞黏合
A. 网格蛋白　B. 连环蛋白
C. 整联蛋白　D. 糖蛋白
E. 钙黏着蛋白

34. 组成间隙连接的主要蛋白是
A. 网格蛋白　B. 连接子蛋白
C. 肌动蛋白　D. 糖蛋白
E. 钙黏着蛋白

35. 具有细胞间通信功能的连接是
A. 桥粒连接　B. 间隙连接
C. 紧密连接　D. 中间连接　E. 黏着斑

36. 细胞与细胞之间的中间纤维通过（　）连接，将整个组织的细胞连成一个整体
A. 黏着带　B. 黏着斑　C. 半桥粒
D. 桥粒　E. 间隙连接

37. 体外培养的成纤维细胞通过（　）附着在培养瓶上
A. 黏着带　B. 黏着斑　C. 桥粒
D. 半桥粒　E. 缝隙连接

38. 有肌动蛋白参与的细胞连接是
A. 黏着带　B. 桥粒　C. 紧密连接
D. 间隙连接　E. 半桥粒

39. 从上皮细胞的顶端到底部，各种细胞表面连接出现的顺序是
A. 紧密连接→桥粒→半桥粒→黏着带
B. 桥粒→半桥粒→黏着→紧密连接
C. 黏着带→紧密连接→半桥粒→桥粒
D. 紧密连接→黏着带→半桥粒→桥粒
E. 紧密连接→黏着带→桥粒→半桥粒

40. 紧密连接存在于

A. 结缔组织　B. 血液细胞间
C. 肌肉细胞间　D. 上皮细胞间
E. 神经细胞间

41. 桥粒是一种坚韧牢固的细胞间连接结构，其细胞黏附分子属于
A. 钙黏着蛋白　B. 整联蛋白
C. 选择素　D. 层粘连蛋白
E. 选择素

42. 下列结构中，无法为细胞提供机械张力的牢固黏合作用的是
A. 间隙连接　B. 桥粒　C. 半桥粒
D. 黏着斑　E. 黏着带

43. 睾丸支持细胞间构成血睾屏障，保护组织免受异物侵害的细胞连接方式是
A. 间隙连接　B. 锚定连接
C. 紧密连接　D. 黏着斑　E. 黏着带

44. 天疱疮患者血清中有抗表皮角质细胞穿膜钙黏着蛋白的抗体，该抗体可以破坏细间的连接结构，从而使组织液通过细胞间隙进入表皮，引起皮肤水疱病，被破坏的连接结构是
A. 间隙连接　B. 桥粒　C. 紧密连接
D. 黏着斑　E. 黏着带

45. 上皮细胞基底面与基膜的相接处存在的细胞连接方式为
A. 间隙连接　B. 桥粒　C. 半桥粒
D. 黏着斑　E. 黏着带

46. 与氨基聚糖组成无关的成分是
A. *N*-乙酰葡萄糖　B. *N*-乙酰半乳糖胺
C. 葡萄糖醛酸　D. *N*-乙酰葡萄糖胺
E. 艾杜糖醛酸

47. 蛋白聚糖能够吸水膨胀而形成凝胶样结构的原因是
A. 蛋白质带有正电荷
B. 糖基带有负电荷
C. 糖链短
D. 糖链组成的多样性
E. 蛋白质与糖链紧密结合

48. 胶原分子中构成 α 螺旋肽链的三肽重复序列是
A. 甘氨酸-脯氨酸-羟脯氨酸
B. 甘氨酸-赖氨酸-脯氨酸
C. 甘氨酸-甲硫氨酸-脯氨酸
D. 色氨酸-甲硫氨酸-精氨酸
E. 精氨酸-甘氨酸-天冬氨酸

49. 胶原在细胞外基质中的主要存在形式是
A. α 螺旋肽链　B. 前胶原分子
C. 胶原分子　D. 胶原纤维
E. 前体链

50. 成骨发育不全综合征是由于哪类细胞外基质成分的装配异常造成的？
A. 胶原　B. 蛋白聚糖
C. 弹性蛋白　D. 纤连蛋白
E. 层粘连蛋白

51. 纤连蛋白分子中的二聚体通过何种方式相互交联？
A. 疏水键　B. 离子键
C. 二硫键　D. 氢键　E. 肽键

52. 胚胎发育早期基膜中主要的细胞外基质成分是
A. 层粘连蛋白　B. 胶原蛋白
C. 氨基聚糖　D. 蛋白聚糖
E. 纤连蛋白

53. 能够介导细胞与基质间形成黏着斑的细胞外基质成分是
A. 层粘连蛋白　B. 血浆纤连蛋白
C. 寡聚纤连蛋白　D. 基质纤连蛋白
E. 弹性纤维

54. 构成各种上皮细胞基膜的胶原是
A. Ⅰ型胶原　B. Ⅱ型胶原
C. Ⅲ型胶原　D. Ⅳ型胶原
E. Ⅴ型胶原

55. 胶原羟化受阻可导致
A. 成骨发育不全征　B. 马方综合征
C. 类风湿性关节炎　D. 坏血病
E. 爱-唐综合征

56. 下列哪种成分不是细胞外基质的组成成分
A. 胶原　B. 蛋白聚糖
C. 弹性蛋白　D. 纤连蛋白
E. 角蛋白

57. 为防止结构的过度伸展而使组织撕裂，弹性

纤维通常与下列哪种细胞外基质成分结合

A. 纤连蛋白　B. 胶原
C. 层粘连蛋白　D. 蛋白聚糖
E. 氨基聚糖

58. 下列氨基聚糖中不发生硫酸化的是

A. 肝素　B. 硫酸软骨素
C. 硫酸皮肤素　D. 透明质酸
E. 硫酸角质素

59. 维生素 C 缺乏导致胶原的羟化反应不能充分进行，不能形成正常的胶原纤维，从而造成

A. 黏多糖贮积症　B. 坏血症
C. 成骨发育不全综合征　D. 爱-唐综合征
E. 心肌炎

60. 胶原分子装配成胶原纤维的过程发生于

A. 细胞质　B. 内质网膜
C. 高尔基复合体　D. 细胞外基质
E. 内质网腔

61. 分子结构中不含糖的细胞外基质成分是

A. 胶原　B. 蛋白聚糖
C. 层粘连蛋白　D. 透明质酸
E. 弹性蛋白

62. 使组织具有抗压性的细胞外基质成分是

A. 胶原　B. 蛋白聚糖
C. 弹性蛋白　D. 纤连蛋白
E. 层粘连蛋白

多项选择题

63. 细胞外被的功能是

A. 连接和支持作用
B. 作为保护层
C. 参与物质交换
D. 与细胞识别、细胞通信有关
E. 决定血型

64. 在人的红细胞膜中，下列脂类主要分布于脂双层的内层的是

A. 磷脂酰乙醇胺　B. 磷脂酰丝氨酸
C. 磷脂酰胆碱　D. 胆固醇
E. 鞘磷脂

65. 以下哪些是细胞膜表面寡聚糖的主要成分

A. 半乳糖　B. 甘露糖
C. 岩藻糖　D. 唾液酸
E. 葡萄糖

66. 广义的细胞表面结构包括

A. 细胞膜　B. 细胞外被
C. 膜下溶胶层　D. 细胞连接
E. 细胞表面的特化结构

67. 下列可以增加细胞膜流动性的是

A. 脂肪酸链的长度增加
B. 脂肪酸链的不饱和程度增加
C. 卵磷脂与鞘磷脂的比例增加
D. 相变温度以上胆固醇含量降低
E. 相变温度以下胆固醇含量降低

68. 细胞的连接方式有

A. 紧密连接　B. 间隙连接
C. 通信连接　D. 桥粒连接
E. 锚定连接

69. 生物膜的不对称性主要表现在

A. 膜脂的种类不对称
B. 膜脂的数量不对称
C. 膜糖类排列不对称
D. 膜外在蛋白质排列不对称
E. 膜内在蛋白质排列不对称

70. 影响膜脂流动性的因素有

A. 脂肪酸链的饱和程度
B. 脂肪酸链的长度
C. 胆固醇的含量
D. 卵磷脂和鞘磷脂的比例
E. 温度

71. 细胞癌变时，细胞膜出现的变化有

A. 细胞外被糖链短缺不全
B. 细胞间紧密连接丧失或解体
C. 腺苷酸环化酶活性下降
D. 细胞膜出现新抗原和受体
E. 细胞出现有氧酵解

72. 下列哪些属于通信连接

A. 间隙连接　B. 化学突触
C. 锚定连接　D. 中间连接
E. 紧密连接

73. 以下生命活动中，哪些是依赖间隙连接完成的

A. 神经元间的电突触处冲动传导
B. 细胞吞噬　C. 心肌收缩

D. 细胞分裂　　E. 小肠平滑肌蠕动

74. 影响间隙连接通道开闭的因素有

A. 膜电位　　B. pH

C. Ca^{2+} 浓度　　D. 温度

E. 连接蛋白变构

75. 下列哪些属于细胞外基质成分

A. 微管　　B. 微丝

C. 纤连蛋白　　D. 氨基聚糖

E. 弹性蛋白

76. 紧密连接主要存在于

A. 小肠上皮细胞　　B. 血管内皮细胞

C. 睾丸支持细胞　　D. 神经细胞

E. 脑毛细血管内皮细胞

77. 下列结构中，穿膜黏着蛋白为整联蛋白的是

A. 黏着带　　B. 黏着斑

C. 桥粒　　D. 半桥粒

E. 紧密连接

78. 下列有关层粘连蛋白的叙述正确的是

A. 由三条多肽链组成

B. 属于糖蛋白

C. 属于Ⅳ型胶原基质成分

D. 含有能与细胞表面受体结合的 RGD 模序

E. 主要存在于基膜层

79. 下列结构中，穿膜黏着蛋白为钙黏着蛋白的是

A. 黏着带　　B. 黏着斑　　C. 桥粒

D. 半桥粒　　E. 紧密连接

80. 下列关于弹性蛋白描述正确的是

A. 是细胞外基质中非糖基化的纤维状蛋白

B. 富含脯氨酸和甘氨酸

C. 是高度疏水的

D. 呈网络状

E. 使细胞和细胞外基质互相黏着

81. 下列属于糖蛋白的有

A. 透明质酸　　B. 凝血酶原　　C. 胶原蛋白

D. 纤连蛋白　　E. 层粘连蛋白

82. 下列关于氨基聚糖叙述正确的是

A. 包括透明质酸、肝素、硫酸软骨素

B. 由二糖单位重复连接而成

C. 与核心蛋白共价结合

D. 含有糖醛酸

E. 可分支

（二）名词解释

1. 生物膜　**2.** 相变温度　**3.** 细胞外被

4. 细胞表面　**5.** 膜内在蛋白质　**6.** 膜外在蛋白质

7. 流动镶嵌模型　**8.** 脂筏　**9.** 细胞连接

10. 半桥粒　**11.** 锚定连接　**12.** 化学突触

13. 细胞外基质　**14.** 氨基聚糖　**15.** 透明质酸

16. 蛋白聚糖　**17.** 层粘连蛋白　**18.** 胶原

19. 纤连蛋白　**20.** 基膜

（三）简答题

1. 细胞膜的作用是什么？

2. 膜蛋白的种类及功能有哪些？

3. 细胞连接分为哪几种类型？

4. 桥粒和中间连接处的细胞黏附分子属于哪一种类型？各连接哪一类细胞骨架？

5. 简述氨基聚糖的种类和功能。

（四）论述题

1. 细胞膜的特性是什么？

2. 举例说明细胞粘连是普遍的细胞生命现象之一。

3. 细胞外基质的成分有哪些？分别有什么功能？

三、参考答案

（一）选择题

单项选择题

1. E　**2.** D　**3.** A　**4.** D　**5.** C　**6.** D　**7.** E　**8.** B

9. A　**10.** C　**11.** C　**12.** C　**13.** A　**14.** E

15. B　**16.** B　**17.** B　**18.** C　**19.** E　**20.** C

21. A　**22.** D　**23.** E　**24.** E　**25.** C　**26.** C

27. B　**28.** D　**29.** E　**30.** C　**31.** C　**32.** C

33. E　**34.** B　**35.** B　**36.** D　**37.** D　**38.** A

39. E　**40.** D　**41.** A　**42.** A　**43.** C　**44.** B

45. C　**46.** A　**47.** B　**48.** A　**49.** D　**50.** A

51. C　**52.** A　**53.** D　**54.** D　**55.** D　**56.** E

57. B　**58.** D　**59.** B　**60.** E　**61.** E　**62.** B

多项选择题

63. ABCDE　**64.** AB　**65.** ABCDE
66. ABCDE　**67.** BCD　**68.** ABCDE
69. ABCDE　**70.** ABCDE　**71.** ABCDE
72. AB　**73.** ACE　**74.** ABCE　**75.** CDE
76. ABCE　**77.** BD　**78.** ABDE
79. AC　**80.** ABCD　**81.** BCDE　**82.** ABD

（二）名词解释

1. 生物膜：细胞中所有膜相结构（质膜和细胞内膜）统称为生物膜。

2. 相变温度：在生理条件下膜脂双层多呈液晶态，既具有晶体分子排列的有序性，又具有液体分子的流动性。当温度达到某一点（<25℃）时，可以从液晶态转为晶态，也可以从晶态转变为液晶态，引起晶态和液晶态相互转换的临界温度称为相变温度。

3. 细胞外被：又称为糖萼（glycocalyx），是指细胞膜糖蛋白和糖脂的寡糖链伸展交织于细胞膜外表面所构成的覆盖性衣被。

4. 细胞表面：指以质膜为核心，由质膜、质膜外侧的细胞外被和质膜下缘富含微管、微丝的胞质溶胶层及细胞特化结构所组成的结构。

5. 膜内在蛋白质：也称跨膜蛋白，是指蛋白质全部或部分插入细胞膜内，以疏水氨基酸直接与脂双层的疏水区域相互作用，结合能力较强的膜蛋白。

6. 膜外在蛋白质：分布于膜的内外表面常以离子键、氢键与脂子分子或膜表面的蛋白质分子相结合。

7. 流动镶嵌模型：脂双层构成生物膜的连续主体，呈流动的液态，蛋白质分子以各种形式与脂双层结合，膜是一种流动的，不对称的结构。

8. 脂筏：细胞膜的脂双层内局部较厚，含有由特殊脂质和蛋白质组成的微区，由于微区富含胆固醇和鞘磷脂，故流动性较差，特定类型的蛋白聚集在脂筏内参与信号转导、物质运输、胆固醇的代谢运输等。

9. 细胞连接：相邻细胞之间或细胞与细胞外基质之间在质膜接触区域特化形成的连接结构，以加强细胞间的机械联系及维持组织结构的完整性、协调性。

10. 半桥粒：半桥粒是细胞膜上的跨膜糖蛋白的细胞外结构域与细胞外基质相连，胞质面通过细胞质斑与中间纤维相连，形态上类似半个桥粒。

11. 锚定连接：通过质膜内侧的细胞骨架成分与相邻细胞骨架成分进行连接，其作用是形成抵抗机械张力的牢固黏合，是动物各组织中广泛存在的一种细胞连接方式。

12. 化学突触：神经元间或神经元与效应细胞间通过神经递质的释放，传导神经冲动的通信连接方式。

13. 细胞外基质：细胞分泌到细胞外空间的分泌蛋白质和多糖类物质构成的排列有序的网状结构。

14. 氨基聚糖：是高分子的含糖化合物，由氨基己糖和糖醛酸二糖单位重复排列构成的直链多糖，是蛋白聚糖侧链的组分，参与形成细胞外亲水性凝胶，赋予组织良好的弹性和抗压性。

15. 透明质酸：是结构最简单的氨基聚糖，由未硫化的葡糖醛酸和 *N*-乙酰氨基葡糖胺二糖单位重复排列构成，在胚胎发育早期和组织创伤修复时起到促进细胞迁移和增殖的作用。

16. 蛋白聚糖：是氨基聚糖（除透明质酸外）与核心蛋白共价结合形成的多糖和蛋白质大分子复合物，参与形成细胞外的亲水性凝胶，赋予组织良好的弹性和抗压性。

17. 层粘连蛋白：是由一条重链和两条轻链借二硫键交联形成的异三聚体，是构成基膜的主要成分之一。是胚胎发育过程中出现最早的细胞外基质成分，在胚胎发育及组织分化中发挥重要作用。

18. 胶原：遍布于体内各种器官和组织，占人体蛋白质总量的30%不溶性纤维蛋白，构成细胞外基质的框架结构，使组织富有韧性和抗拉性。

19. 纤连蛋白：广泛存在于人和动物组织中的一类高分子量非胶原蛋白，分为可溶性和不可溶性两种类型，介导细胞与细胞外基质的黏着，参与细胞的迁移。

20. 基膜：是细胞外基质特化而成的薄层网络状结构，位于上皮组织和结缔组织之间，其成分主要为：层粘连蛋白、基膜蛋白聚糖、巢蛋白和Ⅳ

型胶原等，具有支持、保护性屏障、促进创伤愈合和组织再生、调节细胞迁移等作用。

（三）简答题

1. 细胞膜的作用：①限定细胞的范围，支持和维持细胞的形状；②具有高度的选择透过性，与外界环境进行物质交换；③是接收外界信号的传感器，使细胞对外界环境的变化产生适当的反应；④与细胞新陈代谢、生长繁殖、分化及癌变等重要生命活动密切相关。

2. 膜蛋白的种类及功能

（1）膜蛋白的种类：整合蛋白、周边蛋白、脂锚定蛋白。

（2）膜蛋白的功能：膜蛋白是膜功能的主要执行者，其功能主要为参与物质运输、接受和传导细胞内外各种化学信号、催化功能，细胞连接等。

3. 根据连接的结构形式及功能特点，通常将细胞连接分为紧密连接、锚定连接和通信连接。

4. 桥粒和中间连接处的细胞黏附分子均属于钙黏着蛋白。桥粒与细胞内的中间纤维连接，中间连接与细胞内的肌动蛋白纤维连接。

5. 氨基聚糖的种类：透明质酸、硫酸软骨素、硫酸皮肤素、硫酸乙酰肝素、肝素、硫酸角质素。功能：①维持组织的正常形态，抵抗局部压力，促进物质交换，阻止细菌通过；②参与生物活性物质的储存和释放；③调节细胞生长和分化；④参与细胞间信息通信和细胞与细胞的识别。

（四）论述题

1. 细胞膜具有两个明显的特征：膜的流动性和不对称性。

（1）细胞膜的流动性

1）膜脂的流动性：在相变温度以上时，膜脂处于流动性。

A. 膜脂运动方式为：旋转运动、摆动运动、侧向扩散、翻转运动、伸缩振荡、旋转异构等。

B. 影响膜脂流动性的因素：①脂肪酸链的饱和度：脂肪酸链所含双键越多，不饱和程度越高，膜流动性越大。②脂肪酸链的长度：脂肪酸链越短，相变温度越低，膜流动性越大。③胆固醇：双向调节作用，相变温度以上，胆固醇含量增加，膜的流动性减弱，稳定质膜。相变温度以下，胆固醇含量增加，防止脂肪酸链相互凝聚，膜的流动性增加。④卵磷脂/鞘磷脂：鞘磷脂的脂肪酸链不饱和程度低于卵磷脂，卵磷脂/鞘磷脂比例越大，膜流动性越大。

2）膜蛋白的流动性：蛋白质的流动性是由细胞膜脂的液晶态特性决定的。

A. 影响蛋白质流动性的因素：蛋白质分子的大小，是否与细胞骨架相连接等。

B. 蛋白质的运动方式：①旋转运动：膜蛋白围绕与膜平面垂直的轴进行旋转。②侧向扩散：膜蛋白在细胞膜平面上进行侧面移动。

（2）细胞膜的不对称性

1）膜脂分布的不称性：内外两层脂质成分有明显的不同，如人红细胞膜中磷脂酰胆碱和鞘磷脂多分布于膜的外层，而磷脂酰乙醇胺、磷脂酰丝氨酸多分布在膜的内层。

2）膜蛋白的不称性：膜蛋白在脂双层中的分布也是不对称的，虽然膜内在蛋白质贯穿膜全层，周边蛋白主要附着于膜的胞质面，而整合蛋白虽贯穿膜，但其两端的氨基酸种类和数量也不同。膜蛋白的不对称性决定了膜功能的方向性。

3）膜糖分布的不对称性：无论是质膜还是细胞器膜，其糖基均分布在细胞的非胞质面。

2. 细胞粘连是绝大多数细胞所共有的生物学特性，例如，某些单细胞的原核生物或较为简单的真核生物，在营养匮乏等状态下，通常会粘连聚集于一起，以孢子体的形式度过不良的环境而维持存活；对于高等生物来说，细胞粘连现象几乎伴随、贯穿于个体发生发育的全过程。如精卵细胞的结合；胚泡在子宫内膜的植入；胚胎发育过程中，同类细胞彼此间的相互粘连是各种组织结构形成的重要途径；在成体细胞中，细胞粘连不仅是维持机体整体组织结构特征的重要形式之一，而且也是多种组织结构基本功能状态的一种体现。有体外实验证明，同类型组织的细胞甚至会超越物种的差异而彼此相互粘连。例如，鼠的肝细胞不与其肾细胞粘连，但是却趋向于和鸡的肝细胞粘连。许多病理现象或病理过程，往往也会表现为细胞粘连的异常。

3. 细胞外基质（extracellular matrix，ECM）是由细胞分泌到细胞外空间，由细胞分泌蛋白和多糖构成的精密有序的网络结构。包括：氨基聚糖、蛋白聚糖、胶原、弹性蛋白、纤连蛋白和层粘连蛋白等。

（1）氨基聚糖与蛋白聚糖的功能：①使组织具有弹性和抗压性；②对物质转运具有选择渗透性；③角膜中蛋白聚糖具有透光性；④氨基聚糖具有抗凝血作用；⑤细胞表面的蛋白聚糖有传递信息作用；⑥氨基聚糖与蛋白聚糖与组织老化有关。

（2）胶原的功能：构成细胞外基质的骨架；与细胞的增殖和分化有关；哺乳动物在发育的不同阶段表达不同类型的胶原。

（3）弹性蛋白的功能：皮肤、大动脉血管和肺等组织器官在执行生理功能的过程中，既需要韧性也需要弹性，而由弹性蛋白形成的弹性纤维网络就赋予组织这种特性。

（4）纤连蛋白的功能：广泛存在于人和动物组织中，分为可溶和不可溶两种，前者存在于血浆和体液中，后者存在于细胞外基质及细胞表面。纤连蛋白可介导细胞与细胞、细胞与胞外基质之间的相互黏着，与细胞的迁移、增殖及分化相关。

（5）层粘连蛋白：在胚胎发育中出现最早的细胞外基质成分，也是基膜的主要成分。可直接或间接控制细胞的黏附、迁移、分化、增殖、凋亡及基因表达等生理活动。

（张春艳）

第四章　物质的跨膜运输

一、重点难点提要

（一）小分子物质和离子的跨膜转运

被动运输指物质由高浓度一侧向低浓度一侧转运，无须消耗代谢能（ATP）。根据物质运输过程中是否需要膜蛋白的参与，将其分为简单扩散、通道扩散、易化扩散等方式。

主动运输由载体蛋白介导、离子或小分子物质由低浓度一侧向高浓度一侧进行的跨膜转运，需要消耗代谢能。根据是否直接消耗能量，将主动运输分为：ATP 驱动泵和协同转运。

1. 简单扩散

（1）简单扩散指不需消耗代谢能，物质从高浓度一侧通过细胞膜向低浓度一侧运动的方式，如 O_2、CO_2、水、乙醚、甘油等。

（2）简单扩散的特点：①顺浓度梯度（或电化学梯度）扩散；②不需要消耗代谢能；③不需要膜蛋白的协助。

脂溶性越大，越容易透过质膜；水溶性越高，越不容易透过质膜；非极性分子比极性容易透过质膜，小分子物质比大分子物质容易透过质膜。

2. 通道扩散　某些物质不能直接通过细胞膜，但可借助通道蛋白，通道蛋白在膜上形成开放性孔道，介导水或带电荷的小分子物质自由通过，可分为离子通道扩散和水通道扩散。

（1）离子通道扩散

1）特点：①顺浓度梯度（或电化学梯度）转运，转运过程中通道蛋白不与溶质分子结合；②转运速率高，大约是载体蛋白转运速率的 1000 倍；③特异性强，对离子具有高度选择性；④开关受到“闸门”的控制，不持续开放。

2）类型：根据开启“闸门”信号分子的不同，门控通道分为以下三类。

电压门控离子通道：跨膜电位的变化控制通道蛋白的开启与关闭。如神经细胞离子通道的迅速开启导致动作电位的产生和传递，肌细胞中肌质膜 Ca^{2+}通道的迅速开启与关闭。

配体门控离子通道：细胞内外的某些小分子物质与通道蛋白结合，介导通道蛋白的开启与关闭。如神经元中乙酰胆碱与通道蛋白（乙酰胆碱受体）结合导致 K^+、Na^+等瞬间通过。

应力激活通道：通道蛋白感应应力，通过构象的变化控制离子通道的开启与关闭。如内耳听觉毛细胞感觉声波的振动。

（2）水通道扩散：水分子不带电荷但具有极性，可以以简单扩散形式缓慢穿过脂双层，但是对于某些组织来说（如肾小管的近曲小管对水的重吸收），水分子必须依靠质膜上由水孔蛋白形成的专一性转运水分子的通道以实现快速跨膜运输。

特点：①持续性开放；②转运速率高，一个水孔蛋白通道每秒可通过 3×10^9 个水分子；③质膜两侧的渗透压决定了水分子的移动方向。

3. 易化扩散　又称协助扩散，在特异性载体蛋白的介导下，一些带电荷或亲水性物质，顺电化学梯度的被动转运过程。

特点：①顺浓度梯度（或电化学梯度）扩散；②不消耗代谢能；③需要特异性载体蛋白的协助；④转运速率远远高于自由扩散；⑤存在最大转运速率；⑥具有饱和性。

4. ATP 驱动泵　将 ATP 水解生成 ADP 和无机磷，并利用释放的能量将小分子物质或离子进行跨膜转运。

特点：①ATP 直接供能；②逆浓度梯度（或电化学梯度）；③离子或小分子物质逆浓度梯度转运（耗能）与 ATP 水解相偶联；④具有专一性。根据泵蛋白的结构和功能特性，可将 ATP 驱动泵分为 4 类：P 型泵、V 型质子泵、F 型质子泵和 ABC 超家族。

（1）P 型泵：负责阳离子如 Na^+、K^+、H^+、Ca^{2+}的跨膜转运。P 型泵均有 2 个独立的 α 催化亚基，具有 ATP 结合位点，绝大多数还具有两个小的 β 调节亚基。在转运过程中可形成磷酸化的中间体。如 Na^+-K^+泵或 Ca^{2+}泵。

1）Na^+-K^+泵：又称 Na^+-K^+ ATPase，由 2 个 α 和 2 个 β 亚基组成，其中 α 亚基具有 ATP 酶活性，β 亚基不直接参与离子的跨膜转运，但是可协助在内质网新合成的 α 亚基折叠。

Na^+-K^+泵的转运机制：①细胞内 α 亚基与 Na^+结合，诱发 ATP 水解；②α 亚基上的一个天冬氨酸残基发生磷酸化，使 α 亚基构象改变，将 Na^+泵出细胞；③与此同时，细胞外 K^+与 α 亚基结合，促使 α 亚基去磷酸化，引起 α 亚基构象再度改变，将 K^+泵入细胞。

Na^+-K^+泵的生理功能：①维持细胞膜电位，每一个泵循环过程，细胞泵出 3 个 Na^+，泵入 2 个 K^+，使质膜两侧离子存在一定的浓度差；②维持渗透压平衡；③吸收营养，为某些营养物质的吸收提供驱动力。

2）Ca^{2+}泵：又称 Ca^{2+} ATPase，分布于真核细胞细胞膜、某些细胞器（如内质网）上及肌细胞肌质网膜上，具有酶活性。真核细胞胞内低钙（Ca^{2+}浓度极低），细胞外较细胞内高，这种细胞内外 Ca^{2+}的浓度差就是由 Ca^{2+}泵调节的。

Ca^{2+}泵的转运与 Na^+-K^+泵相似，每消耗 1 分子 ATP 从细胞质基质中泵出 2 个 Ca^{2+}到细胞外或肌质网。

Ca^{2+}泵主要是将 Ca^{2+}泵出细胞，或泵入内质网中储存起来。Ca^{2+}对于维持细胞运动、肌肉收缩方面至关重要。

（2）V 型质子泵和 F 型质子泵：V 型质子泵广泛存在于动物细胞的胞体内膜、溶酶体膜、破骨细胞和某些肾小管细胞的质膜等。F 型质子泵广泛存在于细菌质膜、线粒体内膜和叶绿体类囊体膜上。二者在功能上都是只转运质子，但是在转运质子过程中不形成磷酸化的中间体。V 型质子泵利用 ATP 水解供能从细胞质基质中逆 H^+浓度将 H^+泵入细胞器中，F 型质子泵以与 V 型质子泵相反的方式发挥作用。

（3）ABC 超家族：该家族含有几百种不同的转运蛋白，每一种蛋白都含有 2 个高度保守的 ATP 结合位点，当与 ATP 结合后，ABC 转运蛋白发生二聚化，引起其构象改变，从而使与之结合的底物暴露于细胞膜的另一侧。

5. 协同转运　是指一种物质逆电化学梯度（或浓度梯度）跨膜转运时，另一种物质与其同时或先后跨膜转运。而前者转运所需的能量，依赖于后者在质膜两侧的电化学梯度势能，这种转运方式称协同转运。协同转运是由 Na^+-K^+泵、质子泵与载体蛋白协同作用完成的，是一种间接消耗 ATP 所完成的主动运输方式。

若两种物质同时或先后转运的方向相同，称同向运输。反之，则称对向运输。

葡萄糖进入细胞的方式有两种，分别是易化扩散和协同转运。其中协同转运过程如下。

在小肠上皮细胞质膜上有运输 Na^+和葡萄糖的共运载体，在质膜外表面共运载体结合 2 个

Na^+和 1 个葡萄糖分子后，将 Na^+泵入细胞内，Na^+被释放后会使共运载体构象发生变化，继而使得共运载体与葡萄糖的亲和力下降，导致葡萄糖与之分离。葡萄糖进入细胞的过程依赖于细胞内外 Na^+浓度差的势能，并且与小肠上皮细胞内外 Na^+的浓度差成正比。

（二）大分子物质和颗粒物质的跨膜转运

蛋白质、核酸、多糖等大分子与颗粒性物质的运输过程是通过胞吞和胞吐完成的。在转运过程中，物质由膜包被，形成囊泡，因此又称膜泡运输，囊泡不断地融合和断裂，是一个耗能的过程。

1. 胞吞作用 指质膜内陷，包围细胞外物质形成胞吞泡，脱离质膜进入细胞内的转运过程。根据胞吞物质的大小、胞吞泡形成的分子机制不同，胞吞作用还可分为吞噬作用、胞饮作用和受体介导的胞吞作用。

（1）吞噬作用：细胞摄取直径大于 250nm 的固体颗粒物质或大分子物质（如入侵机体的细菌、衰老死亡的细胞、环境中的粉尘颗粒等）的过程称为吞噬作用。在高等动物和人体内，有吞噬功能的细胞主要有：单核细胞、巨噬细胞和中性粒细胞。

（2）胞饮作用：是指细胞摄入细胞外液和可溶性液体的过程。在此过程中，细胞质膜内陷，包裹液体或微小颗粒，形成直径小于 150nm 的胞饮泡，胞饮泡与内体溶酶体结合，吞入的物质被溶酶体酶降解。胞饮作用常发生于能形成伪足或转运功能活跃的细胞，如巨噬细胞、白细胞、黏液细胞、毛细血管内皮细胞、肾小管内皮细胞和小肠上皮细胞等。

（3）受体介导的胞吞作用：激素、生长因子、酶和血浆蛋白等进入细胞的过程中，要与质膜上的特异性受体结合，形成小泡，进而被高效转运至细胞内发挥生理作用。

受体介导的胞吞作用大致分为以下几个过程。

1）形成有被小窝和有被小泡：细胞外溶质（配体）与其特异性受体结合后，引发受体与胞质中的衔接蛋白结合，衔接蛋白又与网格蛋白结合，随后该处质膜内陷，形成有被小窝，有被小窝进一步内陷，与质膜断离，形成有被小泡后进入细胞。

网格蛋白：位于有被小窝（或有被小泡）的胞质侧，可牵拉质膜，使质膜内陷。

衔接蛋白：介于网格蛋白与配体-受体复合物之间，可与不同种类的特异性受体结合，起衔接作用。

2）形成无被小泡：有被小泡进入细胞后，脱去网格蛋白和衔接蛋白，变成无被小泡，并与内体结合。

如胆固醇就是以受体介导的胞吞作用进入细胞内的。血液中的胆固醇常以低密度脂蛋白（low density lipoprotein，LDL）颗粒形式存在和运输。当机体需要胆固醇时，LDL 受体形成后，嵌入质膜的有被小窝区，胞外 LDL 颗粒与 LDL 受体特异性结合后，有被小窝不断内陷，内陷到一定程度后，脱离质膜形成有被小泡，继而有被小泡脱去衣被形成无被小泡。无被小泡同早期内体融合形成晚期内体，晚期内体 pH 呈弱酸性，会导致 LDL 颗粒与受体分离，分离后的 LDL 颗粒被运送至溶酶体，LDL 颗粒被溶酶体酶水解成游离的胆固醇供细胞利用。细胞对胆固醇的摄取是通过反馈调节实现的。当细胞内游离的胆固醇含量过多时，细胞合成胆固醇受体的速度就会相应减慢或停止。若编码 LDL 受体蛋白的基因发生突变，细胞合成 LDL 受体异常，LDL 颗粒便无法进入细胞内，反馈性地造成细胞内胆固醇合成增加，胆固醇含量增多，从而导致高胆固醇血症。

2. 胞吐作用 细胞自身合成的一些肽类激素、酶、细胞因子或代谢废物等释放到细胞外的过程。与胞吞作用相反，内膜包裹出胞物质形成小泡，小泡逐渐移向质膜内表面，最终与质膜融合，将小泡内物质释放于胞外的转运过程。

（三）细胞膜异常与疾病

1. 载体蛋白异常与疾病

（1）胱氨酸尿症：是由于肾小管上皮细胞膜转运胱氨酸及二氨基氨基酸（赖氨酸、精氨酸及鸟氨酸）的载体蛋白异常，胱氨酸重吸收障碍，使患者的尿中含有大量胱氨酸，形成结晶，造成尿路结石。

（2）肾性糖尿病：是由于肾小管上皮细胞膜转运葡萄糖的载体蛋白功能缺陷，致使糖的重吸收障碍引起肾性糖尿病。

2. 膜受体异常与疾病 膜受体结构缺陷，数量减少或者特异性、结合力的异常改变，都可以引起疾病，这类疾病称为受体病。

（1）LDL 受体缺陷引起的家族性高胆固醇血症：患者 LDL 受体蛋白基因突变，造成细胞膜上的 LDL 受体先天性缺陷或缺乏。从而造成 LDL 摄取障碍，引起持续性高胆固醇血症。胆固醇在血液中长期积存，患者就会过早地发生动脉粥样硬化，进而导致冠心病。

（2）重症肌无力：患者体内产生了抗乙酰胆碱受体的抗体，它占据了受体的位置，使乙酰胆碱与其受体结合能力下降，封闭了乙酰胆碱的作用，出现重症肌无力症状。

二、自 测 题

（一）选择题

单项选择题

1. 以下物质以简单扩散的方式进出细胞的是

A. CO_2　B. Na^+　C. 葡萄糖

D. 氨基酸　E. 胰岛素

2. 下列不属于主动运输的类型的是

A. Na^+-K^+泵　B. 协同转运

C. 易化扩散　D. Ca^{2+}泵

E. 对向运输

3. GLUT2 介导的小肠上皮细胞对葡萄糖的吸收属于

A. 自由扩散　B. 协同转运　C. 易化扩散

D. Ca^{2+}泵　E. 对向运输

4. 家族性高胆固醇血症属于脂代谢紊乱性疾病，其主要发病机制是

A. 低密度脂蛋白受体基因突变

B. 低密度脂蛋白受体数量增多

C. 高密度脂蛋白受体基因突变

D. 高密度脂蛋白受体数量增多

E. 以上都不是

5. Na^+-K^+泵每个循环可水解 1 个 ATP 分子，那么每秒 Na^+-K^+泵可向细胞内外转运

A. 向细胞外转运 2 个 Na^+，向细胞内转运 3 个 K^+

B. 向细胞外转运 3 个 Na^+，向细胞内转运 2 个 K^+

C. 向细胞外转运 2 个 K^+，向细胞内转运 3 个 Na^+

D. 向细胞外转运 3 个 K^+，向细胞内转运 2 个 Na^+

E. 以上都不是

6. 下列属于易化扩散与协同转运的共同点的是

A. 需要载体蛋白　B. 均需消耗能量

C. 均不消耗能量　D. 不具有饱和现象

E. 对物质没有选择性

7. 关于人红细胞膜上葡萄糖的转运特点，下列叙述正确的是

A. 与 Na^+协同转运

B. 与 Na^+进行对向运输

C. 是由载体蛋白介导的

D. 是由通道蛋白介导的

E. 需要消耗能量

8. 细菌侵入机体，并被消化分解的过程是

A. 胞饮作用　B. 吞噬作用

C. 受体介导的胞吞作用　D. 自噬作用

E. 吞饮作用

9. 细胞对胆固醇的摄取属于

A. 胞饮作用　B. 吞噬作用

C. 受体介导的胞吞作用　D. 自噬作用

E. 吞饮作用

10. 肾性糖尿是由下列哪种原因造成的

A. Na^{+}-葡萄糖共运载体缺陷

B. 激素分泌紊乱

C. GLUT 功能缺失

D. 肾小管重吸收葡萄糖功能增强

E. 以上都不是

11. 关于受体介导的胞吞作用，下列说法不正确的是

A. 形成有被小窝和有被小泡

B. 在细胞膜的特定区域进行

C. 是耗能的主动运输

D. 胞吞速率比非特异性胞吞速率快

E. 主要摄入细胞外液和可溶性物质

12. 关于 Ca^{2+}泵，下列说法不正确的是

A. Ca^{2+}泵维持着细胞内外 Ca^{2+}的浓度差

B. Ca^{2+}泵可水解 ATP

C. 逆浓度梯度转运 2 个 Ca^{2+}到细胞内或肌质网

D. 在运动或肌肉收缩方面起关键作用

E. Ca^{2+}泵的化学本质是蛋白质

13. 关于离子通道扩散，下列说法正确的是

A. 需要载体蛋白介导

B. 是逆浓度梯度的主动运输过程

C. 多数离子通道是持续开放的

D. 通道不具有选择性

E. 转运速率远高于易化扩散

14. 需要载体参与但不消耗代谢能的物质运输方式是

A. 简单扩散　　B. 易化扩散

C. 溶剂牵引　　D. 主动运输

E. 膜泡运输

15. 红细胞细胞膜上葡萄糖载体运输葡萄糖是通过

A. 载体蛋白在脂质双层中扩散

B. 载体蛋白在脂质双层中翻转

C. 载体蛋白发生可逆的构象改变

D. 载体蛋白形成通道

E. 载体蛋白与磷脂分子的相互作用

16. 重症肌无力是由下列哪种原因造成的

A. 受体的缺陷　　B. G 蛋白功能异常

C. 蛋白激酶功能异常　　D. 细胞连接异常

E. 以上都不是

17. 主动运输与入胞作用的共同点是

A. 转运大分子物质　　B. 转运小分子物质

C. 有细胞膜形态和结构的改变

D. 需载体的帮助　　E. 需消耗代谢能

18. 细胞外液体异物进入细胞形成的小体是

A. 吞噬体　　B. 吞饮体

C. 自噬体　　D. 残余体

E. 多囊体

19. 细胞膜上的钠钾泵可间接驱动

A. 简单扩散　　B. 主动运输

C. 易化扩散　　D. 协同转运

E. 胞吞

20. 处于持续开放状态的膜通道蛋白是

A. K^{+}通道　　B. Ca^{2+}通道

C. 水通道　　D. 配体门控通道

E. 应力激活通道

21. 受体介导的胞吞作用不具备的特点是

A. 吸收所有大分子物质的有效途径

B. 形成有被小窝和有被小泡

C. 转运速度很快

D. 在细胞膜特定区域进行

E. 是一个耗能过程

多项选择题

22. 下列哪种运输方式不消耗代谢能

A. 离子通道扩散　　B. 易化扩散

C. 受体介导的胞吞作用　　D. 协同转运

E. Na^{+}-K^{+}泵

23. 下列哪些物质以受体介导的胞吞作用进入细胞

A. 低密度脂蛋白

B. 高密度脂蛋白

C. 维生素 B_{12}

D. 人类免疫缺陷病毒（HIV）

E. 铁

24. 离子通道的类型有

A. 应力激活通道　　B. 配体门控离子通道

C. 电压门控离子通道　　D. Ca^{2+}泵

E. Na^{+}-K^{+}泵

25. Na^{+}-K^{+}泵的主要特点

A. 维持细胞内外 Na^{+}、K^{+}浓度差

B. 是一种 ATP 酶
C. 逆电化学梯度转运，消耗能量
D. 3 个 Na^+被转运至胞外
E. 3 个 K^+被转运至胞内

26. 关于细胞膜与疾病，下列说法正确的是
A. 重症肌无力是由于乙酰胆碱受体功能受损所致
B. 囊性纤维化是由于转运 Cl^-的载体异常所致
C. 肾性糖尿是由于通道蛋白异常所致
D. 家族性高胆固醇血症是由于低密度脂蛋白受体异常所致
E. 胱氨酸尿症是由于载体蛋白异常所致

27. 下列哪些物质是由载体蛋白介导的运输
A. Na^+　B. 氨基酸　C. 核苷酸
D. 淋巴因子　E. 醇

28. 细胞膜对小分子物质的运输方式有
A. 简单扩散　B. 易化扩散　C. 主动运输
D. 载体蛋白介导　E. 通道蛋白介导

29. 对 Na^+-K^+-ATPase 的叙述正确的是
A. Na^+-K^+-ATPase 是一种离子泵，是细胞膜上进行主动运输的一种载体蛋白
B. 该酶能逆 K^+和 Na^+的电化学梯度同时进行 K^+和 Na^+的跨膜运输
C. Na^+-K^+-ATPase 水解 1 分子 ATP，细胞可以摄入 3 个 Na^+ 排出 2 个 K^+
D. Na^+-K^+-ATPase 水解 1 分子 ATP，细胞可以排出 3 个 Na^+ 摄入 2 个 K^+
E. Na^+-K^+-ATPase 与 H^+-ATPase 一样都是细胞膜对离子运输的方式

30. 下列哪些物质的运输需要消耗能量
A. 小肠绒毛细胞对葡萄糖的转运
B. 肺细胞对 O_2 和 CO_2 的转运
C. 肌肉细胞对 Na^+、K^+的转运
D. 神经细胞对乙醇的转运
E. 肝细胞对 LDL 的转运

31. 家族性高胆固醇患者的特点有
A. 血浆中胆固醇水平异常增高
B. 大多数患者发生动脉硬化病死于早发性心脏病
C. 患者细胞膜上的通道蛋白产生异常
D. 患者细胞内胆固醇分解酶的数量下降
E. 患者细胞膜上的 LDL 受体缺陷

（二）名词解释

1. 简单扩散　**2.** 主动运输　**3.** 易化扩散
4. 协同转运　**5.** 载体蛋白　**6.** 通道蛋白
7. 胞吞作用　**8.** 胞吐作用
9. 受体介导的胞吞作用

（三）简答题

1. Na^+-K^+泵的转运机制及生物学意义是什么？
2. 试述胞吞作用的类型。

（四）论述题

1. 论述葡萄糖在细胞内外的转运机制。
2. 以胰岛素为例论述分泌蛋白是如何形成并排出细胞的。

三、参考答案

（一）选择题

单项选择题

1. A　**2.** C　**3.** B　**4.** A　**5.** B　**6.** A
7. C　**8.** B　**9.** C　**10.** A　**11.** E　**12.** C
13. E　**14.** B　**15.** C　**16.** A　**17.** E　**18.** B
19. D　**20.** C　**21.** A

多项选择题

22. AB　**23.** ACD　**24.** ABC　**25.** ABCD
26. ABDE　**27.** ABC　**28.** ABCDE
29. ABDE　**30.** ACE　**31.** ABE

（二）名词解释

1. 简单扩散：小分子物质以自由运动的方式顺电化学梯度或浓度梯度直接通过质膜进出细胞，该过程不消耗代谢能，也不需要载体蛋白的协助，称简单扩散。

2. 主动运输：由载体蛋白介导的物质逆电化学梯度或浓度梯度进行转运的方式，需要 ATP 直接供能，称主动运输。

3. 易化扩散：一些亲水性物质（或非脂溶性物质），如葡萄糖、氨基酸核苷酸等不能以简单扩散

的方式进出细胞，但它们可在特异性载体蛋白的介导下，顺电化学梯度或浓度梯度进行跨膜转运，该过程不消耗代谢能，称易化扩散。

4. 协同转运：是指一种物质逆电化学梯度（或浓度梯度）跨膜转运时，另一种物质与其同时或先后跨膜转运。前者转运所需的能量，依赖于后者在质膜两侧的电化学梯度势能间接提供的，这种转运方式称协同转运。

5. 载体蛋白：对于大多数极性或水溶性物质是通过膜上存在的特殊蛋白质进行跨膜转运的，这类特殊蛋白质称载体蛋白。载体蛋白与某些物质特异性结合后，引起载体蛋白构象变化，继而使得载体蛋白与该物质的亲和力下降，使得被运送的物质从膜的一侧转运至另一侧。而随着该物质与载体蛋白的分离，载体蛋白又恢复为原有的构象。

6. 通道蛋白：某些离子如 Na^+、K^+、Ca^{2+}等顺浓度梯度转运时，不能直接通过质膜的脂质双分子层，但可借助膜上的通道蛋白。通道蛋白有如下特点：①顺浓度梯度（或电化学梯度）转运，转运过程中通道蛋白不与溶质分子结合；②转运速率高，大约是载体蛋白转运速率的 1000 倍；③特异性强，对离子具有高度选择性；④开关受到“闸门”的控制，不持续开放。

7. 胞吞作用：是指被转运物质由质膜包裹，内陷形成小泡进入细胞的过程。

8. 胞吐作用：是指细胞将自身合成的物质（如激素、酶、细胞因子）或代谢废物释放到细胞外的过程，被转运物质由内膜包裹形成小泡，小泡经过位移与质膜融合，将小泡内物质释放到胞外。

9. 受体介导的胞吞作用：激素、生长因子、酶和血浆蛋白等进入细胞的过程中，要与质膜上的特异性受体结合，形成小泡，进而被高效转运至细胞内发挥生理作用。

（三）简答题

1. Na^+-K^+泵的转运机制：①细胞内 α 亚基与 Na^+结合，诱发 ATP 水解；②α 亚基上的一个天冬氨酸残基发生磷酸化，使 α 亚基构象改变，将 Na^+泵出细胞；③与此同时，细胞外 K^+与 α 亚基结合，促使 α 亚基去磷酸化，引起 α 亚基构象再度改变，将 K^+泵入细胞。

Na^+-K^+泵的生理功能：①维持细胞膜电位，每一个泵循环过程，细胞泵出 3 个 Na^+，泵入 2 个 K^+，使质膜两侧离子存在一定的浓度差；②维持渗透压平衡；③吸收营养，为某些营养物质的吸收提供驱动力。

2. 胞吞作用的类型：胞吞作用是指质膜内陷，包围细胞外物质形成胞吞泡，脱离质膜进入细胞内的转运过程。根据胞吞物质的大小、胞吞泡形成的分子机制不同，胞吞作用还可分为吞噬作用、胞饮作用和受体介导的胞吞作用。

（四）论述题

1. 葡萄糖进入细胞的方式有两种，分别是易化扩散和协同转运。

易化扩散：对于红细胞来说，血糖和细胞外液中葡萄糖浓度高于细胞内，但是葡萄糖不能通过简单扩散的形式进入细胞内，而是要借助一种载体蛋白，这种载体蛋白被称为葡萄糖转运蛋白。在细胞质膜外，载体蛋白有与葡萄糖的特异性结合位点。载体蛋白与葡萄糖结合后，载体蛋白构象会发生改变，使葡萄糖结合位点转移至细胞内，同时葡萄糖与载体蛋白的亲和力也随之下降，使葡萄糖释放进入细胞内，载体蛋白又恢复至原来的构象，以此循环。

协同转运：在小肠上皮细胞质膜上有运输 Na^+和葡萄糖的共运载体，在质膜外表面共运载体结合 2 个 Na^+和 1 个葡萄糖分子后，将 Na^+泵入细胞内，Na^+被释放后会使共运载体构象发生变化，继而使得共运载体与葡萄糖的亲和力下降，导致葡萄糖与之分离。葡萄糖进入细胞的过程依赖于细胞内外 Na^+浓度差的势能，并且与小肠上皮细胞内外 Na^+的浓度差成正比。

2. 以胰岛素为例说明分泌蛋白的形成与排出

（1）核糖体阶段：胰岛素基因转录形成 mRNA，进入细胞质，在核糖体形成信号肽后，在信号肽的引导下，核糖体向内质网靠拢。

（2）内质网阶段：信号肽通过信号识别颗粒 SRP 与内质网膜上的 SRPR 受体结合，核糖体与粗面内质网结合，打开内质网膜上的通道，将多肽释放到内质网腔进行初加工，完成对糖蛋白的 N 连接。

（3）细胞质运输阶段：经过内质网初加工的多肽通过出芽形成小泡，进入细胞质，向高尔基复合体运输。

（4）高尔基复合体阶段：运输小泡的膜与高尔基复合体形成面的膜结合，将多肽释放到高尔基复合体中，在高尔基复合体扁平囊中再加工，完成对糖蛋白的 *O*-连接，再经过剪切，形成胰岛素，经过高尔基复合体成熟面的分选，形成带有成熟胰岛素的大囊泡，进入细胞质。

（5）细胞质运输阶段：带有成熟胰岛素的大囊泡形成分泌泡，在细胞质中运输，向细胞膜靠近。

（6）胞吐阶段：分泌泡的膜与细胞膜融合，经过胞吐作用将胰岛素分泌出细胞。

（张春艳　王　玉）

第五章　细胞质基质与内膜系统

一、重点难点提要

（一）细胞质基质及其功能

细胞质基质呈溶胶状，主要成分是蛋白质，其中大部分为可溶性酶。除此以外，还有水、无机盐、脂类、糖类、氨基酸、核苷酸、多糖、蛋白质、RNA 等。细胞质基质是一种在不同层次均高度有序、处于动态平衡的系统。

细胞质基质中含有核苷酸、氨基酸、脂肪酸和糖等生物合成及代谢所需要的酶，是细胞进行新陈代谢的主要场所；细胞质基质与蛋白质修饰及降解有关；细胞质基质中的细胞骨架对细胞起支持作用，维持细胞形态，还可为某些细胞器提供锚定位点。

（二）细胞内膜系统的结构与功能

内膜系统是指细胞质内在形态结构、功能和发生上相互联系的膜相结构的总称。包括核膜、内质网、高尔基复合体、溶酶体、过氧化物酶体以及各种转运小泡。

1. 内质网

（1）内质网的形态结构：内质网（endoplasmic reticulum，ER）是由大小不同的膜性小管、小泡或扁囊相互连通形成的三维网状膜系统。内质网通常与质膜、核膜及高尔基复合体相连。

（2）内质网的类型

1）粗面内质网：①粗面内质网的特征：膜的外表面附着有大量的核糖体，呈扁平囊状，与细胞核的外核膜相连。②粗面内质网的分布：在分泌蛋白质合成旺盛的细胞或高分化的肿瘤细胞中含量丰富。

2）光面内质网：①光面内质网的特征：膜表面光滑平整，没有核糖体的附着，呈分支管状或小泡状。②光面内质网的分布：在合成胆固醇的内分泌腺细胞中含量丰富。

（3）粗面内质网的功能

1）蛋白质合成：粗面内质网合成的蛋白质包括分泌蛋白、穿膜蛋白、可溶性驻留蛋白。

信号肽假说认为：粗面内质网上合成的蛋白质多肽链 N 端均有一段“特定序列”，其合成过程起始于细胞质中的游离核糖体，游离核糖体上蛋白质合成起始后不久，在其蛋白质多肽链 N 端“特定序列”引导下，正在合成的多肽链随同核糖体一起转移至内质网上继续蛋白质的合成，直至合成结束。

粗面内质网上信号序列引导蛋白质合成过程涉及以下 5 种成分：①信号肽（signal peptide），是引导细胞质中正在进行蛋白质合成的游离核糖体转移到内质网上并继续进行蛋白质合成的蛋白质多肽链 N 端的特定序列。②信号识别颗粒（signal recognition particle，SRP），由 6 种结构不同的多肽亚基结合一个 7S RNA 分子组成的核糖核蛋白复合体（ribonucleoprotein complex）。SRP 与信号序列结合，导致蛋白质合成暂停。③SRP 受体，是膜的整合蛋白，为异二聚体蛋白，存在于粗面内质网膜上，可与 SRP 特异结合。④转运体，是粗内质网膜上的一种亲水通道蛋白；核糖体的结合是转运单体孔道开放的必需条件。

粗面内质网上信号序列引导蛋白质合成的过程：SRP 与信号肽及核糖体结合→肽链合成暂停→SRP 与其受体结合→SRP 与信号肽解离，核糖体与转运体结合→转运体通道开放，肽链在内质网上继续合成，同时信号肽引导新生肽链进入内质网腔→信号肽切除→肽链继续延伸直至终止。

2）蛋白质折叠：新生肽链的折叠需要分子伴侣。

分子伴侣的共同特点：是其羧基端有一 KDEL（赖-天冬-谷-亮氨酸）驻留信号肽，它们能够和内质网膜上的相应受体结合而驻留于内质网腔中不被转运出去。

分子伴侣作用：能够帮助多肽链转运、折叠和组装的结合蛋白，但本身却并不参与最终产物的形成。

3）蛋白质糖基化：粗面内质网上合成的大部分蛋白质都需要在内质网腔内糖基化。是指单糖或者寡糖与蛋白质之间通过共价键结合成糖蛋白的过程。一般内质网上进行的均为 *N*-连接的糖基化，即寡糖链与天冬氨酸残基的 NH_2 连接，且寡糖链是一次性加上去的。

糖基化的另一种方式是 *O*-连接的糖基化，即寡糖链与丝氨酸、苏氨酸、酪氨酸或羟脯氨酸的羟基连接，主要在高尔基复合体上进行，且单糖是逐个加上去的。

4）蛋白质的分选及转运：信号肽为蛋白质分选的初始信号，细胞中所有蛋白质的合成均起始于游离核糖体，如果这时所合成的蛋白质 N 端无信号肽，则蛋白质合成将在游离核糖体合成直至结束；如果所合成的 N 端有信号肽，则蛋白质合成将被引导至内质网，经过加工修饰，继而以膜泡形式转运至高尔基复合体。

（4）光面内质网的功能

1）参与脂质的合成和转运：小肠上皮细胞富含光面内质网，可将小肠吸收的脂肪在光面内质网合成甘油三酯。细胞所需的膜脂几乎均由光面内质网合成（线粒体中的心磷脂和磷脂酰乙醇胺除外），鞘磷脂的合成起始于内质网，但完成于高尔基复合体。

2）参与糖原代谢：内质网的标志酶为葡萄糖-6-磷酸酶，可将葡萄糖-6-磷酸去磷酸化，运输至血液中，供机体利用。

3）细胞解毒：肝细胞光面内质网内含有丰富的氧化及电子传递的酶系，有毒物质在相关酶的作用下，经氧化、还原、水解和结合的方式，有毒物质毒性降低，易于排出体外。

4）肌细胞 Ca^{2+}的储存：肌细胞发达的光面内质网具有储存钙的功能，Ca^{2+}能调节肌肉收缩和舒张。

5）与胃酸、胆汁的合成和分泌有关。

2. 高尔基复合体

（1）高尔基复合体的形态结构：高尔基复合体由扁平囊泡、小囊泡和大囊泡组成。常分布于内质网与细胞膜之间，呈弓形或半球形，凸面对着内质网称为顺面或形成面。凹面对着质膜称为反面或成熟面。小囊泡聚集在顺面，由附近的粗面内质网芽生而来。大囊泡位于反面，由扁平膜囊末端膨大、断离形成。

（2）高尔基复合体的功能：高尔基复合体的主要功能将内质网合成的蛋白质进行加工、分类、与包装，然后分门别类地送到细胞特定的部位或分泌到细胞外，高尔基复合体是细胞内大分子物质运输的“交通枢纽”。

1）蛋白质的加工修饰：*N*-连接的糖基化起始于内质网，完成于高尔基复合体。*O*-连接的糖基化则主要在高尔基复合体中进行。

糖基化的作用：使不同的蛋白质打上不同的标记，引导蛋白质包装成运输小泡，助于靶向运输；改变多肽的构象及增加蛋白质的稳定性，保护蛋白质；形成质膜表面的糖被，从而在细胞免疫、细胞识别及细胞通信等生命活动中发挥作用，所以高尔基复合体的标志酶是糖基转移酶。

2）将蛋白质水解为活性物质：将蛋白质 N 端或 C 端切除，成为有活性的物质（胰岛素 C 端）或将含有多个相同氨基序列的前体水解为有活性的多肽，如神经肽。

3）蛋白质分拣与运输：外输性分泌蛋白、溶酶体的酸性水解酶、细胞膜蛋白、胶原纤维等细胞外基质成分都是通过高尔基复合体定向转送和运输的。其过程是粗面内质网合成蛋白质→进入内质网腔→以出芽方式形成囊泡→进入顺面高尔基网状结构→在高尔基复合体扁平囊中加工→在反面高尔基网状结构形成囊泡→囊泡与质膜融合、排出。

高尔基复合体对蛋白质的分选，依据的是蛋白质上的信号肽或信号斑。

3. 溶酶体

（1）溶酶体的形态结构：溶酶体由单层膜围绕、内含多种酸性水解酶，其标志酶为酸性磷酸酶，其主要功能是进行细胞内消化，为异质性细胞器。

（2）溶酶体的类型：根据溶酶体的不同发育阶段和生理功能状态划分为初级溶酶体、次级溶酶体和三级溶酶体。

初级溶酶体：是由高尔基复合体分泌形成的，内含物均一，电子密度较高，含有多种无活性的水解酶，只有当溶酶体破裂，或其他物质进入时才有活性。溶酶体膜与质膜厚度相近，但成分不同，主要区别是：溶酶体膜有质子泵，可将 H^+泵入溶酶体，使其 pH 降低；溶酶体膜蛋白高度糖基化，有利于防止自身膜蛋白降解。

次级溶酶体：初级溶酶体和将被水解的各种吞噬底物融合而成。根据底物的来源不同分为：自噬性溶酶体和异噬性溶酶体。

三级溶酶体：又称残余体（residual body），处于末期阶段的吞噬性溶酶体由于水解酶的活性很小或消失，残留一些未被消化、分解的物质，形成电镜下见到的电子密度较高，呈现不同性状和结构的残留物，这类溶酶体称为残余体，如脂褐质、含铁小体、多泡体、髓样结构。

根据溶酶体形成过程的不同又可分为内体性溶酶体和吞噬性溶酶体。内体性溶酶体（endolysosome）由高尔基复合体分泌形成运输小泡和内体合并而成。吞噬性溶酶体（phagolysosome）由内体性溶酶体和将被水解的各种吞噬底物融合而成。

（3）溶酶体的功能：溶酶体具有多种生理功能，其中主要作用是：①细胞内消化作用；②清除衰老残存的细胞器和多余物质；③防御作用；④参与分泌过程的调节；⑤参与个体发生与发育过程。

（4）溶酶体与疾病：①硅肺。二氧化硅尘粒吸入肺泡后被巨噬细胞吞噬，含有硅尘的吞噬小体与溶酶体融合形成次级溶酶体。二氧化硅的羟基与溶酶体膜的磷脂或蛋白形成氢键，导致吞噬细胞溶酶体崩解，水解酶溢出，细胞本身被破坏，二氧化硅尘粒释出后又被其他巨噬细胞吞噬，如此反复进行。受损或已破坏的巨噬细胞释放“致纤维化因子”，并激活成纤维细胞，导致胶原纤维沉积，肺组织纤维化。②痛风。痛风是以高尿酸血症为主要特征的嘌呤代谢紊乱性疾病。尿酸盐升高，尿酸盐以结晶形式沉积在患者关节及关节周围，被白细胞吞噬形成吞噬体。吞噬体与溶酶体膜相互作用，破坏溶酶体膜的稳定性，溶酶体膜破裂，溶酶体酶释放，白细胞自溶，释放组胺等致炎因子，引发炎症。③贮积症（storage disease）。由于遗传缺陷引起，由于溶酶体的酶发生变异，功能丧失，导致底物在溶酶体中大量贮积，进而影响细胞功能。④GM2 神经节苷脂贮积症变异型 B（泰-萨克斯病，Tay-Sachs diesease）。溶酶体缺少氨基己糖苷酶 A，导致神经节苷脂 GM2 积累，影响细胞功能，造成精神痴呆，2～6 岁死亡。患者表现为渐进性失明、痴呆和瘫痪。

4. 过氧化物酶体 过氧化物酶体（peroxisome）又称微体（microbody），是一种异质性的细胞器，在不同生物及不同发育阶段有所不同。由单层膜围绕而成，共同特点是内含 1 种至多种与过氧化氢代谢有关的酶，所以过氧化物酶体的标志酶是过氧化氢酶。

（1）过氧化物酶体的酶

氧化酶类：各类氧化酶的共性是将底物氧化后，生成过氧化氢。

$$RH_2+O_2 \rightarrow R+H_2O_2$$

过氧化氢酶类：过氧化氢酶又可以利用过氧化氢，将其他底物（如醛、醇、酚）氧化。

$$R'H_2+H_2O_2 \rightarrow R'+2H_2O$$

过氧化物酶类：此外当细胞中的过剩时，过氧化物酶作用与过氧化氢酶相同，亦可催化以下反应：

$$2H_2O_2 \rightarrow 2H_2O + O_2$$

（2）过氧化物酶体的功能：①清除细胞代谢过程中产生的过氧化氢及其他毒性物质；②进行细胞氧张力的调节；③参与脂肪酸等高能分子物质的分解转化。

（3）过氧化物酶体与疾病：如脑肝肾综合征，是由于编码过氧化物酶体膜蛋白和基质蛋白的基因缺陷，过氧化物酶体膜上运输蛋白分子异常，新生酶分子不能进入过氧化物酶体，过氧化物酶体不能对极长链脂肪酸进行氧化，使极长链脂肪酸在细胞质内积累，导致胚胎发育异常。

（三）细胞内膜泡运输及膜流

1. 膜泡类型

（1）网格蛋白有被小泡：由 3 条重链和 3 条轻链组成，每条重链和每条轻链组成二聚体，三个二聚体形成三脚蛋白复合体。网格蛋白可聚合成网篮状结构覆盖于转运囊泡的表面，提高囊泡的张力，并参与捕获特定膜受体使其聚集于有被小窝内。

高尔基复合体产生的网格蛋白有被小泡主要介导从高尔基复合体向溶酶体、胞内体或质膜外的物质运输；通过胞吞作用形成的网格蛋白有被小泡将外来物质运送至细胞质或从胞内体运送至溶酶体。

（2）COPⅠ有被小泡：COPⅠ有被小泡表面覆盖有包被蛋白Ⅰ，介导高尔基复合体向粗面内质网的逆向物质运输及高尔基复合体膜囊间的逆向运输。

（3）COPⅡ有被小泡：COPⅡ有被小泡由粗面内质网产生，因覆盖有包被蛋白Ⅱ而得名，主要介导内质网向高尔基复合体的物质运输及高尔基复合体膜囊间的顺向运输。

2. 膜流 内膜系统通过运输小泡的出芽和融合完成特定功能蛋白质定向运输的同时，细胞内运输小泡的膜成分在质膜和内膜系统之间，以及内膜系统各细胞器之间移行和转换，此现象即为膜流。

二、自 测 题

（一）选择题

单项选择题

1. 下列不属于内膜系统的细胞器是

A. 内质网　　B. 高尔基复合体

C. 线粒体　　D. 细胞膜

E. 溶酶体

2. 下述哪种蛋白质的合成与粗面内质网无关

A. 消化酶　　B. 肽类激素　　C. 抗体蛋白

D. 溶酶体蛋白　　E. 大多数可溶性蛋白

3. 粗面内质网不具备的功能
A. 核蛋白体附着的支架
B. 参与蛋白质的合成
C. 解毒作用
D. 物质运输的通道
E. 区域化作用

4. 高尔基复合体的小囊泡主要来自
A. 溶酶体 B. 内质网
C. 微粒体 D. 线粒体
E. 以上都不是

5. 高尔基复合体的主要生物学功能是
A. 合成蛋白质
B. 合成脂类
C. 对蛋白质进行加工和转运
D. 参与细胞氧化过程
E. 消化异物

6. COPⅡ有被小泡主要负责的转运过程是
A. 高尔基复合体到内质网
B. 高尔基复合体到内体
C. 质膜到内体
D. 内质网到高尔基复合体
E. 消化异物

7. 与内质网形态功能改变无关的是
A. 肿胀 B. 扩张
C. 脱颗粒 D. 增生
E. 位置变化

8. 光面内质网不具备的功能是
A. 脂质和胆固醇类的合成
B. 蛋白质的运输
C. 糖原代谢
D. 肌肉的收缩
E. 胆汁的合成

9. 所含粗面内质网（RER）丰富的细胞是
A. 平滑肌细胞 B. 癌细胞
C. 胚胎细胞 D. 培养细胞
E. 胰腺外分泌细胞

10. 光面内质网的标志酶是
A. 胰蛋白酶 B. 糖基转移酶
C. RNA 聚合酶 D. 葡萄糖-6-磷酸酶
E. 以上都不是

11. 高尔基复合体的标志酶是
A. 磺基-糖基转移酶 B. 磷酸酯酶
C. 酪蛋白磷酸激酶 D. 糖基转移酶
E. 甘露糖苷酶

12. 网格蛋白主要负责的转运过程是
A. 内质网到高尔基复合体
B. 内质网逃逸蛋白的捕捉
C. 内体到质膜
D. 高尔基复合体到溶酶体
E. 以上都不是

13. 蛋白质涉及 *N*-连接寡糖的糖基化作用发生在
A. 光面内质网腔内 B. 粗面内质网腔内
C. 光面内质网膜上 D. 粗面内质网膜上
E. 高尔基复合体

14. 自噬作用是指溶酶体消化水解
A. 吞饮体 B. 吞噬体
C. 多囊体 D. 残余体
E. 自噬体

15. 细胞消除衰老破损的细胞器的作用是
A. 溶酶体的自噬作用 B. 溶酶体的异噬作用
C. 胞内消化作用 D. 残余体出胞作用
E. 溶酶体粒溶作用

16. 溶酶体所含的酶是
A. 氧化酶 B. ATP 合成酶
C. 糖酵解酶 D. 脱氢酶
E. 酸性水解酶

17. 糖原代谢受阻引起Ⅱ型糖原累积病是因为缺乏
A. 糖基转移酶 B. α-糖苷酶
C. 葡萄糖-6-磷酸酶 D. 过氧化物酶
E. 丝氨酸激酶

18. 过氧化物酶体的主要功能是
A. 合成 ATP B. 胞内消化作用
C. 参与过氧化物的形成与分解
D. 合成外输性蛋白质
E. 合成内源性蛋白质

19. 内质网不仅是蛋白质合成的重要细胞器，而且也是脂类组装的重要场所，在内质网合成的主要磷脂是
A. 卵磷脂 B. 鞘磷脂

C. 磷脂酰乙醇胺　　D. 磷脂酰丝氨酸
E. 胆固醇

20. 根据细胞器的功能分析，酸性磷酸酶是哪种细胞器的标志酶
A. 内质网　　B. 高尔基复合体
C. 溶酶体　　D. 过氧化物酶体
E. 线粒体

21. 在分泌蛋白的合成过程中，*O*-连接的糖基化发生在
A. 粗面内质网　　B. 高尔基复合体
C. 溶酶体　　D. 过氧化物酶体
E. 线粒体

22. 关于粗面内质网叙述错误的是
A. 粗面内质网表面附着大量核糖体
B. 粗面内质网常与核膜相连
C. 粗面内质网是呈现扁囊状的内质网
D. 粗面内质网与核糖体的结合属于功能性结合
E. 粗面内质网能合成蛋白质，所以在任何细胞中都很丰富

23. 对光面内质网叙述错误的是
A. 光面内质网的膜表面无核糖体附着
B. 光面内质网参与糖原的代谢
C. 光面内质网参与胆汁的分泌
D. 光面内质网可进行蛋白质的分选
E. 光面内质网具有解毒功能

24. 根据细胞器的功能分析，糖基转移酶是哪种细胞器的标志酶
A. 内质网　　B. 线粒体
C. 溶酶体　　D. 过氧化物酶体
E. 高尔基复合体

25. 关于内质网的功能，哪项不正确
A. 内质网复杂的网状膜系统对细胞质起分隔作用
B. 内质网把各种酶限制在一定的区域内，使代谢效率提高
C. 内质网负责细胞内相关物质的转运
D. 内质网在细胞有限的空间内增大了膜的表面积，有利于物质交换
E. 粗面内质网具有解毒功能

26. 下列蛋白不是在粗面内质网上合成的是
A. 细胞膜受体　　B. 溶酶体酶
C. 组蛋白　　D. 分泌蛋白
E. 周边蛋白

27. 下列细胞器中，有极性的是
A. 内质网　　B. 高尔基复合体
C. 过氧化物酶体　　D. 溶酶体
E. 线粒体

28. 高尔基复合体的主要功能是
A. 参与能量代谢
B. 参与糖蛋白的合成和修饰
C. 参与肌肉收缩
D. 参与合成酶原颗粒及抗原
E. 参与脂类代谢及解毒作用

29. 初级溶酶体来源于
A. 粗面内质网与高尔基复合体
B. 光面内质网与细胞膜
C. 粗面内质网与细胞核
D. 粗面内质网与线粒体
E. 粗面内质网与核糖体

30. 脑肝肾综合征的发生与哪种细胞器相关
A. 内质网　　B. 高尔基复合体
C. 过氧化物酶体　　D. 溶酶体
E. 线粒体

31. 过氧化物酶体的标志酶是
A. 碱性水解酶　　B. 中性水解酶
C. 酸性水解酶　　D. 过氧化氢酶
E. 糖基转移酶

多项选择题

32. 具有生理极性的细胞中高尔基复合体的分布具有明显的极性，如
A. 胰腺细胞　　B. 精细胞
C. 输卵管内壁细胞　　D. 神经细胞
E. 小肠绒毛上皮细胞

33. 溶酶体的特点
A. 标志酶是酸性磷酸酶　B. 由单层膜包围
C. 其内容物电子密度高　D. 具有异质性
E. 是细胞内的消化器

34. 内膜系统包括的细胞器为
A. 内质网　　B. 高尔基复合体
C. 溶酶体　　D. 线粒体
E. 细胞膜

35. 有核糖体附着的结构为
A. 溶酶体　B. 核膜
C. 光面内质网　D. 粗面内质网
E. 高尔基复合体

36. 内质网的病理改变表现为
A. 解聚　B. 脱粒
C. 肿胀　D. 萎缩
E. 所含内容物质和量的改变

37. 信号肽假说的特点
A. 是特异性的
B. 是暂时性的
C. 受时间的限制
D. 受空间的限制
E. 核糖体与 RER 结合属于功能性结合

38. 常见的长期留在细胞内不被排出的残余体有
A. 脂褐质　B. 含铁小体
C. 多泡体　D. 髓样结构
E. 吞噬小体

39. 在哺乳动物中只有在什么细胞中可观察到典型的过氧化物酶体
A. 肝细胞　B. 肾细胞
C. 脾细胞　D. 肌细胞
E. 卵细胞

40. 下列哪项不是过氧化物酶体的标志酶
A. 酸性磷酸水解酶　B. 氧化酶
C. 过氧化氢酶　D. 糖基转移酶
E. 核酸酶

41. 网格蛋白有被小泡主要负责的囊泡转运是
A. 质膜到内体
B. 高尔基复合体到内质网
C. 高尔基复合体到溶酶体
D. 内质网到高尔基复合体
E. 内体到溶酶体

（二）名词解释

1. 内膜系统　**2.** 蛋白质分选信号　**3.** 信号肽
4. 自噬作用　**5.** 异噬作用　**6.** 自溶作用
7. 膜流　**8.** 残余体　**9.** 囊泡转运

（三）简答题

1. 简述细胞质基质的主要功能。
2. 为什么高尔基复合体被称为是蛋白质分选和膜泡定向转运的枢纽？
3. 高尔基复合体的超微结构的特点及功能有哪些？
4. 简述溶酶体的功能。
5. 简述光面内质网的功能。

（四）论述题

1. 论述蛋白质合成的信号肽假说。
2. 为什么说细胞内膜系统是一个结构与功能密切联系的动态整体？
3. 硅肺的发病机制。
4. 怎样理解溶酶体在细胞内的消化功能？
5. 如何理解以高尔基复合体为中心的物质转化和膜结构转化的过程？

三、参考答案

（一）选择题

单项选择题

1. C　**2.** E　**3.** C　**4.** B　**5.** C　**6.** D　**7.** E　**8.** B
9. E　**10.** D　**11.** D　**12.** D　**13.** B　**14.** E　**15.** A
16. E　**17.** B　**18.** C　**19.** A　**20.** C　**21.** B　**22.** E
23. D　**24.** E　**25.** E　**26.** C　**27.** B　**28.** B　**29.** A
30. C　**31.** D

多项选择题

32. ACE　**33.** ABCDE　**34.** ABCE　**35.** BD
36. ABCDE　**37.** ABCDE　**38.** ABCD
39. AB　**40.** ABDE　**41.** ACE

（二）名词解释

1. 内膜系统：是指细胞质内在形态结构、功能和发生上具有相互联系的膜相结构的总称。包括核膜、内质网高尔基复合体、溶酶体、过氧化物酶体以及各种小泡等。

2. 蛋白质分选信号：蛋白质能准确无误地被运输到相应的膜结构和细胞器，是由于蛋白质上存在着分选信号。有些分选信号是肽链某一段连续的氨基酸序列，也有些是氨基酸侧链上的特殊基因，甚至氨基酸侧链上的极性电荷、蛋白质某种空间构象都可作为蛋白质的分选信号。

3. 信号肽：是引导细胞质中正在进行蛋白质合成的游离核糖体转移到内质网上，并继续进行蛋白质合成的蛋白质多肽链N端的特定序列。

4. 自噬作用：溶酶体对细胞自身结构组分消化分解的过程称为自噬作用。

5. 异噬作用：溶酶体对外源性异物的消化分解的过程称为异噬作用。

6. 自溶作用：在一定条件下，溶酶体膜破裂，水解酶溢出致使细胞本身被消化分解的过程称为细胞的自溶作用。

7. 膜流：指细胞中各种膜相结构之间膜的相互转换和移位的现象称为膜流。

8. 残余体：指含有不能被消化分解的残留物的三级溶酶体。

9. 囊泡转运：是由不同膜性运输小泡承载的一种蛋白质运输形式。其实质是由膜包裹，以出芽方式从供体细胞器或质膜断裂形成囊泡，携带运送的物质到达受体细胞器或质膜，并与之融合而完成转运的过程。

（三）简答题

1. 细胞质基质的主要功能：①为某些蛋白质和脂肪酸的合成提供场所；②细胞骨架作为细胞质基质的主要结构成分，与细胞形态、细胞的运动、细胞内的物质运输及能量传递等有关；③与蛋白质修饰和选择性降解有关。

2. 高尔基复合体含有识别分拣信号的受体，从内质网运送到高尔基复合体的蛋白质，经高尔基复合体加工、修饰、分选，变为浓缩泡，在此过程中，不同的蛋白质分装成不同的运输小泡，如：

（1）来自粗面内质网的溶酶体酶蛋白在高尔基复合体形成甘露糖-6-磷酸（M-6-P）标记，经M-6-P受体的分拣浓缩后转运到溶酶体。

（2）没有分拣信号的细胞表面蛋白，在高尔基复合体包装成运输小泡，运输小泡不断被运送到细胞表面与质膜融合；与此同时，运输小泡包裹的分泌蛋白质（如糖蛋白、蛋白聚糖）释放到细胞外。

（3）激素、消化酶等分泌蛋白质，按其分拣信号形成不同点的分泌泡，暂时储存在细胞质中。在信号分子的刺激下，运送至细胞外。

3. 高尔基复合体的超微结构：由一层单位膜包裹而成，膜表面光滑没有核糖体附着，形态上可分为扁平囊、小囊泡、大囊泡。

（1）扁平囊：其顺面，靠近细胞中心面向细胞核，或称形成面。其反面，远离细胞中心而靠近细胞膜为反面，或称成熟面。形成面较薄约6nm，与内质网相似。成熟面的膜较厚约8nm，与质膜相似。

（2）小囊泡：又称运输小泡，顺面的小囊泡由内质网出芽而来。功能：转运粗面内质网合成的蛋白质到扁平囊。

（3）大囊泡：又称分泌泡。由扁平囊的反面的局部或边缘膨出脱落而来，大囊泡也可发育成溶酶体和贮藏泡，大囊泡的形成不仅带走了扁平囊内加工、修饰的各种大分子物质，且使扁平囊膜不断消耗而更新。

高尔基复合体的功能：①参与糖蛋白的生物合成、加工和修饰；②参与细胞的分泌活动；③参与蛋白质的分选运输；④对蛋白质进行水解、加工；⑤参与膜的转化。

4. 溶酶体的功能：①消化功能；②自溶作用；③参与激素的生成；④参与骨质更新；⑤在器官组织变态与萎缩中发挥作用；⑥参与受精作用。

5. 光面内质网的功能：①参与脂质和胆固醇的合成与运输；②参与糖原的合成和分解；③参与解毒作用；④参与肌肉收缩；⑤参与胃酸和胆汁的合成和分泌。

（四）论述题

1. 信号肽假说认为：粗面内质网上合成的蛋白质多肽链N端均有一段“特定序列”，其合成过程起始于细胞质中的游离核糖体，游离核糖体上蛋白质合成起始后不久，在其蛋白质多肽链N端

“特定序列”引导下，正在合成的多肽链随同核糖体一起转移至内质网上继续蛋白质的合成，直至合成结束。

信号识别颗粒（SRP）是一种核糖体蛋白质复合体，存在于细胞质中。当信号肽露出核糖体，SRP 的疏水部分与信号肽疏水部分结合，另一部分与核糖体结合，肽链合成暂时终止，这时 SRP-信号肽-核糖体复合物与粗面内质网（RER）膜上 SRP 受体结合，介导核糖体锚泊于内质网膜的转运体易位蛋白上，SRP-信号肽-核糖体复合物解离，返回细胞质中，重复上述过程。继而，暂时终止的肽链继续进行合成。当信号肽的作用完成后，即被内质网上的信号肽酶切除，肽链继续延伸，当遇到终止密码时，合成终止。与此同时，核糖体的大小亚基分离，从 RER 膜上脱落，游离在细胞质中以供循环利用。

2. （1）结构上膜结构具有相似性：形成细胞内各种细胞器的膜都是生物膜，这些膜都以蛋白质和脂类分子为主要成分，并以脂类双层为基本骨架。只是膜的厚度略有差异，脂类双分子层上镶嵌的蛋白质种类和数量不同。

（2）在行使各自功能时，各种膜相结构可相互转化，形成膜流：细胞在吞噬外来异物时，经入胞作用形成吞噬（饮）体，初级溶酶体与吞噬（饮）体结合形成次级溶酶体，经消化后将残渣通过出胞作用排出细胞外。这样溶酶体的膜，就加入到细胞质膜中去，在粗面内质网上合成的蛋白质进入内质网的腔道，以“出芽”方式形成转运小泡，移近高尔基复合体并汇集成小囊泡，并在高尔基复合体的形成面与扁平囊融合。高尔基复合体分泌颗粒的形成并移近细胞膜与之融合，将分泌物质排出细胞外，同时其膜加入到细胞质膜中去。如果从高尔基复合体脱落下来的大囊泡含有水解酶，则这种大囊泡就形成初级溶酶体。这样内质网的膜经高尔基复合体转化成细胞膜的一部分或溶酶体的膜。另外衰老破损的内质网、线粒体等细胞器经自噬作用形成自噬体，被溶酶体经自溶作用消化后，也经出胞作用将残渣排出胞外，这些细胞器的膜也成为细胞膜中的一部分。所以随着细胞代谢活动和生理功能的不断进行，各膜相结构之间不断地处于相互转换的动态平衡中。

3. 硅肺是一种职业病，患者长期在含有二氧化硅的尘粒中工作。当工人在劳动中肺部吸入二氧化硅尘粒后，二氧化硅尘粒会被肺部的巨噬细胞吞噬进入溶酶体；但巨噬细胞内的溶酶体不能消化分解该颗粒而使之蓄积在细胞内；溶酶体的酸性环境使二氧化硅易形成硅酸，破坏了溶酶体膜的稳定性，溶酶体酶释放出来，使巨噬细胞发生自溶，细胞死亡；二氧化硅尘粒又从死亡细胞中释放出来，后又重新被另外的巨噬细胞吞噬，如此反复，巨噬细胞相继死亡，刺激成纤维细胞分泌大量的胶原，形成胶原纤维结节，导致肺组织弹性降低，肺功能受损。

4. （1）溶酶体含有 60 多种酸性水解酶，通过自噬作用可以对自身细胞内衰老死亡的细胞器进行消化分解。

（2）溶酶体的酸性水解酶，通过异噬作用可以对外源异物如细菌、衰老死亡的细胞进行消化分解。

（3）溶酶体通过消化作用，完成对机体的防御、保护功能、物质的消化分解与细胞的营养功能、激素的分泌调节功能。

（4）溶酶体的消化作用在个体发生、发育过程中起重要作用，可参与受精作用、完成骨质的更新、卵巢黄体萎缩等过程。

（5）在病理条件下，溶酶体的消化作用可以形成硅肺等疾病。

5. 以高尔基复合体为中心的物质转化和膜结构的转化过程如下。

（1）物质的转化过程：核糖体合成的多肽——粗面内质网加工、修饰、转运——高尔基复合体再加工、修饰、分选形成成熟蛋白质、转运——分泌泡——细胞膜——排出到细胞外。

（2）膜结构的转化过程

粗面内质网膜——高尔基复合体膜——分泌胞膜——细胞膜。

粗面内质网膜——高尔基复合体膜——溶酶体膜——残余体膜——细胞膜。

（张春艳　王　玉）

第六章　线　粒　体

一、重点难点提要

（一）线粒体的形态、结构和化学组成

1. 线粒体的形态、大小、数量及分布　线粒体一般呈颗粒状或短杆状，但因生物种类和生理状态而异，可呈环形、哑铃形、线状、分杈状或其他形状。大小一般直径为0.5～1μm，长为1.5～3.0μm，在胰脏外分泌细胞中可长达10～20μm，称巨线粒体。线粒体的数量分布在不同种类的组织细胞中差异较大，一般来说，在生理代谢活动旺盛，消耗能量较多的组织细胞中分布较多（如肝细胞、心肌细胞等），反之，则分布较少（如上皮细胞、精子细胞等）。

2. 线粒体的化学组成　线粒体主要化学成分是蛋白质和脂类，其中蛋白质占线粒体干重的65%～70%，脂类占30%～35%。脂质与蛋白质在线粒体内外膜的分布比例具有差异性，外膜中脂质与蛋白质的比例约为1∶1，内膜中脂质与蛋白质的比例约为0.3∶1，这与内膜上存在大量的ATP合酶等功能性膜蛋白密切相关。

3. 线粒体的超微结构　在电子显微镜下。线粒体由内外两层膜封闭，包括外膜、内膜、膜间隙和基质腔四个功能区隔。在肝细胞线粒体中各功能区隔蛋白质的含量依次为：基质腔67%，内膜21%，外膜8%，膜间隙4%。

（1）外膜（outer membrane）：厚5～7nm，具有孔蛋白构成的亲水通道，允许分子量为1kDa以下的小分子物质自由通过，孔道完全开放时可允许5kDa的分子通过。标志酶为单胺氧化酶。

（2）内膜（tunica membrane）：厚约4.5nm，为高蛋白膜，蛋白质和脂类的比例高于3∶1。心磷脂含量高（达20%）、缺乏胆固醇，类似于细菌。通透性很低，相对分子质量150以上的物质便不能自由通过，线粒体氧化磷酸化的电子传递链位于内膜，是合成ATP的关键部位。内膜的标志酶为细胞色素c氧化酶。

内膜向线粒体内腔褶皱突起，形成嵴结构，扩大了内膜结构的表面积，增加了内膜结构的功能区域。嵴上覆有基粒（granum），基粒由头部（F_1偶联因子）、柄部（对寡霉素敏感的蛋白）和基部（F_0偶联因子）构成，F_0嵌入线粒体内膜。

（3）膜间隙（intermembrane space）：是内外膜之间的腔隙，宽度为6～8nm，延伸至嵴的轴心部，由于外膜具有大量亲水孔道与细胞质相通，因此膜间隙的pH与细胞质的相似。膜间隙中存在内、外膜相接触的部位，称为转位接触点，是由蛋白质构成的物质转运通道，对线粒体的物质运输具有重要作用。标志酶为腺苷酸激酶。

（4）基质腔（matrix）：为内膜和嵴包围的空间。除糖酵解在细胞质中进行外，其他的生物氧化过程都在线粒体中进行。催化三羧酸循环，脂肪酸和丙酮酸氧化的酶类均位于基质中，其标志酶为苹果酸脱氢酶。

基质具有一套完整的转录和翻译体系。包括线粒体DNA（mtDNA）、55S型核糖体、tRNA、rRNA、DNA聚合酶、氨基酸活化酶等。

（二）线粒体的功能

线粒体的主要功能是对糖、脂肪和蛋白质等各种能源物质进行氧化磷酸化，合成 ATP。动物细胞中 95%的 ATP 是在线粒体内产生的，因此，线粒体是细胞呼吸的场所，被形象地称为细胞的“动力工厂”。

1. 线粒体内与氧化磷酸化有关的酶

（1）丙酮酸脱氢酶系。

（2）三羧酸循环酶系。

（3）呼吸链酶系、ATP 合成酶系。

2. 细胞氧化磷酸化的基本过程

（1）糖酵解：1 分子葡萄糖经无氧酵解形成 2 分子丙酮酸进入线粒体，此过程净生成 2 分子 ATP。

（2）乙酰辅酶 A 的生成：丙酮酸在丙酮酸脱氢酶系的作用下生成乙酰辅酶 A。

（3）三羧酸循环：产生 2 分子 CO_2 和 4 对 H（$8H^+ + 8e^-$）。

（4）氧化磷酸化：$H+O \rightarrow H_2O$ 释放 ATP。

1 分子葡萄糖最终生成 38 个（36 个）ATP。

3. 呼吸链的复合物 呼吸链的 4 种复合物，即复合物Ⅰ、Ⅱ、Ⅲ和Ⅳ，辅酶 Q 和细胞色素 c 不属于任何一种复合物。辅酶 Q 溶于内膜、细胞色素 c 位于线粒体内膜的 C 侧，属于膜的外周蛋白。

（1）复合物Ⅰ：即 NADH 脱氢酶，其作用是催化 NADH 的 2 个电子传递至辅酶 Q，同时将 4 个质子由线粒体基质（M 侧）转移至膜间隙（C 侧）。

电子传递的方向为：$NADH \rightarrow FMN \rightarrow FeS \rightarrow Q$，总的反应结果为：$NADH + 5H^+_M + Q \rightarrow NAD^+ + QH_2 + 4H^+_C$。

（2）复合物Ⅱ：即琥珀酸脱氢酶，含有一个 FAD，2 个铁硫蛋白，其作用是催化电子从琥珀酸转至辅酶 Q，但不转移质子。

电子传递的方向为：琥珀酸→FAD→FeS→Q。反应结果为：琥珀酸+Q→延胡索酸+QH_2。

（3）复合物Ⅲ：即细胞色素 c 还原酶，每个单体包含两个细胞色素 b（b_{562}、b_{566}）、一个细胞色素 c_1 和一个铁硫蛋白。其作用是催化电子从辅酶 Q 传给细胞色素 c，每转移一对电子，同时将 4 个质子由线粒体基质泵至膜间隙。

总的反应结果为：2 还原态 cyt c_1+QH_2 + 2 H^+_M→2 氧化态 cyt c_1+Q+$4H^+_C$。

（4）复合物Ⅳ：即细胞色素 c 氧化酶，其作用是将从细胞色素 c 接受的电子传给氧，每转移一对电子，在基质侧消耗 2 个质子，同时转移 2 个质子至膜间隙。包括细胞色素 a_3、细胞色素 a 和 2 个铜原子。

电子传递的路线为：cyt c→Cu_A→heme a→a_3-Cu_B→O_2，总的反应结果为：4 还原态 cyt c+8 H^+_M + O_2→4 氧化态 cyt c+$4H^+_C$+$2H_2O$。

（三）线粒体的半自主性

1. 人类线粒体基因组的特点

（1）人类线粒体基因（mtDNA）共含有 16 569bp，编码 37 个基因，mtDNA 没有与组蛋白结合，为裸露的环状 DNA，两条链的编码不对称。

（2）mtDNA 结构紧密，基因内部不含内含子，几乎没有或很少有非编码序列，由于这些编码序列相互之间可直接运行，调节 DNA 序列也很短。

（3）mtDNA 双链的复制是单一的复制起始，两条链的复制分别在不同时间和部位开始，mtDNA 复制时形成“置换环”结构，称为 D 环复制。

（4）mtDNA 遗传密码的意义与核 DNA 有所不同。

2. 线粒体合成蛋白质的特点

（1）线粒体内蛋白质的合成与线粒体 mtRNA 的转录几乎是同步进行的。

（2）线粒体蛋白质的合成的起始密码是 AUA，不同于胞质合成蛋白质的 AUG 起始密码，起始步骤则是携带 *N*-甲酰甲硫氨酰起始的，与细菌蛋白质合成相似。

（3）一些能够抑制线粒体蛋白质合成的药物，如链霉素、氯霉素和红霉素等抗生素，对细胞质内蛋白质的合成不敏感。

（4）线粒体合成的蛋白质数量有限，并且几乎都是线粒体功能活动的关键酶，大多数蛋白质由核基因编码合成。

（5）线粒体合成蛋白质所需的 tRNA、mRNA 和核糖体等是自身专用的，线粒体编码的 RNA 和蛋白质并不运出线粒体外；相反，构成线粒体核糖体的蛋白质则是由细胞质运入线粒体的。

3. 半自主性细胞器

（1）线粒体具有独立的遗传体系：mtDNA 为一条环状双链 DNA 分子，比细胞核的 DNA 小，遗传信息量少，mtDNA 复制不受细胞周期的影响，在细胞周期的各个阶段都能复制。不同种属 mtDNA 的大小、线粒体遗传密码及 mtDNA 所编码的蛋白质的数量和特性均不同。

（2）线粒体对核基因组具有依赖性：线粒体蛋白质有两个来源：一是内源性的，即线粒体自身合成的，人类 mtDNA 只能编码 13 种多肽；二是外源性的，即在细胞质中合成的蛋白质运输进入线粒体，如 mtDNA 复制需要的 mtDNA 聚合酶、mtRNA 聚合酶、起始因子、延伸因子等，线粒体中绝大部分蛋白质属于外源性蛋白。

总之，线粒体的自主性是有限的，其功能的实现有赖于线粒体基因组与核基因组两套遗传系统的协调作用。

（四）线粒体的增殖与起源

1. 线粒体的增殖 线粒体的分裂增殖主要有三种形式：间壁分裂、收缩分裂和出芽分裂。

2. 线粒体的起源 关于线粒体的起源主要存在两种观点，即内共生假说和非内共生假说。内共生假说认为线粒体起源于厌氧真核细胞内共生的需氧细菌，即线粒体是细胞的内共生体。非内共生假说又称分化假说，认为线粒体的发生是质膜内陷的产物，线粒体 DNA 可能源于质粒 DNA。

（五）线粒体与疾病

1. 线粒体疾病的遗传特征 线粒体疾病的遗传特征主要由 mtDNA 的独特传递规律引起，主要包括 mtDNA 的高突变率、母系遗传、阈值效应、异质性和遗传瓶颈效应。

2. 线粒体疾病的表现形式 线粒体形态、结构和功能的异常与疾病的发生密切相关。这种关系主要表现为两个方面，一是线粒体随着某些疾病的发生发展而产生结构和功能的异常，是细胞水平上的组织病变或损伤的重要表现；二是线粒体基因的突变导致线粒体结构和功能缺陷，从而引起许多疾病的发生，如莱伯（Leber）遗传性视神经病变、肌阵挛癫痫伴破碎红纤维素综合征（MERRF）和线粒体脑肌病伴高乳酸血症和卒中样发作（MELAS）等。通常意义上的线粒体疾病仅指后者，即线粒体基因突变引发的疾病。

二、自 测 题

（一）选择题

单项选择题

1. 糖酵解酶系主要存在于

A. 内质网　B. 溶酶体

C. 线粒体　D. 细胞质基质

E. 高尔基复合体

2. 在线粒体中，三羧酸循环反应进行的场所是

A. 内膜　B. 膜间隙

C. 基质腔　D. 基粒

E. 外膜

3. 细胞有氧呼吸并进行氧化磷酸化的场所是

A. 核糖体　B. 线粒体

C. 细胞膜　D. 粗面内质网

E. 高尔基复合体

4. 线粒体的嵴来源于

A. 外膜　B. 膜间隙

C. 内膜　D. 基质颗粒衍生

E. 内膜外膜共同形成

5. 细胞中含有 DNA 并能产生 ATP 的细胞器是

A. 线粒体　B. 中心体

C. 内质网　D. 溶酶体

E. 过氧化物酶体

6. 在肿瘤细胞中，线粒体

A. 数量增多，嵴数减少　B. 数量减少，嵴数增多

C. 数量和嵴数均减少　D. 数量和嵴数均增多

E. 数量和嵴数均不变

7. 人的 mtDNA 可编码多少种肽

A. 13 种　B. 18 种

C. 30 种　D. 120 种

E. 60 种

8. 线粒体核糖体的沉降系数为

A. 80S　B. 60S

C. 55S　D. 35S

E. 25S

9. 线粒体最富有标志性的结构是

A. 双层膜　B. 嵴

C. 基粒　D. mtDNA

E. 核糖体

10. 关于线粒体的结构和功能，哪种说法不正确

A. 完成细胞氧化的全过程

B. 是由双层膜包被的封闭的细胞器

C. 是含有 DNA 的细胞器

D. 是细胞内形成的 ATP 的中心

E. 不同生物的线粒体的嵴形态不同

11. 下列说法描述线粒体 DNA 最为确切的是

A. 线状 DNA

B. 环状 DNA

C. 与核 DNA 密码略有不同线状 DNA

D. 与核 DNA 密码略有不同的一条环状裸露的 DNA

E. 包括线粒体全部蛋白质遗传信息的 DNA

12. 细胞中含酶最多的细胞器是

A. 核糖体　B. 高尔基复合体

C. 过氧化物酶体　D. 溶酶体

E. 线粒体

13. 正常线粒体的寿命约为 1 周，残损线粒体的清除主要靠

A. 溶酶体的异噬作用　B. 溶酶体的自噬作用

C. 溶酶体的自溶作用　D. 溶酶体的粒溶作用

E. 细胞膜的胞吐作用

14. 在葡萄糖氧化分解过程中，糖酵解发生在

A. 细胞膜　B. 细胞质基质

C. 细胞核　D. 线粒体

E. 高尔基复合体

15. 线粒体 DNA 的存在部位是

A. 存在于线粒体膜间隙，附着于线粒体外膜的内侧

B. 存在于线粒体膜间隙，附着于线粒体内膜的非基质侧

C. 存在于线粒体嵴的内腔，附着于线粒体内膜的非基质侧

D. 存在于线粒体基质中或依附于线粒体内膜的基质侧

E. 存在于线粒体内膜的基粒上

16. mtDNA 复制和转录所需要的酶的来源是
A. 由细胞核基因编码，在细胞质中合成
B. 由线粒体基因编码，在线粒体基质中合成
C. 由细胞核和线粒体基因共同编码，在细胞质中合成
D. 由细胞核和线粒体基因共同编码，在线粒体基质中合成
E. 由细胞核和线粒体基因共同编码，分别在细胞质和线粒体基质中合成

17. mtDNA 上基因的特点是
A. 排列紧密，无非编码序列
B. 排列紧密，只有很少的非编码序列
C. 排列不紧密，基因之间具有无相互重叠现象
D. 排列不紧密，非编码序列较长
E. 为断裂基因，内含子与外显子相间排列

18. 下列由两层单位膜围成的细胞器是
A. 溶酶体 B. 过氧化物酶体
C. 线粒体 D. 内质网
E. 高尔基复合体

19. 在线粒体中由 ADP 到 ATP 的过程发生在
A. 线粒体膜间隙 B. 线粒体嵴间腔
C. 基粒 D. 线粒体基质
E. 线粒体内膜

20. 线粒体基粒位于
A. 线粒体外膜 B. 线粒体内嵴
C. 线粒体膜间隙 D. 线粒体基质
E. 线粒体内膜、外膜共同形成

21. 线粒体内外膜相互接触所形成的通道结构是
A. 转运体 B. 转位接触点
C. 核孔复合体 D. 基粒 E. 分子伴侣

22. 下列各种膜中，蛋白/脂类比值最高的膜是
A. 质膜 B. 高尔基复合体膜
C. 线粒体内膜 D. 线粒体外膜
E. 内质网膜

23. 线粒体膜特有的磷脂成分是
A. 卵磷脂 B. 鞘磷脂
C. 磷脂酰乙醇胺 D. 心磷脂
E. 磷脂酰胆碱

多项选择题

24. 关于线粒体遗传特性的描述，正确的是
A. 线粒体自身存在遗传物质 DNA
B. 线粒体 DNA 呈环状
C. 线粒体有核糖体，可以合成自身的蛋白质
D. 线粒体在细胞周期中可以进行增殖
E. 线粒体的生物发生受细胞核和线粒体基因共同控制

25. 关于线粒体结构的描述，正确的是
A. 线粒体是由双层单位膜套叠而成的封闭性膜囊结构
B. 线粒体是细胞中唯一具有遗传物质的结构
C. 线粒体嵴是线粒体最具代表性的结构
D. 线粒体外膜有核糖体附着
E. 线粒体核糖体的基本结构与原核生物相似

26. 关于线粒体的描述，正确的是
A. 线粒体是细胞的能量供应中心
B. 线粒体在细胞中多聚集在生理功能旺盛，需要能量供应的区域
C. 线粒体可以完成糖类的分解全过程
D. 线粒体的增殖方式与真核细胞不同为无丝分裂
E. 线粒体是敏感而多变的细胞器，其形态可随细胞类型的不同而不同

27. 线粒体生物发生的内共生学说的主要依据是
A. 线粒体自身存在遗传物质 DNA
B. 线粒体 DNA 呈环状
C. 线粒体是可以自身独立生活的结构
D. 线粒体可以自我增殖
E. 线粒体的生物发生受细胞核和线粒体基因共同控制

28. 关于线粒体 DNA 复制描述正确的是
A. 线粒体 DNA 的复制是双向进行的
B. 线粒体 DNA 的复制过程需要消耗能量
C. 线粒体 DNA 的复制为不对称复制
D. 线粒体 DNA 的复制属于半保留复制
E. 线粒体 DNA 的复制在细胞间期的 G_2 期进行

29. 线粒体的半自主性主要表现在
A. 线粒体自身存在遗传物质 DNA
B. mtDNA 复制和转录所需要的酶需要核基因参与
C. 线粒体有核糖体，可以合成自身的蛋白质
D. 线粒体可以在细胞周期中进行增殖
E. 线粒体的生物发生受细胞核和线粒体基因共

同控制

30. 线粒体的数目

A. 一旦形成就不发生改变

B. 不同类型细胞线粒体的数目不同

C. 可在不同的生理条件下发生改变

D. 在病理条件下可以发生改变

E. 可随细胞发育阶段的不同而发生改变

31. 葡萄糖彻底氧化分解和能量转换的场所主要有

A. 核糖体　　B. 粗面内质网

C. 线粒体　　D. 高尔基复合体

E. 细胞质基质

32. 关于线粒体 DNA，下列说法正确的是

A. 为双链闭合环状结构

B. 含有 16 569 个碱基对

C. 内环称为轻链

D. 外环称为重链

E. 线粒体 DNA 与组蛋白结合

33. 线粒体 DNA 上的基因

A. 排列紧密　　B. 排列不紧密

C. 有内含子　　D. 无内含子

E. 具有基因重叠现象

34. 人缺血时间过长得不到治疗和矫正时，线粒体表现为

A. ATP 含量升高　　B. ATP 酶活性降低

C. 体积增大　　D. 体积缩小

E. 解体

35. 下列哪些疾病与线粒体有关

A. 感冒　　B. 克山病

C. 肿瘤　　D. 外伤

E. 线粒体肌病

36. 线粒体 DNA 的特点是

A. 线状　　B. 环状

C. 与组蛋白结合　　D. 不与组蛋白结合

E. 单链

37. 线粒体 DNA 复制和转录所需的酶类

A. 由线粒体基因编码

B. 由核基因编码

C. 在细胞核中合成

D. 在细胞质中合成

E. 在线粒体基质中合成

38. 关于线粒体基粒，下列说法正确的是

A. 又称为 ATP 合酶

B. 由头部、柄部和基片构成

C. 基片嵌入线粒体内膜中

D. 柄部能够催化 ADP 磷酸化生成 ATP

E. 头部呈圆球形

（二）名词解释

1. 细胞呼吸　**2.** 膜间隙　**3.** 呼吸链　**4.** 基粒　**5.** 氧化磷酸化　**6.** 转位接触点

（三）简答题

1. 简述线粒体的超微结构和功能。

2. 简述线粒体嵴上基粒的结构和功能。

3. 简述细胞呼吸的特点。

（四）论述题

1. 线粒体的半自主性。

2. 细胞核编码的蛋白质是如何进入线粒体的？

3. 在线粒体中能量是如何转化的？

三、参考答案

（一）选择题

单项选择题

1. D　**2.** C　**3.** B　**4.** C　**5.** A　**6.** C
7. A　**8.** C　**9.** B　**10.** A　**11.** D　**12.** E
13. B　**14.** B　**15.** D　**16.** A　**17.** B　**18.** C
19. C　**20.** B　**21.** B　**22.** C　**23.** D

多项选择题

24. ABCDE　**25.** ACDE　**26.** ABDE　**27.** ABDE
28. ABCD　**29.** ABCDE　**30.** BCDE　**31.** CE
32. ABCD　**33.** ADE　**34.** BCE　**35.** BCE
36. BD　**37.** BD　**38.** ABCE

（二）名词解释

1. 细胞呼吸：在细胞内特定的细胞器（主要是线

粒体）内，在 O_2 的参与下，分解各种生物大分子物质，产生 CO_2；与此同时分解代谢所释放的能量储存于 ATP 中的过程称为细胞呼吸。

2. 膜间隙：线粒体内膜与外膜之间的空间称为膜间隙。

3. 呼吸链：位于线粒体内膜上的、由多个复合物组成的，可将三羧酸循环产生的 H 传给 O，并生成 H_2O 的电子传递体系。

4. 基粒：指位于线粒体内膜和嵴上靠近基质一侧，由可溶性酶组成的，能催化 ATP 合成的带柄的球形结构。

5. 氧化磷酸化：指发生在活细胞中的，供能物质被氧化分解释放能量，同时伴有 ATP 等含有高能磷酸键的物质产生的过程。

6. 转位接触点：指线粒体内外膜之间相互接触的部位，在这些部位膜间隙变狭窄，是线粒体蛋白从细胞质向线粒体基质输入的通道。

（三）简答题

1. 线粒体的超微结构和功能：电镜下，线粒体是由两层单位膜包围而成的囊状结构。

（1）外膜：光滑平整具有小孔。

（2）内膜和内部空间：内膜上有线粒体的标志性结构——嵴，还有基粒。基粒可分为头部、柄部、基部三部分，可催化 ADP 磷酸化生成 ATP。

（3）两层膜之间为膜间隙，又称为外室；嵴与嵴之间的空腔称为嵴间腔，又称为内室。

（4）基质：含有遗传物质 mtDNA，核糖体、蛋白质、氧化磷酸化酶系等，可催化 DNA 复制、转录、RNA 合成、蛋白质合成，三羧酸循环和能量转化过程。

线粒体是细胞进行有氧呼吸的功能中心，细胞中 95%以上的能量来自线粒体。所以，线粒体的功能是为细胞的生命活动提供能量。

2. 线粒体嵴上基粒的结构和功能：基粒位于线粒体内膜和嵴上，含有头部、柄部和基部三部分。

（1）头部：球形。为可溶性 ATP 酶，是线粒体内能量转换、合成 ATP 的关键部位。

（2）柄部：杆状，为寡霉素敏感蛋白（OSCP），是细胞呼吸释放能量的中转站，也是使 F_1 对药物寡霉素敏感的蛋白，可使 F_1 催化合成 ATP 的活性被寡霉素抑制。

（3）基部：镶嵌于内膜中，为疏水蛋白（F_0 因子）可能是 H^+ 的导体，能传递 H^+ 并通过内膜交给 F_1 的催化部位。

3. 细胞呼吸的特点

（1）细胞呼吸是在线粒体中进行的一系列由酶系所催化的氧化还原反应。

（2）细胞呼吸可以将储存在功能物质中的化学能转变为机体生命活动可用的能量，并储存于 ATP 高能磷酸键中。

（3）细胞呼吸过程分步进行，能量逐级释放，ATP 可以通过不同反应产生。

（4）细胞呼吸在恒温和恒压条件下进行。

（5）反应过程需要 H_2O 的参与。

（四）论述题

1. 线粒体的半自主性

（1）线粒体有自身的 DNA，具有遗传上的自主性。线粒体内存在着自身的 DNA（mtDNA）和完整的遗传信息传递与表达系统。能合成自身的 mRNA、tRNA、rRNA，并生成自身的蛋白质，具有一定的遗传性。线粒体 DNA 环状、裸露。核糖体 55S，遗传密码与核的遗传密码也有差异。

（2）线粒体的自主性是有限的，功能的实现有赖于两套遗传系统的协调作用。

线粒体 DNA 只含有 13 种蛋白质的遗传信息，占线粒体全部蛋白质的 10%，其余 90%蛋白质由核 DNA 编码；线粒体的 DNA 转录和翻译所需的酶由核 DNA 编码；线粒体的生物发生是核 DNA 和 mtDNA 分别受控的过程。线粒体基础支架的形成、DNA 的复制、转录、线粒体的生长、增殖等生理过程高度依赖核基因编码的蛋白质，而内膜上的氧化磷酸化的位点的分化受核 DNA 和 mtDNA 共同控制。

2. 细胞核编码的蛋白质进入线粒体的过程：线粒体生命活动中有近 90%蛋白质是由细胞核编码，在细胞质中产生后转移到线粒体中的。线粒体蛋白质形成后，与分子伴侣相关复合物相互作用，增加蛋白转运的准确性；与另一种分子伴侣热激蛋白 70（HSP70）结合，防止蛋白形成不可解开的构象，使前体蛋白去折叠，防止已经松弛的前体蛋白聚集。当前体蛋白到达线粒体表面时，在分子伴侣和 ATP 水解酶的作用下，前体蛋白与 HSP70 分离。然后在线粒体膜上至少与三个输入受体结合，进入线粒体外膜的输入通道。

前体蛋白的前导肽链进入线粒体腔，在分子伴侣线粒体基质 HSP70（mtHSP70）的协助下，肽链迅速穿越线粒体膜进入线粒体。当蛋白质跨膜转运到线粒体后，在分子伴侣 mtHSP70 和 HSP60、HSP10 的协助下，重新折叠，恢复天然构象，行使相应功能。

3. 细胞内线粒体中能量的转化大致经历了三个阶段

（1）大分子降解和糖酵解：在细胞质基质中，大分子物质蛋白质水解成氨基酸，脂肪分解成脂肪酸和甘油，多糖分解成单糖（如葡萄糖）。其中氨基酸和脂肪酸经活化进入线粒体，葡萄糖在细胞质基质中进行无氧酵解形成 2 分子的丙酮酸进入线粒体。同时生成 2 对 H，经递氢体 NAD 携带形成 2 分子 $NADH+H^+$，另 1 个 H^+则留在细胞质基质中。此过程净生成 2 分子 ATP。

（2）三羧酸循环（TAC 循环）：在线粒体基质中，在丙酮酸脱氢酶的作用下，丙酮酸被分解为乙酰辅酶 A。脂肪酸活化后形成脂酰辅酶 A，脂酰辅酶 A 在脂肪酸氧化多酶复合体的作用下形成乙酰辅酶 A。

乙酰辅酶 A 与草酰乙酸缩合形成柠檬酸进入三羧酸循环。在三羧酸循环酶系的作用下，经过一系列氧化脱氢、脱羧反应，乙酰辅酶 A 被彻底氧化分解，产生 1 分子 GTP、2 分子 CO_2 和 4 对 H（$8H^+$+8e），为氧化磷酸化提供氢离子。

（3）电子传递和氧化磷酸化：三羧酸循环脱下的 H 首先解离为 H^+和 e，e 传递到线粒体内膜的呼吸链，经过呼吸链上 4 个复合物的传递，NADH 和 $FADH_2$ 把从食物氧化得来的电子传递给氧分子，使 1/2 O_2 成为 O^{2-}，O^{2-}最终与线粒体基质中的 2 个 H^+化合生成水，完成氧化过程。而 H^+在传递过程中，逐级释放能量，激发 F_0-F_1-ATP 酶复合体，使 ADP 磷酸化形成 ATP。1 分子葡萄糖彻底氧化分解可以产生 38（或 36）个 ATP。

综上所述，大分子物质蛋白质、脂肪、多糖经过以上 3 个过程被彻底氧化分解，储存在蛋白质、脂肪、多糖分子中的化学能，经过磷酸化过程转变为机体可利用的能量 ATP，完成能量转化过程。

（李鹏辉）

第七章　细 胞 骨 架

一、重点难点提要

细胞骨架（cytoskeleton）：是指真核细胞质中的蛋白质纤维网架体系，它对于维持细胞形态、细胞内物质运输、细胞分裂和染色体分离等均起到重要作用。细胞骨架由微管（microtubule，MT）、微丝（microfilament，MF）和中间纤维（intermediate filament，IF）3 类蛋白质纤维构成。

（一）微管

1. 微管的形态结构和化学组成

（1）微管蛋白：微管的主要成分为 α 微管蛋白（α-tubulin）和 β 微管蛋白（β-tubulin），占微管总蛋白的 80%～95%。α、β 微管蛋白异二聚体是微管组装的基本单位。γ 微管蛋白存在于微管组织中心。

（2）形态结构：微管由 α、β 微管蛋白异二聚体首尾相接形成原丝，13 根原丝以非共价键形成中空管状结构。微管具有极性。

（3）存在形式：单管微管、二联管微管和三联管微管。其中单管微管不稳定易发生解聚。

2. 微管的组装和去组装　微管的组装过程分为三个时期：成核期、聚合期和稳定期。

成核期：在该期由 α 和 β 微管蛋白聚合成短的寡聚体核心，接着 α、β 微管蛋白异二聚体在其两端和侧面增加使之扩展成片状带，当片状带加宽至 13 根原丝时即合拢成一段微管。该期是微管聚合的限速过程因此又称为延迟期。

聚合期：该期中细胞内存在高浓度的游离 α、β 微管蛋白，聚合速度大于解聚速度，新的异二聚体不断加到微管正端，微管延长，因此又称为延长期。

稳定期：细胞质中游离的 α、β 微管蛋白下降到临界浓度，微管的组装（聚合）与去组装（解聚）速度相等，微管长度相对恒定因此又称为平衡期。

（1）微管的体外组装：在体外，只要微管蛋白异二聚体达到一定的临界浓度（约为 1mg/ml），适当的 pH（pH6. 9）和温度（37℃），有 Mg^{2+}存在、无 Ca^{2+}的条件下，异二聚体即可组装成微管同时需要由 GTP 提供能量。

微管的一端结合 GTP 微管蛋白，使微管不断延长为正极；另一端具有 GDP 的微管蛋白解聚，微管长度不断缩短为负极。

（2）微管的体内组装：γ 微管蛋白以复合物的形式存在，称 γ 微管蛋白环状复合体（tubulin ring complex，γ-TuRC），存在于微管组织中心，是微管装配的起始结构。微管核心形成后，游离的微管蛋白异二聚体以一定方向添加到 γ 微管蛋白环上包裹微管负端，微管从此生长、延长。

（3）微管组装的动态调节-非稳态动力学模型：微管的装配具有动态不稳定性，同时进行着组装和去组装。

当微管快速延长时，GTP 微管蛋白异二聚体不断组装到微管正极（+），此时组装速度大于 GTP 水解速度，形成的 GTP 帽（GTP-cap）防止微管解聚，促进微管生长；当 GTP 微管蛋白组装速度下降，小于 GDP 水解速度，GTP 帽消失，微管趋于解聚。

（4）特异性药物可以影响细胞内微管的组装和去组装：紫杉醇促进微管蛋白的装配，长春新碱抑制微管蛋白的聚合，秋水仙碱促进微管的解聚。

3. 微管结合蛋白 主要包括微管结合蛋白-1、微管结合蛋白-2、Tau 蛋白、微管结合蛋白-4。微管结合蛋白是结合在微管表面的辅助蛋白，维持微管的稳定及与其他细胞器之间的连接。

4. 微管的主要功能

（1）支持和维持细胞形态。

（2）参与细胞内物质运输：马达蛋白（驱动蛋白、动力蛋白）。

（3）维持细胞内细胞器的定位与分布。

（4）微管与细胞运动关系密切：参与中心粒、纤毛和鞭毛的形成。

（5）微管参与细胞有丝分裂的染色体运动。

（6）微管参与细胞内信号传递。

（二）微丝

微丝以束状、网状或散在等多种方式存在于细胞质中。

1. 微丝的形态结构和化学组成

（1）肌动蛋白：微丝的主要结构成分是肌动蛋白。

肌动蛋白在细胞内主要以两种形式存在：外观呈哑铃形的单体，称为球状肌动蛋白（globular actin，G-actin）；由球状肌动蛋白单体形成的纤维状多聚体，也称为纤丝状肌动蛋白（filamentous actin，F-actin）。

（2）形态结构：微丝是由两条肌动蛋白单链聚合而成的双螺旋结构。

由于肌动蛋白单体具有极性，装配时首尾相接形成螺旋状纤维，因此微丝也有极性。一端为相对迟钝和生长慢的负端；另一端为生长快的正端。

2. 微丝结合蛋白 微丝结合蛋白可分为 3 类：

（1）与纤丝状-肌动蛋白聚合有关蛋白，如抑制蛋白。

（2）与微丝结构有关蛋白，如细丝蛋白。

（3）与微丝收缩有关蛋白，如膜结合蛋白。

3. 微丝的组装和去组装 微丝是一种动态结构，在一定条件下，不断进行组装和解聚，组装过程分为三个时期：成核期、延长期和稳定期。

成核期：是微丝组装的起始限速过程，又称延迟期。此期 2 个球状肌动蛋白单体开始聚合形成二聚体，但不稳定、易水解，第 3 个球状肌动蛋白单体聚合后形成三聚体才稳定，即核心形成。

延长期：一旦核心形成，球状肌动蛋白便迅速地在核心两端聚合，微丝具有极性，正端的组装速度明显快于负端。

稳定期：微丝延长到一定时期，肌动蛋白组装速度与其从微丝上解离的速度达到平衡，此时两端的组装延长与解聚缩短仍在进行，微丝的长度基本不变。这种现象称为踏车现象。

（1）微丝的体外组装：体外组装中，要具有球状肌动蛋白浓度（达到临界浓度以上）、一定的盐浓度（主要是 Mg^{2+}和 K^{+}）并有 ATP 存在才能进行。

结合 ATP 的肌动蛋白组装到纤维末端后，ATP 水解为 ADP，结合 ADP 的肌动蛋白对纤维末端的亲和力低，易发生去组装。

当微丝组装速度快于 ATP 水解为 ADP 的速度时，微丝的末端会形成肌动蛋白 ATP 帽，此结构稳定可持续组装；反之，当微丝组装速度慢于 ATP 水解为 ADP 的速度时，结构不稳定，ADP 肌动蛋白单体易从微丝上解聚。

（2）多种药物影响微丝组装：细胞松弛素 B（cytochalasin B）抑制微丝组装；鬼笔环肽（phalloidin）抑制微丝解聚。

4. 微丝的功能

（1）构成细胞的支架并维持细胞的形态。

（2）参与细胞的运动。微丝可以通过不同的方式产生运动：一种是滑动机制，如微丝与肌球蛋白丝相互滑动；另一种是通过微丝束的聚合和解聚。

（3）参与细胞内的物质运输活动。在马达蛋白家族中，肌球蛋白以微丝为轨道参与运输。

（4）参与细胞质的分裂。质膜下，由大量平行排列但具有不同极性的微丝构成收缩环，相对滑动伴随解聚从而完成细胞质分裂。

（5）参与肌肉收缩。

（6）参与受精作用。

（7）参与细胞内信息传递。

（三）中间纤维

1. 中间纤维的主要类型和组成成分

（1）中间纤维蛋白：中间纤维的主要结构成分是中间纤维蛋白。

（2）主要类型：角蛋白、结蛋白、外周蛋白、胶质原纤维酸性蛋白、波形蛋白、神经丝蛋白、巢蛋白等。此外，位于细胞核中的核纤层蛋白 A、B、C 也属于中间纤维蛋白。

2. 中间纤维蛋白的分子结构 中间纤维蛋白呈线性结构，它们都有共同的结构特点：一个 α 螺旋的杆状区，两侧非 α 螺旋的球形头部（N 端）及尾部（C 端）构成。

杆状区是中间纤维的结构基础，是高度保守的。头部和尾部的氨基序列是可变的，各种中间纤维蛋白之间的区别主要取决于头部、尾部的氨基酸序列不同。

3. 中间纤维结合蛋白 中间纤维结合蛋白具有中间纤维类型特异性；表达具有细胞专一性；不同的中间纤维结合蛋白可存在于同一细胞中；在细胞中某些中间纤维结合蛋白的表达与细胞的功能和发育状态有关。

4. 中间纤维的组装与调节 中间纤维的装配不需要 ATP、GTP 或中间纤维结合蛋白的参与，也不依赖蛋白质单体浓度和温度。

（1）两个平行的中间纤维蛋白分子 α 螺旋杆状区之间形成双股螺旋的二聚体。

（2）两个螺旋二聚体反向平行相连组装成四聚体亚单位，此时四聚体中的 2 个二聚体是反向平行组装的，因此两端对称而无极性。

（3）四聚体首尾相接形成一条原纤维。

（4）八条原纤维侧向相互作用形成一根中间纤维。

在多数情况下，细胞内几乎全部的中间纤维蛋白分子呈完全聚合态，只有很少的游离性四聚体。

目前认为，中间纤维的组装和去组装是通过中间纤维蛋白丝氨酸和苏氨酸残基的磷酸化和去磷酸化来调节的。

5. 中间纤维的功能

（1）在细胞内形成完整的支撑网架系统。

（2）为细胞提供机械强度支持。

（3）参与细胞分化。

（4）参与细胞遗传信息的传递。

6. 细胞骨架三种组分的比较　如表 3-3 所示。

表 3-3　细胞骨架三种组分的比较

	微管	微丝	中间纤维
基本单位	α、β 微管蛋白异二聚体	肌动蛋白	中间纤维蛋白
结合核苷酸	GTP	ATP	无
直径	约 25nm	约 7nm	约 10nm
结构	13 根原丝构成中空管状结构	双链螺旋	8 个四聚体组成中间纤维
极性	有	有	无
组织特异性	无	无	有
蛋白库	有	有	无
踏车现象	有	有	无
动力结合蛋白	动力蛋白，驱动蛋白	肌球蛋白	无
特异性药物	秋水仙碱、长春新碱、紫杉醇	细胞松弛素 B、鬼笔环肽	无

（四）细胞骨架与疾病

1. 细胞骨架与肿瘤

（1）在肿瘤细胞中，三联微管组成的中心体失去了正常的垂直排列而是无序紊乱排列。

（2）微丝应力纤维破坏和消失。

（3）由于不同类型中间纤维严格的分布在不同类型的细胞中，利用这一特性可鉴别肿瘤组织来源及细胞类型，为临床诊断提供依据。

2. 细胞骨架与神经系统疾病　许多神经系统疾病与骨架蛋白异常表达相关，如阿尔茨海默病患者脑神经元中存在高度磷酸化 Tau 蛋白的积累且存在大量损伤的神经元纤维。

3. 细胞骨架与遗传性疾病　人类纤毛不动综合征作为一种遗传性疾病，可致气管上皮纤毛、精子尾部鞭毛不能运动，导致慢性气管炎和男性不育，其发病是由于构成纤毛、鞭毛结构的动力蛋白臂缺失。

二、自　测　题

（一）选择题

单项选择题

1. 由微管组成的结构是

A. 核纤层　　B. 黏着斑

C. 收缩环　　D. 鞭毛

E. 片状伪足

2. 以下哪项是微管组装的影响因素

A. 肌球蛋白　　B. ATP

C. 鬼笔环肽　　D. GTP

E. 肌动蛋白

3. 微丝的主要化学组成是

A. 核酸　　B. 糖类

C. 脂类　　D. 蛋白质

E. 蛋白质和脂类

4. 以下哪种细胞骨架与胞质环流有关

A. 微管　　B. 微丝

C. 中间纤维　　D. 三联管
E. 核纤层

5. 细胞内的物质运输过程中，沿微管由正极向负极运输的蛋白质是
A. 驱动蛋白　　B. 动力蛋白
C. 球状肌动蛋白　　D. 肌球蛋白
E. 纤丝状肌动蛋白

6. 以下哪种结构属于微管组织中心（MTOC）
A. 高尔基复合体　　B. 随体
C. 线粒体　　D. 端粒
E. 中心体

7. 能够专一抑制微丝组装的物质是
A. 秋水仙碱　　B. 鬼笔环肽
C. 长春新碱　　D. 细胞松弛素 B
E. 紫杉醇

8. 肌细胞中细肌丝的化学本质是
A. 肌球蛋白　　B. 肌动蛋白
C. 微管蛋白　　D. 动力蛋白
E. 中间纤维单体蛋白

9. 与阿尔茨海默病相关的蛋白是
A. MAP-1　　B. MAP-2
C. Tau　　D. α 微管蛋白
E. MAP-4

10. 下列具有组织特异性的结构是
A. 微丝　　B. 微管
C. 中间纤维　　D. 高尔基复合体
E. 内质网

11. 细胞分裂末期，构成收缩环的是
A. 微丝　　B. 微管
C. 中间纤维　　D. 二联微管
E. 三联微管

12. 能促进微管组装的药物是
A. 紫杉醇　　B. 细胞松弛素 B
C. 鬼笔环肽　　D. 秋水仙碱
E. 长春新碱

13. 微管组装过程中，能促进微管延长的结构是
A. ATP 帽　　B. ADP 帽
C. GTP 帽　　D. GDP 帽
E. TTP 帽

14. 能引起肌动蛋白纤维丝快速解聚，形成肌动蛋白单体的蛋白质是
A. 单体隔离蛋白
B. 肌动蛋白纤维解聚蛋白
C. 末端阻断蛋白
D. 纤维切割蛋白
E. 交联蛋白

15. 参与肌肉收缩的结构是
A. 微管　　B. 微丝　　C. 中间纤维
D. 纺锤体　　E. 中心体

16. 人类不动纤毛征是一种常染色体隐性遗传病，其病因与以下哪个结构异常有关
A. 微管　　B. 微丝　　C. 中间纤维
D. 细胞核　　E. 线粒体

17. 由 13 根原丝围成的管状结构是
A. 单管微管　　B. 二联微管　　C. 三联微管
D. 微丝　　E. 纤丝状肌动蛋白

18. 核纤层蛋白属于
A. 肌动蛋白　　B. 肌球蛋白　　C. 微管蛋白
D. 驱动蛋白　　E. 中间纤维蛋白

19. 能够与已经存在的肌动蛋白纤维结合并将它一分为二的蛋白质是
A. 单体隔离蛋白　　B. 肌动蛋白纤维解聚蛋白
C. 末端阻断蛋白　　D. 纤维切割蛋白
E. 交联蛋白

20. 可用于鉴别肿瘤细胞的类型及其来源，对肿瘤诊断有重要作用的是
A. 微管　　B. 细胞核　　C. 中间纤维
D. 微丝　　E. 线粒体

21. 组成微管蛋白异二聚体的是
A. 2 个 α 微管蛋白　　B. 2 个 β 微管蛋白
C. 一个 α 微管蛋白和一个 β 微管蛋白
D. 一个 α 微管蛋白和一个 γ 微管蛋白
E. 一个 β 微管蛋白和一个 γ 微管蛋白

22. 一根完整的中间纤维，横截面由几个中间纤维蛋白分子组成
A. 4　　B. 8　　C. 16
D. 32　　E. 64

23. 细胞器的定位与哪一种细胞骨架有关
A. 微管　　B. 核纤层　　C. 中间纤维
D. 微丝　　E. 以上都不是

24. 中间纤维没有极性是因为在组装至（　）时便没有了极性

A. 二价体　B. 四分体　C. 八聚体

D. 二聚体　E. 四聚体

25. 关于微管体内组装过程描述正确的是

A. 微管的延长和缩短都在负极

B. 微管的延长和缩短都在正极

C. 微管的延长在正极，缩短在负极

D. 微管的延长在负极，缩短在正极

E. 微管的两极都可以发生延长和缩短

26. 鞭毛、纤毛的基体部由下列哪种微管构成

A. 微丝　B. 中间纤维　C. 单管

D. 二联管　E. 三联管

27. 上皮细胞所特有的中间纤维是

A. 结蛋白　B. 角蛋白　C. 集束蛋白

D. 纤维微丝　E. 张力微丝

28. 中间纤维蛋白的结构中，保守的区域是

A. 头部　B. 尾部　C 中间杆部

D. C 端　E. N 端

29. 以下与微丝无关的是

A. 吞噬作用　B. 变形运动　C. 支持作用

D. 主动运输　E. 变皱膜运动

30. 可以促进截断鞭毛再生的结构是

A. 微管组织中心　B. 核纤层　C. 核骨架

D. 微丝　E. 中间纤维

31. 下列哪种纤维不属于中间纤维

A. 胶质蛋白纤维　B. 肌原纤维

C. 角蛋白纤维　D. 波形蛋白纤维

E. 结蛋白纤维

32. 有关中间纤维描述有误的是

A. 不同类型中间纤维的差异在于头尾两端的多样性

B. 中间纤维分子的杆状区是由约 310 个氨基酸的 α 螺旋组成

C. 中间纤维的直径介于微管和微丝之间

D. 中间纤维是细胞骨架中最复杂的成分

E. 中间纤维的稳定性较微管和微丝差

多项选择题

33. 细胞骨架包括

A. 中间纤维　B. 微管　C. 染色体

D. 微丝　E. 内质网

34. 以下结构由微管构成的是

A. 鞭毛　B. 纺锤体　C. 中心体

D. 染色体　E. 纤毛

35. 有关微管描述正确的是

A. 微管主要由 α、β、γ 三种微管蛋白组成

B. 细胞质中单管居多

C. 微管直径比微丝大

D. 细胞松弛素可抑制微管组装

E. 分为单管、二联微管、三联微管

36. 中间纤维种类、外形和性质的差异归因于

A. 角质蛋白纤维　B. 波形蛋白纤维

C. 杆状区　D. 头部　E. 尾部

37. 关于微管超微结构描述正确的是

A. 外径 25nm　B. 呈实心圆柱形

C. 管壁厚 5nm　D. 原丝由微管蛋白组成

E. 管壁由 13 条原丝组成

38. 微管在细胞中的主要存在形式

A. 单管微管　B. 二联管微管

C. 三联管微管　D. 四联管微管

E. 五联管微管

39. 对中间纤维蛋白结构描述正确的是

A. 为纤维状结构

B. 为管状结构

C. 两端是由氨基酸组成的化学性质不同的头部和尾部

D. 杆状区为氨基酸组成的保守区

E. 直径介于粗肌丝和细肌丝之间

40. 有关微管组装叙述正确的是

A. 微管的组装分阶段进行

B. 微管可随细胞的生命活动不断地组装与去组装

C. 微管的极性对细胞内物质运输有重要意义

D. 微管的组装和解聚具有动态不稳定性

E. 微管两端的组装速度是相同的

41. 关于动力蛋白臂叙述正确的是

A. 动力蛋白臂与微管的滑动无关

B. 动力蛋白臂具有 ATP 酶活性

C. 动力蛋白臂为纤毛和鞭毛的运动提供动力

D. 缺乏动力蛋白臂的人易上呼吸道感染

E. 动力蛋白臂缺失易引起男性不育

42. 影响微管组装的因素包括

A. GTP 浓度 B. 离子浓度 C. 温度

D. pH E. ATP 浓度

43. 微丝的主要功能有

A. 构成细胞的支架并维持细胞的形态

B. 参与肌肉收缩和受精作用

C. 参与细胞分裂和细胞运动

D. 参与细胞内信号传递

E. 参与细胞内物质运输

44. 参与细胞分裂并由细胞骨架组成的结构有

A. 收缩环 B. 染色体

C. 中心粒 D. 纺锤体

E. 赤道板

45. 微管的主要功能有

A. 构成细胞的支架并维持细胞的形态

B. 参与肌肉收缩和受精作用

C. 参与细胞分裂时染色体的运动

D. 参与细胞器定位与细胞内物质运输

E. 参与细胞内信号传递和细胞运动

46. 参与微管装配的微管结合蛋白有

A. 动力蛋白 B. 驱动蛋白

C. 微管结合蛋白-1 D. 微管结合蛋白-2

E. Tau 蛋白

47. 有关肌肉收缩描述正确的是

A. 当肌肉放松时，细肌丝中的原肌球蛋白隔在肌动蛋白横桥之间

B. 横纹肌收缩过程需要 ATP 提供能量

C. 横纹肌收缩是肌原纤维的细肌丝和粗肌丝相互滑动造成的

D. 肌肉放松时，细肌丝不与粗肌丝结合在一起

E. 当 Ca^{2+}浓度下降时，肌钙蛋白构型改变，触发肌丝滑动

48. Ⅱ型肌球蛋白的特征包括

A. 头部含有与肌动蛋白结合的位点

B. 轻链位于颈部

C. 由轻链和重链组成

D. 颈部通过与钙调素的结合来调节头部的活性

E. 头部含有与 ATP 结合的位点，具有水解 ATP 的能力

（二）名词解释

1. 细胞骨架 **2.** 微管 **3.** 马达蛋白 **4.** GTP 帽 **5.** 微丝 **6.** 踏车现象 **7.** 收缩环 **8.** 中间纤维

（三）简答题

1. 微管装配的三个基本过程及影响因素有哪些？

2. 如何理解微管的动态不稳定性？举例说明细胞骨架的动态不稳定性与细胞生命活动的关系？

3. 微丝的化学组成及其在细胞中的功能有哪些？

4. 简述中间纤维的结构及功能。

5. 微丝是如何组装的？

（四）论述题

1. 试述微管、微丝和中间纤维的关系。

2. 试述微管的化学组成、类型和功能。

3. 什么是微管组织中心？细胞内有哪些结构可以起到微管组织中心的作用？微管体内组装与体外组装有何区别？

三、参考答案

（一）选择题

单项选择题

1. D **2.** D **3.** D **4.** B **5.** B **6.** E

7. D **8.** B **9.** C **10.** C **11.** A **12.** A

13. C **14.** B **15.** B **16.** A **17.** A **18.** E

19. D **20.** C **21.** C **22.** D **23.** A **24.** E

25. B **26.** E **27.** B **28.** C **29.** D **30.** A

31. B **32.** E

多项选择题

33. ABD **34.** ABCE **35.** ABCE **36.** DE

37. ACDE **38.** ABC **39.** ACDE **40.** ABCD

41. BCDE **42.** ABCD **43.** ABCDE **44.** ACD

45. ACDE **46.** CDE **47.** ABC **48.** ABCDE

（二）名词解释

1. 细胞骨架：是指真核细胞质中的蛋白质纤维网架体系，它对于维持细胞形态、细胞内物质运

输、细胞分裂和染色体分离等均起到重要作用。细胞骨架由微管、微丝和中间纤维 3 类蛋白质纤维构成。

2. 微管：在真核细胞质中，由微管蛋白和微管结合蛋白组成的中空管状结构，呈网状或束状分布，可形成纺锤体、中心体、鞭毛和纤毛等细胞特化结构，并在支持细胞形态、细胞器定位、细胞内物质运输和细胞分裂等方面起到重要作用。

3. 马达蛋白：是一类利用 ATP 水解产生能量驱动自身携带运载物沿着微管或肌动蛋白丝运动的蛋白质。可分为三个家族：动力蛋白、驱动蛋白和肌球蛋白家族。

4. GTP 帽：当微管快速延长时，GTP 微管蛋白异二聚体不断组装到微管正极（+），此时组装速度大于 GTP 水解速度，GTP 微管蛋白在增长的微管末端彼此牢固结合，形成了 GTP 帽，防止微管解聚且促进微管生长。

5. 微丝：在真核细胞质中由肌动蛋白构成的直径约 7nm 的骨架纤维，可呈束状、网状或纤维状，在细胞形态的维持及细胞的运动中起着重要作用。

6. 踏车现象：在一定条件下，像微管、微丝这样极性细胞结构组装速度与解聚的速度达到平衡，此时组装延长与解聚缩短仍在进行，但长度基本不变，这种现象称为踏车现象。

7. 收缩环：由大量平行排列但具有不同极性的微丝组成，收缩动力来自肌动蛋白和肌球蛋白的相对滑动。

8. 中间纤维：广泛存在于真核细胞中，由蛋白质构成的一类结构坚韧的纤维丝，其直径介于微管和微丝之间，在支持细胞形态、为细胞提供机械强度支持等方面起重要作用，中间纤维没有极性。

（三）简答题

1.（1）微管的组装过程分为三个时期：成核期、聚合期和稳定期。

成核期：在该期由 α 和 β 微管蛋白聚合成短的寡聚体核心；接着 α、β 微管蛋白异二聚体在其两端和侧面增加使之扩展成片状带，当片状带加宽至 13 根原丝时即合拢成一段微管。该期是微管聚合的限速过程因此又称为延迟期。

聚合期：该期中细胞内存在高浓度的游离 α、β 微管蛋白，聚合速度大于解聚速度，新的异二聚体不断加到微管正端，微管延长因此又称为延长期。

稳定期：胞质中游离的 α、β 微管蛋白下降到临界浓度，微管的组装（聚合）与去组装（解聚）速度相等，微管长度相对恒定因此又称为平衡期。

（2）影响因素：在微管的体外组装中，只要微管蛋白异二聚体达到一定的临界浓度（约为 1mg/ml），有 Mg^{2+}存在（无 Ca^{2+}），在适当的 pH（6.9）和温度（37℃）的缓冲液体中，异二聚体即可组装成微管同时需要由 GTP 提供能量。当温度低于 4℃或加入过量 Ca^{2+}已形成的微管又可去组装。

特异性药物也可以影响细胞内微管的组装和去组装：紫杉醇促进微管蛋白的装配；长春新碱抑制微管蛋白的聚合；秋水仙碱促进微管的解聚。

2.（1）微管一直在延长和缩短两种状态间转变，其装配过程具有动态不稳定性。

当微管快速延长时，GTP 微管蛋白异二聚体不断组装到微管正极（+），此时组装速度大于 GTP 水解速度，形成的 GTP 帽防止微管解聚，促进微管生长；当 GTP 微管蛋白组装速度下降，小于 GDP 水解速度，GTP 帽消失、暴露 GDP 微管蛋白，因其与微管结合不紧密迅速脱落使微管变短，使微管结构具有动态不稳定性。因此，微管末端微管蛋白 GTP 和 GDP 结合状态决定了微管的组装和去组装。

（2）在整个细胞周期中，微管经历着动态组装和去组装过程，其分布形式存在很大的差异；细胞分裂期，纺锤体微管的组装和解聚参与染色体的迁移；细胞变形及运动伴随着微丝的组装和解聚；细胞核的消失与重现也与核纤层结构变化有关。因此，细胞骨架的动态不稳定性在生命过程中具有重要的作用。

3.（1）微丝的化学组成：微丝的主要成分为肌动蛋白和微丝结合蛋白，微丝结合蛋白有多种，常见的有末端阻断蛋白、纤维切割蛋白、单体隔离蛋白、交联蛋白、成束蛋白、膜结合蛋白、成核蛋白等。

在体内不同的微丝结合蛋白将肌动蛋白纤维组织成各种不同的结构从而执行不同的功能。

（2）微丝的功能：①构成细胞的支架并维持细胞的形态；②参与细胞的运动；③参与细胞内的物质运输活动；④参与细胞质的分裂；⑤参与肌肉收缩；⑥参与受精作用；⑦参与细胞内信息传递。

4.（1）中间纤维广泛存在于真核细胞中，是由蛋白质构成的一类结构坚韧的纤维丝，其直径介于微管和微丝之间。中间纤维蛋白呈线性结构，它们都有共同的结构特点：一个 α 螺旋的杆状区两侧非 α 螺旋的球形头部（N 端）及尾部（C 端）构成。杆状区是中间纤维的结构基础，是高度保守的。头部和尾部的氨基序列是可变的，各种中间纤维蛋白之间的区别主要取决于头部、尾部的氨基酸序列不同。

（2）中间纤维的功能：①在细胞内形成完整的支撑网架系统；②为细胞提供机械强度支持；③参与细胞分化；④参与细胞遗传信息的传递。

5. 微丝是一种动态结构，在一定条件下不断进行组装和解聚，组装过程分为三个时期：成核期、延长期和稳定期。

（1）成核期：是微丝组装的起始限速过程又称延迟期。此期 2 个球状肌动蛋白单体开始聚合，形成二聚体但不稳定、易水解，第 3 个球状肌动蛋白单体聚合后形成三聚体才稳定，即核心形成。

（2）延长期：一旦核心形成，球状肌动蛋白便迅速地在核心两端聚合，微丝具有极性，正端的组装速度明显快于负端。

（3）稳定期：微丝延长到一定时期，肌动蛋白组装速度与其从微丝上解离的速度达到平衡，此时两端的组装延长与解聚缩短仍在进行，微丝的长度基本不变。

（四）论述题

1.（1）微管、微丝和中间纤维的相同点

1）在化学组成上均由蛋白质构成。

2）微管、微丝、中间纤维都属于细胞骨架。

3）在功能上：①都可维持细胞形态；②都参与细胞内信息的传递；③都能在细胞分裂中发挥重要作用。

（2）微管、微丝和中间纤维的不同点

1）在化学组成上均由蛋白质构成，但三者蛋白质的种类不同，而且中间纤维在不同种类细胞中基本成分也不同。

2）在结构上微管和中间纤维是中空的纤维状，微丝是实心的纤维状。微管的结构是均一的，而中间纤维结构中央为杆状部，两侧为头部或尾部。

3）功能不同：微管可构成中心粒、鞭毛或纤毛等重要的细胞器和附属结构，在细胞运动时或细胞分裂时发挥作用；微丝在细胞的肌性收缩或非肌性收缩中发挥作用，使细胞更好地执行生理功能；中间纤维具有固定细胞核作用，还参与核膜的崩解和重现。

总之，微管、微丝和中间纤维是真核细胞内重要的骨架非膜相结构，同时存在又自成系统。

2.（1）微管的化学组成：由微管蛋白和微管结合蛋白组成。微管蛋白包括 α 微管蛋白、β 微管蛋白和 γ 微管蛋白，微管以微管蛋白 α、β 异二聚体为基本构件，γ 微管蛋白定位于微管组织中心。微管结合蛋白主要包括微管结合蛋白-1、微管结合蛋白-2、Tau 蛋白、微管结合蛋白-4。

（2）微管的类型：单管微管、二联管微管、三联管微管。

（3）微管的功能

1）支持和维持细胞的形态：维持细胞形态是微管的基本功能。例如，在血小板中有微管环形排列维持血小板的圆盘状结构。

2）参与细胞内物质运输：微管参与细胞内物质运输的任务主要由微管马达蛋白来完成，马达蛋白是介导细胞内物质沿细胞骨架运输的蛋白，其中驱动蛋白和动力蛋白是以微管作为运行轨道。

3）维持细胞内细胞器的定位和分布：细胞中线粒体的分布与微管相伴随，游离核糖体附着于微管和微丝的交叉点上，微管使内质网在细胞质中展开分布。

4）微管与细胞运动关系密切：微管参与中心粒、纤毛和鞭毛的形成。中心体由中心粒和中心粒周围物质共同组成，中心粒是由 9 组三联管围成的圆筒状结构。鞭毛和纤毛具有运动功能。鞭毛和纤毛的基体由 9 组三联管微管组成，基体的中央

无微管；在鞭毛和纤毛的杆部中央有两条微管称为中央微管，外周则以 9 组二联管围绕。

5）微管参与细胞有丝分裂的染色体运动：有丝分裂前期，染色体一端的动粒可捕获从纺锤体伸出的微管，形成侧位连接并沿着单根微管的侧面向极区方向滑动，同时另一侧姐妹染色单体上的动粒也与来自另一极的微管结合。只有在所有染色体都达到赤道板平衡后染色体分离才会开始，任何一个染色体未与微管连接或未达到平衡位置分裂都将被延迟。

6）参与细胞内信号传递：信号分子可直接与微管作用，也可通过马达蛋白和一些支架蛋白来与微管作用。

3. 见重点难点提要。

（董　静）

第八章　核　糖　体

一、重点难点提要

核糖体（ribosome），又称核糖核蛋白体，是一种非膜性结构的颗粒状细胞器，主要功能是参与细胞内蛋白质的合成，被喻为“蛋白质的合成机器”。

（一）核糖体的形态结构

1. 核糖体的类型

（1）原核生物核糖体，沉降系数为70S，由50S大亚基和30S小亚基组成。

（2）真核生物核糖体，分为细胞质核糖体、线粒体核糖体和叶绿体核糖体。细胞质核糖体沉降系数为80S，由60S大亚基和40S小亚基组成；线粒体核糖体因种类而异，大小介于55S～80S之间；叶绿体核糖体与原核生物相似，沉降系数大约是70S。

2. 核糖体的化学组成　核糖体的大小亚基都是由rRNA和核糖体蛋白组成的。

原核生物核糖体大亚基由5S rRNA或23S rRNA与35种蛋白质结合而成；小亚基由16S rRNA与21种蛋白质结合而成。

真核生物核糖体大亚基由5S rRNA、28S rRNA、5. 8S rRNA与49种蛋白质结合而成；小亚基由18S rRNA与33种蛋白质结合而成。

3. 核糖体的功能位点

（1）mRNA结合位点，位于小亚基上。

（2）P位点，又称肽酰-tRNA结合位点，简称供位。位于大亚基上，与延伸中的肽酰-tRNA结合。

（3）A位点，氨酰-tRNA结合位点，简称受位。大部分位于大亚基上，也有小部分位于小亚基上，是肽链延长过程中与新加入的氨酰-tRNA结合的部位。

（4）转肽酶活性部位，其催化位点位于大亚基上，催化肽键的形成。

（5）延伸因子EF-G结合位点，位于大亚基P位点与A位点之间，EF-G是一种可催化肽酰-tRNA从A位点转移到P位点的转移酶。

（6）E位点，简称出口位，位于大亚基上，肽酰-tRNA移交肽链后，tRNA由此位点释放。

4. 核糖体的功能　核糖体参与蛋白质的合成，主要体现在：①为tRNA、mRNA和相关蛋白质因子提供结合位点；②核糖体的某些组分具有催化功能，可催化翻译过程中的生物合成。

（二）核糖体的存在形式

（1）游离核糖体：是指始终存在于细胞质中的核糖体，主要合成细胞中的结构蛋白、血红蛋白、肌动蛋白、肌球蛋白和催化各种生化反应的酶等，一般分裂活动旺盛的细胞中游离核糖体较多。

（2）附着核糖体：是指附着在内质网上的核糖体，主要合成分泌蛋白（如酶、免疫球蛋白、激素和抗体）、溶酶体蛋白、跨膜蛋白、驻留于内质网腔的驻留蛋白等。

（三）蛋白质的生物合成

生物体内蛋白质的合成称为翻译（translation），是以 mRNA 为信息指导特定的氨基酸序列合成的过程。在蛋白质合成过程中，同一条 mRNA 分子能够同多个核糖体结合，同时合成若干条蛋白质多肽链，这种结合在同一条 mRNA 上的核糖体称为多核糖体或多聚核糖体。

在所有生物中，蛋白质的合成都分为 3 个步骤：肽链合成起始、肽链延伸和肽链终止。氨基酸活化是蛋白质生物合成的预备阶段，发生在肽链合成起始之前，在氨酰-tRNA 合成酶作用下，氨基酸的羧基与 tRNA 3′末端的 CCA-OH 缩合成氨酰-tRNA。原核生物肽链合成起始的氨酰- tRNA 是甲酰甲硫氨酰 tRNA（fMet-tRNAi^{fMet}），真核生物肽链合成起始的氨酰-tRNA 是甲硫氨酰 tRNA（Met-tRNAi^{Met}）。

1. 肽链合成起始　在起始因子的作用下，核糖体大、小亚基、mRNA 和具有启动作用的起始氨酰-tRNA 装配为起始复合物。

2. 肽链延长

（1）进位：特异氨酰-tRNA 进入 A 位。

（2）成肽：P 位上的氨基酸连接到 A 位上氨基酸的氨基，形成肽键。

（3）转位：核糖体沿 mRNA 由 5′端向 3′端移动一个密码子的距离。

3. 肽链合成终止

（1）终止密码的辨认，mRNA 移动到终止密码子（UAA、UAG、UGA）。

（2）肽链和 mRNA 等释出。

（3）核糖体大、小亚基解聚。

二、自 测 题

（一）选择题

单项选择题

1. 真核细胞蛋白质合成时，起始复合物是

A. mRNA，精氨酰-tRNA，核糖体小亚基

B. mRNA，甲硫氨酰-tRNA，核糖体大、小亚基

C. mRNA，苏氨酰-tRNA，核糖体大亚基

D. mRNA，赖氨酰-tRNA，核糖体大、小亚基

E. mRNA，赖氨酰-tRNA，核糖体小亚基

2. 与核糖体组分的合成、定位及功能均不相关的细胞结构是

A. 细胞核　　B. 线粒体　　C. 内质网

D. 溶酶体　　E. 叶绿体

3. 下列关于核糖体的描述，错误的是

A. 核糖体是一种颗粒状结构，没有膜包绕

B. 核糖体的主要成分是蛋白质和 RNA

C. 同一细胞内游离核糖体与附着核糖体的化学组成是完全相同的

D. 核糖体的蛋白质含量与 RNA 含量的比例是 1∶1

E. 核糖体的主要功能是参与蛋白质的合成场所

4. 氯霉素抑制蛋白质合成，与其结合的是

A. 真核生物核糖体小亚基

B. 原核生物核糖体小亚基

C. 真核生物核糖体大亚基

D. 原核生物核糖体大亚基

E. 氨基酰-tRNA 合成酶

5. 蛋白质合成的方向是

A. 由 mRNA 的 3′端向 5′端进行

B. 由 mRNA 的 5′端与 3′端进行

C. 由肽链的 C 端向 N 端进行

D. 由肽链的 N 端与 C 端方向进行

E. 由肽链的 N 端向 C 端进行

6. 蛋白质合成时，氨基酸的活化部位是

A. 烷基　　B. 羧基　　C. 氨基

D. 硫氢基　　E. 羟基

7. 多核糖体指
A. 多个核糖体
B. 多个核糖体小亚基
C. 多个核糖体附着在一条 mRNA 上合成多肽链的复合物
D. 多个核糖体大亚基
E. 多个携有氨基酰 tRNA 的核糖体小亚基

8. 多肽链的氨基酸顺序直接取决于
A. rRNA　　B. tRNA
C. DNA　　D. mRNA 的阅读框
E. mRNA 全长

9. 生物体编码氨基酸的密码子为
A. 4 个　　B. 16 个　　C. 20 个
D. 64 个　　E. 61 个

10. 蛋白质合成的起始阶段需要的无机离子是
A. Na^+　　B. K^+　　C. Mg^{2+}
D. Ca^{2+}　　E. Cl^-

11. 合成分泌蛋白的场所是
A. 线粒体内　　B. 细胞核内
C. 光面内质网内　　D. 游离的核糖体
E. 内质网膜结合的核糖体

12. 氨基酰-tRNA 中，tRNA 与氨基酸的结合键是
A. 盐键　　B. 磷酸二酯键
C. 酯键　　D. 肽键
E. 糖苷键

13. 被称为核酶的生物大分子是
A. RNA　　B. 蛋白质　　C. DNA
D. 脂蛋白　　E. 糖蛋白

14. 核糖体大亚基与小亚基结合形成完整的核糖体的过程发生在
A. 细胞质　　B. 细胞核
C. 内质网　　D. 高尔基复合体
E. 核仁

15. 蛋白质合成过程中，首先与 mRNA 结合的是
A. 核糖体大亚基
B. 氨酰-tRNA
C. 核糖体小亚基
D. 核糖体大、小亚基同时结合
E 以上都不是

16. 原核生物和真核生物核糖体的沉降系数分别为
A. 70S 和 80S　　B. 60S 和 80S
C. 70S 和 120S　　D. 50S 和 60S
E. 50S 和 80S

17. 哺乳动物细胞中，组成核糖体大亚基的 rRNA 是
A. 28S、5.8S、5S rRNA
B. 28S、18S、5S rRNA
C. 28S、5.8S、16S rRNA
D. 28S、16S、5S rRNA
E. 18S、5.8S、5S rRNA

18. 核糖体上与蛋白质合成有关的位点中，E 位点的作用是
A. 与新加入的氨酰-tRNA 结合
B. 与延伸中的肽酰-tRNA 结合
C. 肽酰转移酶的催化位点
D. 肽酰-tRNA 转移肽链后与即将释放的 tRNA 的结合位点
E. 以上都不是

19. 与细胞粗面内质网直接接触的核糖体的结构是
A. 60S 的大亚单位　　B. 40S 的小亚单位
C. 80S 的核糖体颗粒　　D. 50S 的大亚单位
E. 30S 的小亚单位

多项选择题

20. 参与蛋白质合成的酶有
A. 氨酰-tRNA 合成酶　　B. RNA 聚合酶
C. 转肽酶　　D. 肽酶
E. 移位酶

21. 与蛋白质合成有关的物质
A. mRNA　　B. tRNA
C. rRNA　　D. ATP
E. RF（释放因子）

22. 蛋白质是重要的生命大分子，因为它
A. 是细胞的主要组成成分
B. 能自我复制
C. 可催化细胞内的生化反应
D. 传递遗传信息
E. 为细胞的生命活动直接供能

23. 蛋白质生物合成时的起始复合物包括
A. mRNA　　B. 起始因子 IF_3
C. 核糖体大、小亚基　　D. ATP
E. 起始氨酰-tRNA

24. mRNA 分子中的密码子 AUG 具有哪些功能
A. 代表终止子　　B. 代表甲硫氨酸
C. 代表赖氨酸　　D. 代表起始密码子
E. 代表谷氨酸

25. 在蛋白质合成时，核糖体几个功能部位分别是
A. 氨酰基位点
B. 肽酰基位点
C. 肽酰转移酶催化位点
D. 肽酰-tRNA 离开核糖体的出口位点
E. 延伸因子结合位点

（二）名词解释

1. 翻译　**2.** 密码子　**3.** 核糖体　**4.** 核酶
5. 多聚核糖体　**6.** 核糖体循环

（三）简答题

1. 蛋白质生物合成体系有哪些物质组成，它们各起什么作用？

2. 细胞内以多聚核糖体的形式合成蛋白质有什么意义？

3. 简述核糖体上与蛋白质合成相关的位点及各自发挥的作用。

（四）论述题

1. 比较原核细胞与真核细胞的核糖体在结构组分及蛋白合成上的异同点。

2. 阐述原核细胞肽链合成的基本过程。

三、参考答案

（一）选择题

单项选择题

1. B　**2.** D　**3.** D　**4.** D　**5.** E　**6.** B　**7.** C
8. D　**9.** E　**10.** C　**11.** E　**12.** C　**13.** A　**14.** A
15. C　**16.** A　**17.** A　**18.** D　**19.** A

多项选择题

20. ACE　**21.** ABCDE　**22.** AC　**23.** ACE
24. BD　**25.** ABCDE

（二）名词解释

1. 翻译：生物体内蛋白质的合成称为翻译，是以 mRNA 的信息指导特定的氨基酸序列合成的过程。

2. 密码子：在 mRNA 分子中，三个相邻的碱基可以决定一个特定的氨基酸或提供终止信号，这种核苷酸三联体称为密码子。

3. 核糖体：是由 rRNA 和蛋白质组成的颗粒，为活细胞合成蛋白质的场所。

4. 核酶：一部分 RNA 不仅可以催化 RNA 水解、连接、mRNA 的剪接，还可以催化 RNA 聚合反应以及 RNA 的磷酸化、氨酰基化等生化反应，这一类具有催化作用的 RNA 称为核酶。

5. 多聚核糖体：核糖体在细胞内并不是单个独立执行功能，而是由多个核糖体串联在一条 mRNA 分子上高效地进行肽链的合成，这些与 mRNA 结合在一起的形成聚合体的核糖体就称为多聚核糖体。

6. 核糖体循环：在蛋白质的合成过程中，游离于细胞质中的核糖体大、小亚基在起始因子作用下分别与 mRNA 结合，并启动蛋白质合成，核糖体与 RER 膜的结合决定于 mRNA 中特定的密码顺序，也就是核糖体与 RER 结合属于功能性结合，是特异性和暂时性的，当核糖体合成蛋白质结束时新生肽链完全转入 RER 腔。此时，核糖体的大、小亚基分离，大亚基从 RER 膜上脱落，游离在细胞质中以供循环再用，膜上蛋白质转位装置也散开，通道消失，待下一次核糖体附着时，再重新聚集。

（三）简答题

1. 蛋白质合成过程即 mRNA 的翻译过程，是一个有百种以上生物大分子参与的十分复杂的过程。此过程需要 mRNA 作模板，氨基酸作原料，tRNA 作搬运氨基酸的特异工具，核糖体作为装

配机器；核糖体上具有转肽酶活性部位，可催化肽键合成；这一合成体系还需各种氨酰-tRNA 合成酶对氨基酸进行活化；起始因子、延长因子、释放因子等多种蛋白质因子参与核糖体循环；ATP、GTP 供给能量；镁、钾等无机离子参与合成。

2. 细胞内以多聚核糖体的形式合成蛋白质的意义：①提高肽链合成的效率，细胞内多肽合成的时候，单位时间内所合成的多肽数目大致是相等的，以多聚核糖体的形式进行合成，在相同数量 mRNA 的情况下，可大大提高多肽合成的速度；②对 mRNA 的利用及调控更为经济有效，因为 mRNA 的合成与降解是同时进行的。

3. 核糖体上与蛋白质合成相关的位点及各自发挥的作用：①与 mRNA 结合的位点；②与新掺入的氨酰-tRNA 结合的位点（A 位点）；③与延伸中的肽酰-tRNA 结合的位点（P 位点）；④肽酰-tRNA 转移肽链后与即将释放的 tRNA 结合的位点（E 位点）；⑤与肽酰-tRNA 从 A 位点转移到 P 位点有关的转移酶（延伸因子 EF-G）的结合位点；⑥肽酰转移酶催化位点；⑦与蛋白质合成有关的其他起始因子、延伸因子和终止因子的结合位点。

（四）论述题

1. 相同点：①都由大小两个亚基组成；②组成成分都是蛋白质和 rRNA；③多肽链的合成都是以多聚核糖体的形式进行的；④原核细胞和真核细胞核糖体的功能都是参与蛋白质的合成；⑤肽链合成过程基本一致。

不同点：①原核生物核糖体，沉降系数为 70S，由 50S 大亚基和 30S 小亚基组成。真核生物核糖体沉降系数为 80S，由 60S 大亚基和 40S 小亚基组成。②原核生物核糖体大亚基由 5S rRNA 和 23S rRNA 与 35 种蛋白质结合而成；小亚基由 16S rRNA 与 21 种蛋白质结合而成。真核生物核糖体大亚基由 5S rRNA、28S rRNA、5.8S rRNA 与 49 种蛋白质结合而成；小亚基由 18S rRNA 与 33 种蛋白质结合而成。③原核生物转录与翻译同时进行，真核生物转录在细胞核内，翻译在细胞质内，具有严格的时空性。④原核生物核糖体主要附着在细胞质膜上，真核生物核糖体一部分游离在细胞质中，以细胞骨架为支撑，另一部分附着在内质网膜上。⑤原核生物蛋白质合成过程中，小亚基与 mRNA 5′端的起始密码子 AUG 结合；真核生物蛋白质合成过程中，小亚基先识别与结合 mRNA 5′端的 cap，再沿 mRNA 移动到 AUG。

2. 原核细胞肽链合成的基本过程

（1）肽链合成起始：①30S 小亚基与 mRNA 结合形成起始复合物。小亚基 16S rRNA 与 mRNA 的核糖体结合序列结合。②甲酰甲硫氨酰-RNA 与 mRNA 上的起始密码 AUG 结合，从而形成起始复合物。起始复合物的形成需要 GTP 和 3 种蛋白起始因子 IF1、IF2、IF3 的参与。③50S 大亚基与起始复合物的 30S 小亚基结合，形成与 mRNA 结合的完整核糖体（70S）。

（2）肽链延伸：①氨酰 tRNA 在 EF-Tu 和 GTP 的作用下结合到核糖体的 A 位点；②在 P 位点，肽酰转移酶催化形成新的肽键；③核糖体小亚单位沿 mRNA 由 5′-3′准确移动 3 个核苷酸的距离，在 E 位点，tRNA 从核糖体释放；④A 位点空出，新的氨酰-tRNA 进入，重复上述步骤，肽链得以延伸。

（3）蛋白质合成的终止：当 A 位点遇到终止密码子 UAA、UGA、UAG 时，释放因子与终止密码子结合，活化肽链转移酶，水解 P 位点的多肽与 tRNA 之间的连接键，多肽脱离核糖体，核糖体大小亚基随后解离。

（张春艳　吕艳欣）

第九章　细　胞　核

一、重点难点提要

细胞核（nucleus）是真核细胞中最大、最重要的细胞器，它使核内物质稳定在固定区域，为遗传物质提供稳定的活动环境。细胞核中的遗传信息能够指导细胞内蛋白质的合成，从而调控细胞的生长、分化、增殖、衰老和死亡等生命活动。

（一）概述

1. 细胞核的形态　大多数细胞的细胞核呈圆球形和椭圆形，少数细胞呈杆状、分叶形和不规则形。

2. 细胞核的大小、数目　高等动物细胞核的直径通常在5～10μm。细胞核大小受到核质比的影响，正常细胞核质比小于1。绝大多数人体细胞通常只有一个核，但有些细胞为双核至多核。

3. 细胞核的基本结构　在分裂间期的细胞中可以观察到细胞核的完整结构，包括核膜、核纤层、核骨架、染色质和核仁。

（二）核膜

1. 核膜的化学组成与超微结构

（1）核膜的化学组成主要由蛋白质、脂类和少量核酸等组分构成，其中蛋白质所占比例最高，占65%～75%，包括组蛋白、基因调节蛋白、DNA和RNA聚合酶、RNA酶以及电子传递有关的酶类等。核膜所含有的酶类、脂类与内质网的极为相似。

（2）核膜的超微结构

1）外核膜：核膜由内外两层平行但不连续的单位膜构成，面向胞质一侧的膜称为外核膜。外核膜结构常与粗面内质网彼此相连，其外表面也附着有核糖体，并与胞质中的某些微管和微丝连接起到固定细胞核的作用，因此外核膜被认为是细胞膜系统中的特化区域。

2）内核膜：面向核质一侧的膜称为内核膜，与外核膜平行排列，表面光滑，无核糖体附着，其核质面常有染色质和核纤层附着。

3）核周隙：内、外核膜之间有一间隙称为核周隙（perinuclear space），宽为15～30nm，内含多种蛋白质和酶，为液态无定形物质。核周隙与内质网腔彼此相通，可进行核质间的物质交换。

2. 核孔复合体与物质运输

（1）核孔复合体（nuclear pore complex）：是核膜上特化出的小孔结构，电镜下内核膜、外核膜相互融合处形成环状开口，具有颗粒和细丝样填塞物，由多种蛋白质构成的捕鱼笼式结构复合体。核孔复合体的基本结构主要由四个部分构成：

1）胞质环（cytoplasmic ring）：位于核孔边缘的胞质面，与外核膜相连，环上连有8条纤维对称分布伸向胞质。

2）核质环（nucleoplasmic ring）：位于核孔边缘的核质面与内核膜相连，环上也有8条纤维伸向核质，这些纤维末端形成一个由8个颗粒组成的小环，构成捕鱼笼式结构，称为核篮。

3）辐（spoke）：由核孔边缘伸向核孔中心的结构，呈辐射状八重对称分布，主要由3个结构域组成：柱状亚单位、腔内亚单位和环带亚单位。

4）中央颗粒（central granule）：又称中央栓，位于核孔中央，呈颗粒状或棒状。

（2）核孔复合体介导的物质运输：核孔复合体可通过主动运输和被动运输方式实现核质间的物质转运。

1）通过核孔复合体的被动运输：核孔复合体作为被动扩散的亲水通道，离子、小分子及直径 10nm 以下的物质原则上可以自由通过。

2）通过核孔复合体的主动运输：核孔复合体的主动运输是一个信号识别与载体介导的过程，需要消耗能量并对运输颗粒大小有限制（9～29nm），是双向选择性亲水通道。它既能介导亲核蛋白质的核输入，又能介导 RNA、核糖体亚基的核输出。

核定位信号（nuclear localization signal，NLS）是亲核蛋白质入核的必要条件，其保证亲核蛋白能够识别并通过核孔复合体转运至细胞核内。

3. 核膜的功能

（1）核膜作为核质界膜，利于精确调控遗传信息的表达。

（2）核膜通过核孔复合体调控核质物质和信息的交流。

（3）外核膜附着核糖体，参与蛋白质的合成。

（4）核膜在细胞分裂中参与染色体的定位与分离。

（三）核纤层与核骨架

1. 核纤层　核纤层是位于内核膜与染色质之间的一层中间纤维，与核骨架互相连接，呈片层结构，核孔处无核纤层。

（1）核纤层的组成成分及结构：核纤层由核纤层蛋白构成的纤维蛋白网分别为核纤层蛋白 A、B、C，其中核纤层蛋白 B 与核膜的结合能力最强。

（2）核纤层的主要功能：①核纤层在细胞核中起支架作用；②核纤层与核膜的崩解和重建密切相关；③核纤层与染色质凝集成染色体有关；④核纤层参与细胞核 DNA 的复制。

2. 核基质　又称核骨架，是指真核细胞间期核中除核膜、核纤层、染色质和核仁以外的部分，是一个以非组蛋白为主构成的精密网架结构。核骨架在结构上与核纤层及核孔复合体有密切联系。

（1）核骨架的结构和组成：核骨架由粗细不均、直径为 3～30nm 的纤维组成，充满整个核内空间同时与核纤层、核孔复合体相互连接构成核内互为关联的骨架系统。其主要化学成分是蛋白质，可分为：核基质蛋白、核基质结合蛋白。

（2）核骨架的功能：①核骨架是 DNA 复制的支架；②核骨架在基因转录过程中发挥重要作用；③核骨架参与染色体和核膜的构建；④病毒 DNA 复制和基因的转录与宿主细胞的核骨架有密切关系；⑤核骨架蛋白在肿瘤发生过程中也起一定的作用。

（四）染色质

1. 染色质的主要化学组成　染色质（chromatin）是真核细胞内遗传物质的载体，主要是由 DNA、组蛋白、非组蛋白及少量的 RNA 组成，其中 DNA 与组蛋白的含量接近 1∶1，且含量较稳定。非组蛋白与 RNA 的含量变动较大。

（1）染色质 DNA：DNA 的主要功能是携带和传递遗传信息并通过转录形成 RNA 来指导蛋白质的合成。染色质 DNA 分子上具有 3 个功能性元件保证了 DNA 分子的自我复制和稳定传递，分别是复制源序列、着丝粒序列和端粒序列。

（2）染色质蛋白

1）组蛋白：染色质中的组蛋白是真核细胞特有的结构蛋白质，带正电荷，含有赖氨酸、精氨酸等碱性氨基酸，属碱性蛋白能与酸性 DNA 非特异性紧密结合。

组蛋白可分为两类：一类是核小体组蛋白（nucleosomal histone），包括 H_2A、H_2B、H_3、H_4；另一类是连接组蛋白 H_1，与核小体的进一步包装有关。H_1 具有一定的种属特异性，核小体组蛋白高度保守没有种属特异性。

2）非组蛋白：染色质中的非组蛋白是除组蛋白之外的染色质结合蛋白总称，带负电荷，含有天冬氨酸、谷氨酸，属酸性蛋白质，其数量少、种类多，与 DNA 特异性结合。具有种属和组织特异性。

非组蛋白的功能：参与维持染色体的结构，催化酶促反应；可与染色体上特异的 DNA 序列结合，协助 DNA 分子折叠；参与启动 DNA 复制，调控基因转录。

2. 染色质的结构与组装

（1）染色质的基本结构单位——核小体：核小体是染色质组装的一级结构，每个核小体包括 200bp 左右的 DNA、组蛋白核心八聚体以及 1 分子组蛋白 H_1。其中由四种组蛋白 H_2A、H_2B、H_3、H_4 各 2 个分子构成了组蛋白核心八聚体。146bp 的 DNA 分子在组蛋白核心八聚体上缠绕 1.75 圈形成核小体的核心颗粒。两个相邻的核小体之间以连接 DNA 分子相连，典型长度约 60bp。组蛋白 H_1 锁定核小体 DNA 两侧的进出端，具有稳定核小体的作用。染色质的一级结构核小体将 DNA 折叠压缩约 7 倍。

（2）染色质的二级结构——螺线管：螺线管是染色质组装的二级结构，由核小体螺旋化形成的中空结构，每 6 个核小体螺旋一周，外径 30nm，内径 10nm，其中组蛋白 H_1 是螺线管形成和稳定的关键。染色质二级结构螺线管的形成使核小体串珠结构压缩了近 6 倍。

（3）螺线管进一步包装成染色体

多级螺旋模型：该模型认为 30nm 的螺线管进一步螺旋盘绕形成圆筒状的三级结构超螺线管，该过程使螺线管结构压缩了约 40 倍。超螺线管进一步螺旋折叠形成四级结构染色单体，该过程又使超螺线管结构压缩了约 5 倍。从 DNA 到染色体共经历了四级包装，DNA 长度共压缩了约 8400 倍。

骨架放射环结构模型：该模型认为 30nm 螺线管进一步折叠压缩成袢环，每 18 个袢环结合在染色体支架上放射平面排列形成染色质三级结构微带。若干个微带沿染色体支架纵向折叠形成染色单体。其中袢环结构为 DNA 分子多点复制的高效性和准确性提供了结构基础。

3. 染色质与基因表达调控

（1）常染色质（euchromatin）是指在间期细胞核内，结构疏松处于伸展状态、碱性染料染色浅的染色质。主要由单一序列 DNA 和中度重复序列 DNA 构成，能活跃地进行复制和转录，多在 S 期的早、中期复制。常染色质常分布在细胞核的中央。

（2）异染色质（heterochromatin）是指在间期细胞核内，螺旋化程度高处于凝集状态、碱性染料染色深、转录功能不活跃的染色质。在细胞周期中表现为复制较晚、聚缩较早。异染色质通常分布在细胞核的边缘或围绕在核仁周围，包括组成性异染色质和兼性异染色质两大类。

1）组成性异染色质（constitutive heterochromatin）：指在整个细胞周期中都处于凝缩状态的染色质，不具有转录活性，具有明显的遗传惰性，多定位于着丝粒区、端粒、次缢痕等部位，由相对简单的高度重复序列构成。

2）兼性异染色质（facultative heterochromatin）：在特定细胞中或者在一定发育阶段，有些染色质可以由松散的常染色质状态转变为凝缩失活的异染色质状态称为兼性异染色质。

（五）染色体

1. 染色体的形态

（1）着丝粒：每一条中期染色体都是由两条相同的姐妹染色单体（sister chromatid）构成，两条姐妹染色单体在着丝粒（centromere）部位相连。中期染色体可按照着丝粒的位置分成四种类型：中着丝粒染色体、亚中着丝粒染色体、近端着丝粒染色体和端着丝粒染色体。着丝粒在中期染色体的鉴别中有重要作用。

（2）着丝粒-动粒复合体：由着丝粒和动粒共同组成的着丝粒-动粒复合体（centromere-kinetochore complex）包括3种结构域。

动粒域分布在着丝粒外表面，包括外、中、内三层板式结构的动粒和围绕在动粒外层的纤维冠。由动力蛋白构成的纤维冠是支配染色体运动和分离的重要结构。

中心域是着丝粒区的主体，由富含高度重复DNA序列的异染色质组成。

配对域含有与细胞分裂时姐妹染色单体配对、分离有关的蛋白。

（3）次缢痕：除主缢痕外，某些染色体臂上出现的凹陷缩窄部位被称为次缢痕，可以作为鉴定染色体的标记。

（4）随体及核仁组织区：随体指位于染色体末端的球状结构，主要由异染色质组成，含高度重复的DNA序列。

（5）端粒：端粒是染色体末端必不可少的结构。主要功能：端粒DNA提供了复制线性DNA末端的模板；端粒保证染色体结构完整；端粒与细胞的寿命有关。

2. 染色体的核型与带型　核型是指一个分裂中期体细胞中的全部染色体，按其数目、大小、形态特征排列所构成的图像。将细胞中的核型进行染色体数目、形态特征的分析，称为核型分析。正常女性核型描述为46，XX。正常男性核型描述为46，XY。

（六）核仁

核仁（nucleolus）是真核细胞间期中均匀、无包膜的海绵状球体，数目一般为1～2个。蛋白质合成旺盛的细胞中核仁较大、数目较多，反之核仁很小或缺如。

1. 核仁的化学组成与结构

（1）核仁的化学组成：核仁的主要化学成分为蛋白质、RNA、DNA和酶类，其中蛋白质占80%，RNA占10%，DNA占8%。

（2）核仁的超微结构

1）纤维中心和致密纤维组分：纤维中心是低电子密度的圆形区域，被高电子密度的环形或半月形致密纤维组分包围。纤维中心是rRNA基因——rDNA的存在部位，致密纤维组分主要含有正在转录的rRNA分子、核糖体蛋白及某些特异性的RNA结合蛋白。

2）颗粒组分：颗粒组分由正在加工、成熟的核糖体亚单位的前体颗粒构成，多围绕在纤维成分的外周。

3）核仁相随染色质：核仁相随染色质中，外周高度螺旋部分为异染色质，伸入核仁的非螺旋状态部分为常染色质，是合成rRNA基因——rDNA。

每一个rRNA基因的袢环称为一个核仁组织者。在人类二倍体的细胞中，只有10条染色体上分布有rRNA基因，分布于第13、14、15、21、22号5对染色体的次缢痕处，他们以袢环形式伸入核仁内共同构成的区域称为核仁组织区。

4）核仁无定形基质：为低电子密度、无定形的蛋白质性液体物质。

2. 核仁组装与功能

（1）核仁的组装：细胞有丝分裂过程中，核仁随细胞周期的进行呈现周期性变化，称为核仁周期（nucleolar cycle）。有丝分裂前期，核仁变小，染色质凝集，RNA 合成停止；中期和后期核仁处于消失状态；末期 rRNA 重新开始合成，形成核仁。间期核仁不消失。

（2）核仁的功能

1）核仁是 rRNA 基因转录和加工的车间：核仁中，新生的 RNA 链会垂直于 DNA 长轴伸展出来，有规律地从一侧到另一侧增长，构成箭头状的外形。每个箭头状结构代表着一个 rRNA 基因转录单位。

2）核仁是装配核糖体大小亚基的工厂：rRNA 前体是与蛋白质形成核糖核蛋白复合体后再进行加工成熟的。

二、自 测 题

（一）选择题

单项选择题

1. 以下哪个时期可观察到细胞核的完整结构

A. 间期 B. 前期 C. 中期

D. 后期 E. 末期

2. 核质比体现了细胞核体积与细胞质体积之间的关系，当核质比变大时，最有可能的是

A. 细胞质不变而核增大

B. 细胞质不变而核减小

C. 细胞核不变而细胞质增加

D. 细胞质随着细胞核等比例增加

E. 以上都不对

3. 下面哪种膜性结构与核膜密切相关

A. 高尔基复合体 B. 线粒体

C. 溶酶体 D. 细胞质膜

E. 内质网

4. 核纤层的主要化学成分为

A. 核纤层蛋白 B. DNA

C. 核糖体和 DNA D. 核糖体和 RNA

E. RNA

5. 核纤层是紧贴核膜的一层

A. 中间纤维 B. 核孔复合体

C. 微管 D. 溶胶层

E. 微丝

6. 核膜的崩解是由于核纤层蛋白发生了

A. 去磷酸化 B. 磷酸化

C. 羟基化 D. 羧基化

E. 脱氨基

7. 为染色体提供结构支架，参与染色质凝集成染色体的结构是

A. 核孔复合体 B. 外核膜

C. 核周隙 D. 核纤层

E. 微丝

8. 构成捕鱼笼式结构的复合体是

A. 染色质 B. 核骨架

C. 核基质 D. 核孔复合体

E. 核仁

9. 一个典型哺乳动物核膜上的核孔复合体数目约有

A. 100～200 个 B. 300～400 个

C. 1000～2000 个 D. 3000～4000 个

E. 5000～6000 个

10. RNA 经核孔复合体输出至细胞质的运输属于

A. 易化扩散 B. 主动运输

C. 被动运输 D. 简单扩散

E. 共同运输

11. 下列哪种蛋白质具有核定位信号

A. 动力蛋白 B. 驱动蛋白

C. 核纤层蛋白 D. Tau 蛋白

E. 单体隔离蛋白

12. 可以作为应急感受器的是

A. 核膜 B. 核纤层

C. 核孔 D. 核仁

E. 核基质

13. 染色质的主要化学成分

A. DNA+组蛋白

B. DNA+糖蛋白

C. DNA+组蛋白+非组蛋白

D. RNA+组蛋白+非组蛋白

E. RNA+组蛋白

14. 组成染色体的 DNA 和组蛋白是在以下哪个时期进行复制和组装的

A. 前期 B. 中期 C. 后期

D. 末期 E. 间期

15. 异染色质是

A. 松散和转录不活跃的

B. 高度凝集和转录不活跃的

C. 松散和转录活跃的

D. 高度凝集和转录活跃的

E. 以上都不是

16. 在间期的复制行为上

A. 常染色质与异染色质同时复制

B. 常染色质先复制

C. 异染色质先复制

D. 异染色质不复制

E. 常染色质不复制

17. 人类一个细胞核中的全部染色体 DNA 连接起来长度可达

A. 1. 74m B. 2. 74m

C. 3. 74m D. 4. 74m

E. 5. 74m

18. 构成染色体的基本单位是

A. DNA B. 组蛋白

C. 核小体 D. 非组蛋白

E. 螺线管

19. 组蛋白核心八聚体的构成是

A. H_2A、H_2B、H_3、H_4 各 2 个分子

B. H_3、H_4 各 4 个分子

C. H_2A、H_2B 各 4 个分子

D. H_2A、H_2B、H_3、H_4 各 1 个分子，以及 4 分子 H_1

E. H_1、H_2A、H_2B、H_3 各 2 个分子

20. 结合于 DNA 双链进出口两端，封闭核小体核心的组蛋白是

A. H_1 B. H_2A

C. H_2B D. H_3

E. H_4

21. 30nm 纤维将 DNA 压缩约多少倍

A. 15 B. 30

C. 40 D. 80

E. 160

22. 染色体骨架-放射环模型认为构成“袢环”的是

A. 直径为 2nm 的 DNA 双螺旋

B. 每 6 个核小体螺旋一周形成外径 30nm 的螺线管

C. 螺线管进一步缠绕形成外径为 300nm 的超螺线管

D. 直径 10nm 的核小体串

E. 以上都不正确

23. 姐妹染色单体的连接部位是

A. 着丝粒 B. 端粒

C. 次缢痕 D. 随体

E. 长臂

24. 维持染色体末端稳定的结构是

A. 次缢痕 B. 动粒

C. 着丝粒 D. 随体

E. 端粒

25. 下列结构在细胞周期中具有周期性变化的是

A. 核仁 B. 内质网

C. 线粒体 D. 核糖体

E. 高尔基复合体

26. 电镜下，间期细胞核中电子密度最高的是

A. RNA B. 组蛋白

C. DNA D. 异染色质

E. 核仁

27. 核仁的超微结构中，含有 rRNA 基因染色质的区域是

A. 纤维中心 B. 核纤层

C. 致密纤维组分 D. 核孔复合体

E. 颗粒组分

28. 人类染色体中，rDNA 分布在

A. 第 13、14、15、16、21 号染色体上

B. 第 13、14、15、21、22 号染色体上

C. 第 14、15、16、21、22 号染色体上

D. 第13、14、15、20、21号染色体上
E. 第12、13、14、15、21号染色体上

29. 在特定DNA区段上，串联排列的rRNA基因伸展形成DNA袢环形成
A. 核仁组织区　B. 异染色质
C. 着丝粒　D. 端粒
E. 随体

30. 围绕在致密纤维组分外侧，又是rRNA基因转录产物加工、成熟的部位是
A. 纤维中心　B. 致密纤维组分
C. 颗粒组分　D. 核膜
E. 核仁基质

31. 核糖体大小亚基装配的场所是
A. 核基质　B. 高尔基复合体
C. 内质网　D. 溶酶体　E. 核仁

32. rRNA基因转录过程中出现的特殊形态是
A. 箭头样结构　B. 颗粒样结构
C. 球状结构　D. 捕鱼笼式结构
E. 串珠状结构

33. 细胞周期中，核仁的变化出现在
A. G_1期　B. S期
C. G_2期　D. M期
E. 以上均不是

34. 哺乳动物间期细胞核中最显著且折光性强的结构是
A. 核仁　B. 核膜
C. 核纤层　D. 核骨架
E. 染色质

35. 真核细胞中，间期细胞核中的精密网架体系是
A. 核周隙　B. 细胞骨架
C. 核骨架　D. 核仁组织者
E. 核孔复合体

36. 由细胞质进入细胞核进行功能活动的是
A. 肌动蛋白　B. bcl-2蛋白
C. 肌球蛋白　D. 亲核蛋白
E. bax蛋白

37. 真核生物大多数编码蛋白质的结构基因属于
A. 单一序列　B. 端粒序列
C. 次缢痕　D. 着丝粒序列
E. 随体

38. 每18个袢环呈放射状平面排列，结合在核骨架上形成
A. 组蛋白　B. 非组蛋白
C. 核小体　D. 染色单体
E. 微带

39. 组蛋白可通过化学修饰改变与DNA的结合力进而影响转录，下列哪种修饰反应能降低转录活性
A. 甲基化　B. 乙酰化
C. 磷酸化　D. 加尾　E. 带帽

40. 真核细胞的遗传信息流动方式“复制、转录、翻译”是指
A. DNA-RNA-蛋白质　B. RNA-DNA-蛋白质
C. DNA-蛋白质-RNA　D. RNA-蛋白质-DNA
E. 蛋白质-RNA-DNA

41. 正常人类体细胞中，染色体数目为
A. 22对，44条　B. 23对，46条
C. 24对，48条　D. 25对，50条
E. 以上均不对

42. 在特定阶段处于失活凝缩状态，而在其他时期伸展为常染色质的是
A. 常染色体　B. 性染色体
C. 常染色质　D. 异染色质
E. 兼性异染色质

43. 具有种属和组织特异性的是
A. 组蛋白　B. 非组蛋白
C. 微带　D. 染色单体
E. 核小体

44. 位于着丝粒外表面，由外、中、内三层板状结构形成的是
A. 动粒域　B. 中心域
C. 配对域　D. 随体
E. 次缢痕

45. 细胞核中各种蛋白、酶、水、无机盐等物质存在于
A. 核膜　B. 核孔复合体
C. 核仁　D. 核基质
E. 染色质

46. 关于蛋白质入核运输描述错误的是
A. 进入到细胞核的蛋白质带有核定位信号

B. 由可调节大小的、含水的核膜孔道控制
C. 核蛋白进入核内是主动运输过程
D. 运输过程不切除核定位信号肽
E. 其机制与膜性细胞器之间的运输相同

47. X 小体是
A. 间期细胞核中的常染色质
B. 失活的 X 染色质在间期核中的存在形式
C. X 染色体在分裂期核中的存在形式
D. 间期细胞核中存有争议性质不明的染色质
E. 以上都正确

48. 人类的 X 染色体在核型分析时在
A. A 组 B. B 组 C. C 组
D. D 组 E. E 组

49. 组蛋白合成的地点是
A. 高尔基复合体 B. 线粒体 C. 核仁
D. 细胞质 E. 核基质

多项选择题

50. 影响细胞核体积大小的是
A. 细胞体积 B. 细胞类型
C. 细胞发育阶段 D. 遗传物质多少
E. 细胞周期

51. 下列有关细胞核的描述中正确的是
A. 细胞核的形态均为圆球形
B. 细胞核的相对大小一般用核质比表示
C. 大多数细胞为单核细胞，少数为双核或多核细胞
D. 间期核由核膜、染色质、核仁和核基质等构成
E. 细胞核的形态结构在细胞周期中变化很大

52. 以下哪种结构与核膜有关
A. 内核膜 B. 核周隙
C. 核纤层 D. 微管
E. 核孔复合体

53. 以下哪个结构不是双层膜结构
A. 溶酶体 B. 中心体
C. 染色体 D. 核糖体
E. 细胞核

54. 有关核纤层蛋白描述正确的是
A. 在细胞核中起支架作用
B. 与核膜的崩解和重建密切相关
C. 与染色质凝集成染色体相关
D. 参与 DNA 的复制
E. 是一种中间纤维蛋白

55. 有关核孔复合体的描述正确的是
A. 代谢不活跃的细胞中核孔复合体数量少，反之则较多
B. 胞质环上对称分布 8 条短纤维，伸向核内
C. 核质环的 8 条纤维末端形成小环，称“端环”
D. 辐将胞质环、核质环和中央颗粒连接在一起
E. 中央颗粒参与核质交换

56. 下列描述核膜结构的是
A. 核膜上有核孔复合体
B. 双层膜结构
C. 外核膜上附着核糖体
D. 内核膜与内质网相连
E. 内、外核膜围成核周隙

57. 有关核膜功能的描述正确的是
A. 为基因表达提供了时空隔离的屏障
B. 参与蛋白质的合成
C. 控制着核质间的物质交换
D. 控制亲核蛋白的核输入
E. 控制 RNA 及核糖体亚基的核输入

58. 有关组蛋白叙述正确的是
A. 真核细胞特有的结构蛋白质
B. 组蛋白富含赖氨酸、精氨酸
C. 带正电荷
D. 属于酸性蛋白
E. 可与酸性 DNA 非特异性紧密结合

59. 中期染色体根据着丝粒位置可分为
A. 中着丝粒染色体 B. 亚中着丝粒染色体
C. 近端着丝粒染色体 D. 端着丝粒染色体
E. 以上均不是

60. 有关致密纤维组分描述正确的是
A. 核仁的致密纤维组分包含处于不同转录阶段的 rRNA 分子
B. 位于核仁浅染区周围的高电子密度区
C. 呈环形或半月形
D. 由紧密排列的细纤维丝组成
E. 构成了中空管状结构

61. 可以与染色质上特殊位点结合的是
A. 核纤层蛋白 A B. 核纤层蛋白 B

C. 核纤层蛋白 C　　D. 核转运蛋白
E. Nup210 蛋白

62. 有关外核膜的描述正确的是
A. 与中间纤维相连
B. 与内质网发生物质交换
C. 面向细胞质
D. 无核糖体附着
E. 与染色质紧密接触

63. 以蛋白质成分为主的网络结构体系是
A. 核纤层　　B. 核基质　　C. 微管
D. 微丝　　E. 中间纤维

64. 核周隙是
A. 核内、外膜之间形成的腔隙
B. 核周隙与粗面内质网有通道
C. 是一种中间纤维
D. 含有多种蛋白质和酶
E. 腔内充满无定形物质

65. 有关核孔复合体物质运输描述正确的是
A. 核孔复合体内充满液体
B. 亲水性通道
C. 被动运输通道
D. 离子和水溶性小分子自由扩散
E. 超过 60kDa 的分子容易扩散

66. 根据 DNA 序列的重复程度可分为
A. 高度重复序列　　B. 核小体
C. 螺线管　　D. 中度重复序列
E. 单一序列

67. 有关染色质蛋白正确的是
A. 核小体组蛋白帮助 DNA 卷曲
B. 非组蛋白具有种属特异性
C. H_1 组蛋白在构成核小体时起连接作用
D. 非组蛋白带正电荷
E. 非组蛋白是一类酸性蛋白质

68. 真核细胞核仁区，一个基本转录单位的构成是由
A. 5. 8S rRNA　B. 28S rRNA　C. 18S rRNA
D. 5S rRNA　E. 4S rRNA

（二）名词解释

1. 核膜　**2.** 核纤层　**3.** 核孔复合体
4. 常染色质　**5.** 异染色质　**6.** 动粒　**7.** 核型
8. 核基质　**9.** 核质比　**10.** 核定位信号
11. 非组蛋白

（三）简答题

1. 简述核膜的结构与功能。
2. 核孔复合体由哪些结构组成？
3. 核纤层具有哪些功能？
4. 简述核仁的结构与功能。
5. 简述着丝粒-动粒复合体的结构与功能。
6. 中期染色体由哪些结构组成？
7. 核孔复合体主动运输的特点有哪些？
8. 核基质具有哪些功能？

（四）论述题

1. 常染色质与异染色质有哪些异同点？
2. 核小体是如何组装的？染色体是如何构建的？
3. 核仁会随着细胞周期发生哪些变化？
4. 论述细胞核与细胞其他结构的关系说明细胞的整体性。

三、参考答案

（一）选择题

单项选择题

1. A　**2.** A　**3.** E　**4.** A　**5.** A　**6.** B
7. D　**8.** D　**9.** D　**10.** B　**11.** C　**12.** D
13. C　**14.** E　**15.** B　**16.** B　**17.** A　**18.** C
19. A　**20.** A　**21.** C　**22.** B　**23.** A　**24.** E
25. A　**26.** E　**27.** A　**28.** B　**29.** A　**30.** C
31. E　**32.** A　**33.** D　**34.** A　**35.** C　**36.** D
37. A　**38.** E　**39.** A　**40.** A　**41.** B　**42.** E
43. B　**44.** A　**45.** D　**46.** E　**47.** B　**48.** C
49. D

多项选择题

50. ABCE　**51.** BCDE　**52.** ABCE　**53.** ABCD
54. ABCDE　**55.** ACDE　**56.** ABCE　**57.** ABCD

58. ABCE　**59.** ABCD　**60.** ABCD　**61.** AC
62. ABC　**63.** ABCDE　**64.** ABDE　**65.** ABCD
66. ADE　**67.** ABCE　**68.** ABC

（二）名词解释

1. 核膜：又被称为核被膜，是细胞核与细胞质之间的界膜。

2. 核纤层：位于内核膜内侧与染色质之间的一层由纤维蛋白质组成的网络片层结构。

3. 核孔复合体：内核膜与外核膜在一定部位以特定方式融合形成的环形开口，由此构成的蛋白质分子复合物结构。

4. 常染色质：在间期细胞核内包装松散的、可编码结构蛋白和功能蛋白的，转录活性较强的染色质，染色较浅多位于核中央。

5. 异染色质：在间期细胞核中呈凝集状态的，无转录活性的，用碱性染料染色时着色较深的染色质，多分布于核膜内表面附近。

6. 动粒：由多种蛋白质组成的位于着丝粒两侧的特化圆盘状结构。

7. 核型：一个体细胞在分裂中期全部染色体的总和，按其数目、大小、形态特征顺序排列所构成的图像。

8. 核基质：真核细胞间期核内除了染色质、核仁、核纤层和核膜以外的部分，存在一个以纤维蛋白构成的网络结构体系。

9. 核质比：细胞核体积与细胞质体积的比值，主要表示细胞核的相对大小。

10. 核定位信号：为了确保蛋白质通过核孔复合体被转运到细胞核内，亲核蛋白一般都会具有核定位功能的特殊氨基酸序列，这段具有“定向”与“定位”作用的序列称为核定位信号或核定位序列。

11. 非组蛋白：是指能与染色体上特异DNA序列结合的蛋白质，又称为序列特异性DNA结合蛋白。

（三）简答题

1. 核膜主要由蛋白质、脂类和少量核酸等化学成分组成。电镜下观察，核膜主要由外核膜、核周隙、内核膜、核孔复合体以及核纤层等结构构成。核膜的功能为：①核膜为基因表达提供了时空隔离的屏障；②核膜参与蛋白质的合成；③核孔复合体控制着细胞核与细胞质间的物质交换。

2. 核孔复合体的捕鱼笼式结构

（1）胞质环，位于核孔复合体胞质面（外核膜）一侧的整个环状结构，即外环。从环上向胞质对称分布着8条短纤维。

（2）核质环，位于核孔复合体核质面（内核膜）一侧的整个环状结构，即内环。从环上向核质对称分布着8条长纤维，纤维的末端汇聚形成一个小环，称为端环，构成捕鱼笼式结构，也构成核篮。

（3）辐：是由核孔边缘伸向中心的结构，呈辐射状八重对称分布，将胞质环、核质环和中央颗粒连在一起。

（4）中央颗粒：又称中央栓，位于核孔复合体中心的颗粒状蛋白质，在细胞核与细胞质的物质交换中起着重要作用。

3.（1）核纤层维持着核膜的完整与稳定，为核膜提供支架，与核膜的活动密切相关。

（2）核纤层与核膜的崩解、重建密切相关。在细胞有丝分裂前期，核纤层磷酸化是导致核膜崩解的前提；在细胞分裂末期，核纤层去磷酸化重新组装，核膜重新出现。

（3）核纤层与染色质凝集成染色体有关，核纤层可与染色质直接结合，被认为是DNA与核膜的结合点。

（4）核纤层参与DNA的复制。

4. 核仁是由DNA、RNA、蛋白质和酶类等成分组成，核仁的超微结构包括：

（1）纤维中心：存在rRNA基因——rDNA。

（2）致密纤维组分：活跃地进行rRNA合成。

（3）颗粒组分：正在加工、成熟的核糖体亚基前体颗粒。

核仁的主要功能：核仁是rRNA基因转录和加工的场所，是核糖体亚基装配的场所。

5. 着丝粒-动粒复合体的主要功能是介导纺锤丝与染色体的结合，主要包括：

（1）动粒域：位于着丝粒的外侧，由内、中、外三层式板状结构以及围绕在动粒外层的纤维冠构成，动粒域主要含有一些与动粒结构和功能相关的蛋白质。

（2）中心域：位于动粒域的内侧，主要由富含重复 DNA 序列的异染色质组成，能抗低渗膨胀和核酸酶的消化，维持着丝粒-动粒复合体结构稳定和功能活性的正常。

（3）配对域：在中心域内侧，是有丝分裂中期姐妹染色单体相互作用的区域。

6. 着丝粒将两条姐妹染色单体相连，同时着丝粒将染色体分为长臂和短臂。着丝粒-动粒复合体介导纺锤丝与染色体的结合，次缢痕并非存在所有染色体上，随体是位于染色体末端的球状结构，端粒是染色体末端的特化结构。

7. 核孔复合体主动运输的特点主要表现

（1）核孔直径可根据物质的大小自我调节，主动运输中核孔直径为 9～29nm，根据运输物质的大小核孔直径会随之改变。

（2）核孔复合体的主动运输是一个信号识别、载体介导和消耗能量的过程。

（3）核孔复合体的主动运输具有双向性，包括核输入与核输出，如 DNA 聚合酶、RNA 聚合酶、组蛋白和核糖体蛋白等可经核孔复合体运进细胞核，翻译所需的 RNA 和装配好的核糖体大、小亚基等物质可从核孔复合体运出到细胞质。

8. 核基质的主要功能

（1）核基质是 DNA 复制的支架。

（2）核基质在基因转录过程中发挥重要作用。

（3）核基质参与染色体和核膜的构建。

（4）病毒的 DNA 复制和基因的转录与宿主细胞的核基质有密切关系。

（5）核基质蛋白在肿瘤发生过程中也起一定的作用。

（四）论述题

1.（1）相同点：①都具有脱氧核糖核苷酸构成的双螺旋结构；②都与组蛋白结合。

（2）不同点

1）常染色质结构疏松；异染色质结构紧密。

2）常染色质着色浅，多位于核的中央；异染色质着色深，多位于核周近核膜处。

3）常染色质是含有单一序列和中度重复序列的 DNA，能进行复制和转录，编码结构蛋白质和功能蛋白质；异染色质是含有高度重复序列的 DNA，一般无转录活性。

4）常染色质多在 S 期早期、中期进行复制，异染色质多在 S 期晚期进行复制。

2. 见重点难点提要。

3. 在细胞间期核仁结构完整，在细胞分裂期核仁表现出周期性的消失和重建。核仁在细胞分裂前期消失，末期重新出现，这种周期性变化与核仁组织区的活动有关。在有丝分裂前期，染色质凝集，伸入到核仁组织区的 rDNA 袢环缠绕、回缩到相应的染色体中，rRNA 合成停止，核仁的结构成分分散于核基质中，核仁逐渐缩小直至消失。有丝分裂中期、后期核仁处于消失状态。有丝分裂末期时，已到达细胞两极的染色体逐渐解旋成染色质，核仁组织区的 rDNA 袢环重新呈伸展状态并开始合成 rRNA，与此同时核仁的纤维组分和颗粒组分开始生成，核仁重现。因此，在整个细胞周期中，核仁会出现周期性变化。

4. 略。

（董　静）

第十章　细胞信号转导

一、重点难点提要

细胞通过受体与外界信号结合，将信号转换后传给相应的胞内系统引起细胞应答反应，这一系列影响细胞生物学功能的过程称为信号转导（signal transduction）。

（一）细胞信号转导概述

1. 细胞通信　是指一个细胞发出信息通过介质传递至另一个细胞产生特定反应的过程。细胞间信号转导是实现细胞通信的关键过程。

（1）细胞分泌信号分子通信

1）内分泌（endocrine）：激素通过血液循环长距离作用于靶细胞，作用时间较长。

2）旁分泌（paracrine）：化学介质不进入血循环，局部扩散作用于邻近靶细胞，作用时间较长。

3）神经突触传递：由神经细胞分泌通过突触间隙到达下一个神经细胞，作用时间较短。

4）自分泌：细胞分泌的信号分子作用于自身细胞膜上的受体。

（2）细胞接触依赖性通信：通过相邻靶细胞表面受体相互作用介导细胞间的通信，无须信号分子的释放。

（3）细胞连接通信：通过胞间连丝介导细胞间通信。

2. 信号分子及其受体

（1）信号分子：信号分子（signal molecule）也称配体（ligand），包括物理信号（光、热、电流）、化学信号和生物学信号，细胞外信号分子也称为第一信使。有机体间和细胞间通信中最广泛的信号是化学信号，可分为：气体性信号分子、亲脂性信号分子、亲水性信号分子。

（2）受体：受体（receptor）是一类存在于细胞膜或细胞内的特殊蛋白质，能特异性识别并结合胞外信号分子进而激活细胞内的一系列生物学反应，使细胞对外界刺激产生相应的效应。

1）细胞内受体：细胞内受体主要位于细胞质和细胞核基质中，由细胞内受体结合相应配体后转位入核统称为核受体（nuclear receptor）。主要识别类固醇激素、甲状腺素和维甲酸等亲脂性信号分子。

2）细胞表面受体：细胞表面受体又称为膜受体，主要识别生长因子、多肽类激素等亲水性信号分子。细胞表面受体主要分为三大类：离子通道偶联受体、G 蛋白偶联受体和酶联受体。

（3）第二信使与分子开关

1）细胞内信使：是指受体被激活后在细胞内产生的、能介导信号转导通路的活性物质，又称为第二信使（second messenger），主要有 cAMP、钙离子、cGMP、甘油二酯、三磷酸肌醇（IP_3）等。

2）信号转导途径启动或关闭的关键机制：是分子开关（molecular switch）通过激活或失活两种状态的转换控制下游靶蛋白的活性。分子开关蛋白主要有两类，分别是：磷酸化与去磷酸化转换的开关蛋白、GTP 结合开关蛋白。

3. 信号转导系统的特性

（1）特异性及非绝对性：受体与信号分子的结合具有特异性形成受体-配体复合物，启动特定的信号途径使细胞产生特异性生理反应。

（2）高亲和力与可逆性：受体与信号分子的亲和力强同时具有可逆性，受体-配体复合物解体、受体恢复状态后可被再利用。

（3）信号响应的快与慢

1）快反应：引起已经存在于靶细胞内的蛋白活性或功能的改变，进而影响细胞代谢功能的短期反应。

2）慢反应：通过激活或抑制靶基因的表达，上调或下降细胞内特殊蛋白的表达量，对信号的应答时间较长。

（二）细胞膜受体介导的信号转导

1. G 蛋白偶联受体信号传递途径

（1）G 蛋白偶联受体的结构与活化

1）G 蛋白偶联受体的结构：胞膜区由 7 个 α 螺旋的跨膜结构组成，是受体与配体结合的部位，N 末端位于胞外区识别胞外信号分子并与之结合；C 末端位于胞内区。G 蛋白是 GTP 结合调节蛋白，由 α、β、γ 三个亚基组成。

2）G 蛋白偶联受体的活化：在静息状态下，α、β、γ 亚基构成三聚体并结合有 GDP，与受体呈分离状态。配体与相应的受体结合时 α 亚基与 GDP 的亲和力减弱、与 GTP 的亲和力增强。G 蛋白与 GTP 结合后被激活并进入功能状态，解体为 GTP 结合的 α 亚基、β-γ 二聚体两个部分，这两个分子直接激活位于细胞膜下游的效应蛋白实现细胞内外的信号传递。当配体-受体复合物解离分解 GTP 生成 GDP，诱导 α 亚基的构象改变，与 GDP 的亲和力增强并与效应蛋白分离。最后，α、β、γ 亚基结合恢复到静息状态的 G 蛋白。

3）G 蛋白偶联受体的分类：激活离子通道的 G 蛋白偶联受体；激活或抑制腺苷酸环化酶，产生 cAMP 为第二信使的 G 蛋白偶联受体；激活磷脂酶 C 和以 IP_3 和 DAG 作为双信使的 G 蛋白偶联受体。

（2）G 蛋白偶联受体介导的信号通路

1）cAMP 信号途径：cAMP 信号通路是由 G 蛋白偶联受体所介导的细胞信号通路之一。在 cAMP 信号途径中，细胞外信号与相应受体结合，调节腺苷酸环化酶（AC）活性，通过第二信使 cAMP 水平的变化，将细胞外信号转变为细胞内信号。该信号途径的调控主要组分分别是：刺激性受体（Rs）、抑制性受体（Ri）、刺激性 G 蛋白（Gs）、抑制性 G 蛋白（Gi）和腺苷酸环化酶（AC）。

2）磷脂酰肌醇信号途径：当细胞受到特异性信号刺激后，细胞外信号分子与细胞膜 G 蛋白偶联受体结合，激活细胞膜上的磷脂酶 C，使细胞膜上的 4,5-二磷酸磷脂酰肌醇水解产生 2 个第二信使分别调节不同的通路使细胞内钙库（内质网、肌浆网等）的钙通道或质膜上的钙通道开放，致使胞内钙离子的浓度快速升高产生钙信号，使细胞内某些酶的活性和蛋白质功能发生改变，产生细胞效应。

2. 酶联受体信号传递途径

（1）酪氨酸激酶受体的性质和作用：酪氨酸激酶是一类激活后可催化底物蛋白酪氨酸残基磷酸化的激酶。酪氨酸激酶包括两大类，即位于细胞膜上的受体型酪氨酸激酶与位于细胞质中非受体型酪氨酸激酶。

（2）酪氨酸激酶受体介导的信号通路：Ras 蛋白是 RTK 介导信号通路中的关键部分，其基本过程为：RTK 受体活化；Ras 蛋白激活；MAP 激酶信号组件的顺次激活；生理效应或基因表达。

（三）细胞内受体介导的信号转导

1. 细胞内核受体及其对基因表达的调控　细胞内核受体调节基因转录的 3 种方式分别为：

（1）核受体被亲脂性信号分子激活后结合到靶基因 HRE 序列调节转录。

（2）核受体被亲脂性信号分子激活后影响其他转录因子调节转录。

（3）核受体被细胞表面受体或周期蛋白依赖性激酶激活并与靶基因结合调节转录。

2. 气体信号分子激活的信号通路　NO 是一种具有自由基性质的脂溶性气体分子，作为局部介质在许多组织中发挥作用。

（四）细胞信号转导的网络化效应

1. 细胞信号的传输特征

（1）特定受体与配体结合后启动细胞信号途径，具有特异性。

（2）细胞信号在往前转导中不断被放大。

（3）细胞外信号强度或持续时间的不同控制反应的性质。

2. 细胞信号的分流与整合

（1）细胞信号网络化可以分流信号，相同受体因不同的胞内信号蛋白引发不同的下游通路激起复杂的反应。

（2）细胞信号的整合，不同的信号转导途径可通过同一种效应蛋白或同一基因调控区协同发挥作用。

3. 细胞信号的反馈调节　细胞信号网络是由反馈环路组成，包括正反馈和负反馈，及时校正反应的速率和强度。靶细胞下调细胞对信号的敏感性方式有：受体没收、受体下调、受体失活、信号蛋白失活和产生抑制性蛋白。

（五）细胞信号转导与医学

1. 信号分子异常与疾病　信号分子过量或者不足引起的疾病，如胰岛素生成减少。

2. 受体异常与疾病

（1）遗传性受体病：产生受体的基因发生突变引起的疾病，如家族性高胆固醇血症。

（2）自身免疫性受体病：机体自身产生受体的抗体，使受体功能丧失引起的疾病，如重症肌无力。

（3）继发性受体病：多因素引起受体数量和结合能力发生改变引起的疾病，如肥胖型糖尿病。

3. G 蛋白异常与疾病　霍乱弧菌感染人体后分泌的外毒素（霍乱毒素）导致小肠上皮细胞膜蛋白构型改变，大量氯离子和水分子持续转运入肠腔引起严重腹泻和脱水。

4. 蛋白激酶异常与疾病　某些肿瘤促进剂的分子结构与甘油二酯类似，取代甘油二酯与蛋白激酶 C 结合后引起蛋白激酶 C 长期不可逆的激活，刺激细胞不断的生长、增殖产生肿瘤。

5. 信号转导与药物研发　通过研究信号转导通路中各种蛋白质、各种蛋白激酶抑制剂之间的相互作用，为开发药物提供靶位。

二、自 测 题

（一）选择题

单项选择题

1. 目前发现最大的受体超家族是
A. 蛋白丝氨酸/苏氨酸受体家族
B. 离子通道型受体家族
C. G 蛋白偶联受体超家族
D. 细胞因子受体超家族
E. 酪氨酸蛋白激酶型受体家族

2. 能与胞内受体结合并引发细胞效应的配体是
A. 脂溶性小分子　B. 生长因子
C. 胰岛素　D. 肾上腺素
E. 乙酰胆碱

3. 配体是
A. 第二信使
B. 细胞膜中的蛋白质分子
C. 第一信使
D. 细胞膜中的类脂分子
E. 抗体

4. 细胞膜受体都是细胞膜上的
A. 无机离子　B. 镶嵌蛋白
C. 糖脂　D. 脂质分子
E. 周边蛋白

5. G 蛋白 α 亚基具有下列哪种酶的活性
A. GTP 酶　B. UTP 酶
C. CTP 酶　D. TTP 酶
E. ATP 酶

6. 调节细胞增殖和分化的最主要途径是
A. 蛋白激酶 C 途径
B. 受体酪氨酸激酶途径
C. 非受体酪氨酸蛋白激酶途径
D. 腺苷酸环化酶途径
E. 鸟苷酸环化酶途径

7. 下列不是第二信使的是
A. DAG　B. cGMP
C. IP_3　D. PIP_2　E. cAMP

8. 下列关于信号转导叙述错误的是
A. 细胞信号转导过程是由细胞内一系列信号转导蛋白的构象、活性或功能变化来实现的
B. 细胞受体分为膜受体和胞内受体
C. 不同的信号转导通路之间具有相互联系作用
D. 酪氨酸蛋白激酶型受体属于核受体
E. 细胞内信使分子能激活细胞内受体和蛋白激酶

9. 信号转导通路对靶蛋白调节最重要的方式是
A. 通过受体亲和力调节
B. 通过可逆性磷酸化调节
C. 通过受体数量调节
D. 通过配体调节
E. 通过 G 蛋白调节

10. cGMP 依赖性蛋白激酶是
A. 蛋白激酶 A　B. 蛋白激酶 C
C. MAPK　D. 蛋白激酶 G
E. CaMK

11. IP_3 与相应受体结合后可使胞质内哪种离子浓度升高
A. Mg^{2+}　B. HCO_3^-
C. Na^+　D. Ca^{2+}
E. K^+

12. 下列有关 G 蛋白的叙述错误的是
A. G 蛋白是由 α、β、Y 组成的异三聚体
B. G 蛋白是指与鸟嘌呤核苷酸可逆性结合的蛋白质家族
C. Gα 上的 GTP 被 GDP 取代是 G 蛋白激活的关键步骤
D. G 蛋白偶联受体是 7 次穿越细胞膜的单一肽链
E. 小分子 G 蛋白只具有 G 蛋白的 α 亚基

13. 以下不是靶蛋白丝氨酸或苏氨酸磷酸化激酶的是
A. 钙激酶　B. 蛋白激酶 C
C. 酪氨酸蛋白激酶　D. 蛋白激酶 G
E. 蛋白激酶 A

14. 属于肌醇磷酸信号系统的信号分子是
A. GTP　B. Ca^{2+}
C. cAMP　D. IP_3　E. ATP

15. 以下G蛋白中能够被霍乱毒素抑制GTP酶活性的是

A. 糖脂　　B. 糖蛋白

C. 肌动蛋白　　D. 微管蛋白

E. 连接蛋白

16. 霍乱毒素引起腹泻的原因是

A. G蛋白持续激活

B. G蛋白不能被激活

C. 蛋白激酶A功能异常

D. 蛋白激酶C功能异常

E. 受体封闭

17. 下列关于信号分子的描述不正确的是

A. 神经递质属于亲脂性信号

B. 可作为作用底物

C. 维生素D属于亲脂性信号

D. 能传递信息

E. 本身不具有酶的活性

18. 关于受体叙述有误的是

A. 各种靶细胞中受体数目差别很大

B. 受体的化学本质是蛋白质

C. 受体数目越少的细胞对信息分子的反应越敏感

D. 按存在的部位可将受体分为细胞膜受体和细胞内受体

E. 受体的作用是识别信息分子

19. PIP_2 分解后生成下列哪种物质可以促进钙离子的释放

A. PKC　　B. CaM　　C. DAG

D. NO　　E. IP_3

20. 表皮生长因子跨膜信号转导的实现是通过

A. 活化酪氨酸激酶　　B. 活化鸟苷酸环化酶

C. 抑制腺苷酸环化酶　　D. 活化磷酸二酯酶

E. 活化腺苷酸环化酶

21. 造成重症肌无力信号转导障碍的是

A. 乙酰胆碱与其受体结合障碍

B. 体内产生抗乙酰胆碱受体的抗体

C. 有毒物质与乙酰胆碱受体结合

D. Na^+通道障碍

E. 乙酰胆碱分泌减少

22. 非胰岛素依赖性糖尿病的发生部分存在

A. 抗G蛋白受体的抗体

B. 抗酪氨酸受体的抗体

C. G蛋白失去GTP酶活性

D. 胰岛素不分泌

E. 遗传因素导致胰岛素受体量减少或功能异常

多项选择题

23. G蛋白家族的共同特征有

A. 具有蛋白激酶活性

B. 具有GTP酶活性

C. 具有结合GTP（GDP）的能力

D. 有α、β、γ三个亚基组成

E. 通过构象改变能激活效应蛋白

24. 配体包括

A. 神经递质　　B. 激素

C. cAMP　　D. 药物

E. 生长因子

25. 关于钙调蛋白叙述正确的是

A. 激酶是它的靶酶之一

B. 与Ca^{2+}结合后构型发生改变

C. 必须与Ca^{2+}结合才能发挥作用

D. 在Ca^{2+}信号系统中起重要作用

E. 每一个钙调蛋白（CaM）可结合4个Ca^{2+}

26. 参与细胞内信息传递的第二信使有

A. cGMP　　B. DAG

C. cAMP　　D. IP_3　　E. Ca^{2+}

27. 控制信号转导蛋白活性的方式有

A. 通过磷酸化调节　　B. 通过去磷酸化调节

C. 通过受体调节　　D. 通过G蛋白调节

E. 通过配体调节

（二）名词解释

1. 信号转导　**2.** 受体　**3.** 第二信使

4. 分子开关　**5.** 核受体

（三）简答题

1. 信号转导系统的特性有哪些？

2. 根据在靶细胞中的存在部位，受体可分为几类？

3. 细胞信号的传输具有哪些特征？

（四）论述题

论述G蛋白偶联受体介导信号通路的结构和特点。

三、参考答案

（一）选择题

单项选择题

1. C　2. A　3. C　4. B　5. A　6. B
7. D　8. D　9. B　10. D　11. D　12. C
13. C　14. D　15. B　16. A　17. A　18. C
19. E　20. A　21. B　22. E

多项选择题

23. ABCD　24. ABDE　25. ABCDE　26. ABCDE
27. ABDE

（二）名词解释

1. 信号转导：细胞通过受体与外界信号结合，将信号转换后传给相应的胞内系统引起细胞应答反应，这一系列影响细胞生物学功能的过程称为信号转导。

2. 受体：是一类存在于细胞膜或细胞内的特殊蛋白质，能特异性识别并结合细胞外信号分子进而激活细胞内的一系列生物学反应使细胞对外界刺激产生相应的效应。

3. 第二信使：细胞内信使是指受体被激活后在细胞内产生的、能介导信号转导通路的活性物质，又称为第二信使，主要有 cAMP、钙离子、cGMP、甘油二酯、三磷酸肌醇（IP_3）等。

4. 分子开关：通过激活或失活两种状态的转换控制下游靶蛋白的活性，这种信号转导途径启动或关闭的关键机制就是分子开关也称开关蛋白。

5. 核受体：细胞内受体主要位于细胞质和细胞核基质中，由细胞内受体结合相应配体后转位入核，统称为核受体。

（三）简答题

1. 信号转导系统的特性

（1）特异性及非绝对性。受体与信号分子的结合具有特异性形成受体-配体复合物，启动特定的信号途径使细胞产生特异性生理反应。

（2）高亲和力与可逆性。受体与信号分子的亲和力强同时具有可逆性，受体-配体复合物解体，受体恢复状态后可被再利用。

（3）信号响应的快与慢。快反应：引起已经存在于靶细胞内的蛋白活性或功能的改变，进而影响细胞代谢功能的短期反应。慢反应：通过激活或抑制靶基因的表达上调或下降细胞内特殊蛋白的表达量，对信号的应答时间较长。

2. 根据在靶细胞中的存在部位，受体可分为

（1）细胞内受体。细胞内受体主要位于细胞质和细胞核基质中，由细胞内受体结合相应配体后转位入核，统称为核受体。主要识别类固醇激素、甲状腺素和维甲酸等亲脂性信号分子。

（2）细胞表面受体。细胞表面受体又称为膜受体，主要识别生长因子、多肽类激素等亲水性信号分子。细胞表面受体有三大类，分别是：离子通道偶联受体、G 蛋白偶联受体和酶联受体。

3. 细胞信号的传输特征

（1）特定受体与配体结合后启动细胞信号途径，具有特异性。

（2）细胞信号在往前转导中不断被放大。

（3）细胞外信号强度或持续时间的不同控制反应的性质。

（四）论述题

见重点难点提要。

（董　静）

第十一章　细胞分裂与细胞周期

一、重点难点提要

细胞分裂（cell division）是指通过分裂的方式，将细胞的遗传物质及其他组分相对等量分配到两个子细胞的过程，有效地保证了在增加细胞数目的同时维持生物遗传的稳定性。细胞分裂呈周期性进行，严格的调控机制使细胞周期呈现高度的有序性和协同性。

（一）细胞分裂

1. 无丝分裂　无丝分裂又称直接分裂，分裂过程为：细胞核拉长，细胞膜中部缢裂，细胞质分裂，其间无纺锤体、染色体的形成。此过程中，遗传物质和其他胞质成分不能保证均分到子细胞中，是低等生物细胞增殖的主要方式，同时也发现于高等动植物，如创伤、癌变及衰老的细胞。

2. 有丝分裂　有丝分裂又称为间接分裂，是体细胞分裂的主要方式，普遍见于高等动植物。特点是细胞通过有丝分裂装置将遗传物质平均分配到两个子细胞中，从而保证了细胞在遗传上的稳定性，其间有纺锤体、染色体的出现。

根据分裂细胞形态学变化，人为将有丝分裂过程划分为四个时期：前期、中期、后期和末期（胞质分裂）。

（1）前期：染色质凝集成染色体；核膜破裂、核仁消失；星体向两极移动，纺锤体装配形成。纺锤体微管包括：①动粒微管，由中心体发出，连接在染色体着丝粒的动粒上，着丝粒上具有马达蛋白；②极微管，由中心体发出，在纺锤体中部重叠，重叠部位结合有马达蛋白，负责将两极推开；③星体微管由中心体向外放射，末端结合有马达蛋白，负责两极的分离。

（2）中期：染色体排列在赤道板。此时同一条染色体相连的两极动粒微管等长且力量平衡，染色体列队。

（3）后期：姐妹染色单体分离向两极移动。在这一过程中，动粒微管解聚变短牵引染色体移动，同时极微管聚合长度增加，拉大两极间距离。

（4）末期：姐妹染色单体到达两极；染色体解旋成染色质；核仁、核膜重现；动粒微管消失，极微管和星体微管加长。

（5）胞质分裂：在有丝分裂后期末或末期初，动物细胞中部质膜下方出现了由大量肌动蛋白和肌球蛋白聚集形成的环状结构，即收缩环。高等植物细胞的胞质分裂是通过细胞内新形成的细胞壁来实现的。

3. 减数分裂　减数分裂是有性生殖个体的生殖细胞在形成过程中所进行的特殊分裂方式。减数分裂最主要特征是：细胞 DNA 只复制一次，细胞连续分裂两次，结果形成染色体数目减半的生殖细胞。两次分裂分别称为第一次减数分裂和第二次减数分裂，两次分裂之间有一个短暂的分裂间期。

（1）减数分裂前间期：减数第一次分裂前的间期称为分裂前间期。这一时期只复制 DNA 总量的 99.7%～99.9%，剩余的 DNA 要在减数分裂前期复制，称为延迟复制。这些延迟复制的

DNA 片段与减数分裂前期的染色体配对和基因重组密切相关。

（2）减数第一次分裂

1）前期Ⅰ：这一时期持续时间长，物种间差异大，染色体凝集，染色体配对、片段交换。人为划分为五个阶段：

细线期：又称为凝集期，这一时期染色质开始凝集，光镜下可以看到染色体呈单条细线状，电镜下可以看到姐妹染色单体。此期，同源染色体开始相互识别、靠近。

偶线期：又称配对期，这一时期染色体进一步凝集，同源染色体配对形成二价体、四分体。在联会的同源染色体之间，沿纵轴方向形成了一种特殊的结构称为联会复合体，主要由中央成分、横向纤维和侧生成分构成。Z-DNA 在偶线期合成。

粗线期：又称重组期，这一时期染色体明显变短、变粗，在联会复合体的中央新出现一些椭圆形或球形富含蛋白质及酶的棒状结构，称为重组结，多个重组节相间地分布于联会复合体上，与染色体片段的重组、等位基因交换直接相关。粗线期合成减数分裂特有的组蛋白，合成的 P-DNA 主要编码 DNA 修复、连接相关的酶类。

双线期：这一时期联会复合体消失，同源染色体互相分开，在某些部位仍有接触点，称为交叉。

终变期：又称再凝集期，这一时期染色体呈短棒状，交叉向染色体末端移动，称交叉端化。终变期同源染色体向赤道面移动，纺锤体形成、核膜核仁消失标志着前期Ⅰ完成。

2）中期Ⅰ：纺锤体微管捕捉细胞核中的四分体，一条染色体上两个动粒位于一侧，从纺锤体一极发出的微管只能与一条染色体上的动粒结合。最终四分体排列在赤道板上。

3）后期Ⅰ：同源染色体分离并向两极移动，移向每一极的染色体数是母细胞内染色体的一半。

4）末期Ⅰ和减数分裂间期：染色体到达两极，核仁、核膜重新出现，细胞质分裂形成两个子细胞。

新生子细胞在减数分裂间期，染色体不复制、中心体复制，经过短暂的间期后才进入第二次减数分裂。

（3）减数第二次分裂：分为前期Ⅱ、中期Ⅱ、后期Ⅱ和末期Ⅱ。减数第二次分裂主要是姐妹染色单体分离形成只含有一个染色体组的配子。

胞质分裂时，雄性生物的细胞质是均等分裂的，雌性生物细胞质是不均等分裂的。通过减数分裂一个精母细胞形成 4 个精子，而一个卵母细胞形成一个卵子及三个极体。

（4）减数分裂的生物学意义：①维持了遗传物质的稳定；②是遗传学三大定律的细胞学基础；③是遗传和变异的细胞学基础，为生物进化的多样性提供了可能：同源染色体上非姐妹染色单体的交换增加了生殖细胞中染色体组的差异；非同源染色体的自由组合为生物遗传变异提供了细胞学基础。

（5）减数分裂与有丝分裂的区别：见表 3-4 所示。

表 3-4　减数分裂与有丝分裂的区别

	减数分裂	有丝分裂
时期	性细胞成熟期	存在一生
发生部位	生殖细胞	体细胞
过程	两次分裂	一次分裂
结果	形成 4 个子细胞	形成 2 个子细胞

续表

	减数分裂	有丝分裂
遗传物质	数目减半	数目不变
DNA 复制	99.7%在 S 期，0.3%在前期 I	100%在间期
间期	两次间期	一次间期

（二）细胞周期

1. 细胞周期概述　将细胞从上一次分裂结束到下一次分裂结束所经历的规律性变化过程称为一个细胞周期，即亲代细胞经过物质的准备、积累完成细胞分裂形成子代细胞的连续循环过程。

2. 细胞周期主要事件　细胞周期分为四个时段：G_1 期、S 期、G_2 期和 M 期。

（1）G_1 期：是 DNA 复制的准备期。G_1 期（DNA 合成前期）主要指有丝分裂结束到 DNA 合成之前的这段时间。①为 DNA 合成准备所需要的 RNA 和蛋白质，如 DNA 聚合酶、细胞周期蛋白、钙调蛋白、触发蛋白等；②细胞中组蛋白、非组蛋白等蛋白质磷酸化，促进 G_1 晚期染色体结构发生改变，利于 S 期 DNA 合成；③细胞膜物质的转运作用增强，保证 G_1 期进行大量生化合成且有充足原料；④限制点：在 G_1 期与 S 期之间有一个限制点，G_1 期细胞一旦通过此点，便能完成随后的细胞周期进程，是控制细胞增殖的关键。

（2）S 期：完成 DNA 复制。S 期（DNA 合成期）是细胞周期的关键阶段，是指从 DNA 合成开始到 DNA 合成结束的这段时间。①DNA 合成（复制）：一般常染色质 DNA 复制早于异染色质 DNA 的复制，能转录的 DNA 复制早于不能转录的 DNA 复制；②合成组蛋白及非组蛋白：组蛋白合成后进入核内与 DNA 组成染色质；③中心粒的复制：中心粒的 G_2 期（DNA 合成后期）从 DNA 复制完成到有丝分裂开始前的时期，为有丝分裂进行物质准备；④有活跃的 RNA 和蛋白质合成。

（3）G_2 期：大量合成 RNA 和一些与 M 期结构、功能相关的蛋白质，如微管蛋白、促成熟因子（MPF）等；中心粒体积增大，开始分离并移向两极。

（4）M 期：细胞进行分裂。M 期（有丝分裂期）细胞经过分裂将染色体平均分配到两个子细胞中。该期 RNA 合成停止，蛋白质合成减少，细胞发生一系列形态、结构改变。见有丝分裂过程。

3. 细胞周期的时间　细胞周期所经历的时间为细胞周期时间。在高等生物中，一个细胞周期通常持续 12～32h。G_1 期是影响细胞周期时长的关键。

4. 机体中细胞的状态　根据细胞增殖程度、生存时间，人体组织细胞可分为：

（1）更新组织细胞，又称为周期性细胞，始终保持旺盛的增殖活性，如干细胞、过渡细胞和成熟细胞。

（2）稳定组织细胞，又称 G_0 期细胞，是休眠期、退出 G_1 期的细胞。一般不分裂，暂不增殖细胞保持代谢活动，在接受细胞外信号后才进入细胞周期。

（3）恒久组织细胞，又称终末分化细胞，这类细胞完全失去了增殖能力，结构和功能高度特化。

（4）可耗尽组织细胞，在一生中逐渐耗尽且没有补充细胞，如人类的卵巢实质细胞。

（三）细胞周期的调控

细胞周期的调控是一个精密复杂的过程，维持细胞周期严格的时序性、遗传物质复制的准确性等细胞周期事件的进行。

1. M 期促进因子 M 期细胞可诱导其他时期的细胞产生染色体超前凝集。M 期细胞中这种促进染色体凝集的因子为促成熟因子（maturation promoting factor，MPF）。MPF 是一种在 G_2 期形成能促进 M 期启动的调控因子，也称为促细胞成熟因子或促细胞分裂因子。

2. 细胞周期调控系统

（1）Cdk 催化功能：周期蛋白依赖性激酶（cyclin dependent kinase，Cdk）是一类必须与细胞周期蛋白结合才具有激酶活性的蛋白激酶，通过磷酸化细胞周期相关蛋白调控细胞周期。

1）主要种类：Cdk1～8，不同类型的 Cdk 选择性与特定的 cyclin 结合。

2）Cdk 激活过程：Cdk 与 cyclin 结合，有时 Cdk 完全激活还需特定位点发生磷酸化。

3）Cdk 功能：在细胞周期不同阶段选择性的磷酸化不同蛋白发挥蛋白激酶作用，如磷酸化染色体蛋白，启动有丝分裂；磷酸化微管结合蛋白，形成纺锤体；磷酸化某些酶类，降解不需要的周期蛋白。

（2）细胞周期蛋白的调节作用：细胞周期蛋白（cyclin）是真核细胞中的一类蛋白质，随细胞周期进程周期性地出现及消失，并与细胞中其他蛋白结合，对细胞周期相关活动进行调节。

1）细胞周期蛋白的种类：cyclin A～H。G_1 期周期蛋白有 cyclin C、D、E；G_1/S 周期蛋白有 cyclin E；S 期周期蛋白有 cyclin A；M 期周期蛋白有 cyclin B。

2）结构：细胞周期蛋白框，由 100 个左右氨基酸残基组成，介导周期蛋白与周期蛋白依赖性激酶 Cdk 形成复合物。

破坏框：由 9 个氨基酸残基构成，介导 cyclin A、B 的快速降解。

PEST 序列：介导 cyclin C、D、E 发生降解。

（3）功能：不同的 cyclin 可结合不同亚型的细胞周期蛋白依赖性激酶形成 cyclin-Cdk 二聚体，作为调节亚基启动激活 Cdk 激酶活性。

3. Cdk 活性调节

（1）周期蛋白浓度变化：Cdk 在细胞内是相对稳定的，作为调节亚基的 cyclin 周期性的表达和降解，其浓度变化调节着 Cdk 的活性。

（2）调控中的磷酸化/去磷酸化：有时仅有周期蛋白结合并不能使 Cdk 完全活化，还需要特定位点的磷酸化和去磷酸化活化机制。

（3）Cdk 抑制蛋白的作用：细胞周期蛋白依赖性激酶抑制因子（CKI）是对细胞周期起负调控作用的蛋白质。CKI 主要通过结合 cyclin-Cdk 复合物抑制其活性。CKI 主要有两个家族：Kip 家族和 Ink 家族。

（4）泛素介导蛋白质的降解：泛素介导细胞内短寿蛋白和一些异常蛋白降解，如 Cdk 抑制蛋白、细胞周期蛋白、p53 等。泛素介导蛋白质降解包括两方面：对 M 期细胞周期蛋白的降解和对 Cdk 抑制蛋白及其他周期蛋白的降解。

4. 细胞周期运转

（1）细胞周期运转的调控

1）G_1 期及 G_1/S 的转换：在生长因子的刺激下，cyclin D 与 Cdk4/6 结合形成复合体，使 Rb 蛋白磷酸化，失活后释放出 E_2F 转录因子，E_2F 与靶基因结合启动相关基因的转录。G_1 晚期

cyclin E 与 Cdk2 结合形成复合体，促进细胞通过 G_1/S 检测点，进入 S 期。随后复合体泛素化降解，Cdk 活性消失。

2）S 期：cyclin A 与 Cdk2 结合形成复合体，磷酸化前复制复合物的蛋白质调节位点，激活复制起始点，启动 DNA 复制。cyclin A-Cdk2 复合体调控 DNA 复制并保证 DNA 分子只复制一次。

3）G_2 期及 G_2/M 的转换：Cdk1 与 cyclin B 形成复合体 MPF，MPF 将许多有丝分裂相关蛋白磷酸化，促进细胞进入 M 期。

4）M 期：MPF 激活后促使染色质凝聚、核纤层解聚、核膜破裂。

（2）细胞周期检测点

1）G_1 期检测点：在哺乳动物细胞中也称限制点，主要监控 DNA 分子是否有损伤，阻止不合格细胞进入 S 期。

2）S 期检测点：检测 DNA 复制是否完成。

3）G_2 期检测点：检测 DNA 分子是否损伤、合成的原料物质是否充足。

4）M 期检测点：纺锤体组装检测点和染色体分离检测点。监测纺锤体微管是否与动粒正确组装。

（3）细胞周期的几个重要调控机制：DNA 损伤抑制细胞周期运转机制；确保 S 期中 DNA 复制且只复制一次的机制；中心体复制及纺锤体形成机制；姐妹染色单体分离和后期促进复合物（APC）的调节机制。

（4）影响细胞周期的其他因素

1）抑癌基因存在于正常细胞中能抑制细胞恶性增殖的一类基因。癌基因是能促使细胞无限增殖、癌变的 DNA 序列。

2）生长因子是一种多肽类物质，通过与细胞膜上特异受体结合调节细胞周期。

二、自　测　题

（一）选择题

单项选择题

1. 细胞数量的增加方式是

A. 细胞变异　　B. 细胞凋亡
C. 细胞分裂　　D. 细胞生长
E. 细胞分化

2. 无丝分裂的特点是

A. 高等生物细胞的主要分裂方式
B. 又称为间接分裂
C. 又称为直接分裂
D. 有纺锤体形成
E. 有染色体的组装

3. 染色质凝集、核仁解体和核膜消失发生在细胞分裂的

A. 间期　　B. 前期
C. 中期　　D. 后期
E. 末期

4. 高等动植物体细胞分裂的主要方式是

A. 减数分裂　　B. 有丝分裂
C. 无丝分裂　　D. 裂殖
E. 出芽生殖

5. 有丝分裂过程中染色体列队发生在

A. 前期　　B. 中期
C. 后期　　D. 末期
E. 间期

6. 有丝分裂哪个时期的染色体最为粗大、清晰，可作为染色体一般形态和结构的标准

A. 前期　　B. 中期
C. 后期　　D. 末期
E. 间期

7. 有丝分裂最主要的特点是

A. 赤道板的形成　　B. 细胞质均分

C. 染色体 DNA 均分　　D. 有丝分裂器的形成
E. DNA 复制

8. 细胞有丝分裂末期可见
A. 核膜出现　　B. 染色体复制
C. 染色体形成　　D. 核仁消失
E. 染色体排列在赤道板上

9. 有丝分裂器的作用是
A. DNA 复制支架
B. 染色体支架
C. 代替解体细胞核
D. 保证细胞质平均分配
E. 保证染色体平均分配

10. 中心粒复制起始于
A. G_1 期　　B. G_0 期　　C. S 期
D. G_2 期　　E. M 期

11. 秋水仙素抑制纺锤体的形成，使细胞分裂停滞在
A. 间期　　B. 前期　　C. 中期
D. 后期　　E. 末期

12. 中心粒复制完成于
A. G_1 期　　B. S 期　　C. G_2 期
D. M 期　　E. G_0 期

13. 体细胞经过一次有丝分裂可产生
A. 一个与母细胞相同的子细胞
B. 两个不同的子细胞
C. 两个相同的子细胞
D. 多个不同的子细胞
E. 多个相同的子细胞

14. DNA 增加一倍发生在细胞周期中的
A. G_0 期　　B. G_1 期　　C. S 期
D. G_2 期　　E. M 期

15. 可进行减数分裂的是
A. 造血细胞　　B. 干细胞
C. 肾细胞　　D. 卵母细胞
E. 卵细胞

16. 在第一次减数分裂时，核膜的解体主要在
A. 双线期　　B. 细线期
C. 终变期　　D. 粗线期
E. 偶线期

17. 在减数分裂的粗线期，下述正确的是
A. 常发生姐妹染色单体的交换从而导致重组配子的产生
B. 常发生同源染色体的交换从而导致重组配子的产生
C. 发生交叉端化
D. 核膜解体
E. 以上都正确

18. 补偿性再生是指在受到外界损伤后，一些高度分化通常不发生增殖的组织细胞重新开始分裂的现象。从细胞周期角度来说其机制是
A. 细胞从 G_0 期进入 G_1 期
B. 细胞从 M 期进入 G_1 期
C. 细胞从 G_2 期进入 M 期
D. 细胞从 S 期进入 G_2 期
E. 细胞从 G_1 期进入 S 期

19. 减数分裂 I 过程中，同源染色体进行配对形成联会复合体发生在
A. 细线期　　B. 偶线期　　C. 粗线期
D. 双线期　　E. 终变期

20. 在减数分裂过程中，重组结出现在前期 I 的
A. 细线期　　B. 偶线期　　C. 粗线期
D. 双线期　　E. 终变期

21. 人类的卵母细胞成熟需要经过几次分裂
A. 1 次　　B. 2 次　　C. 3 次
D. 4 次　　E. 5 次

22. 假设一个有性生殖细胞的染色体数目为 $2n$，该细胞进入减数分裂后在中期 I 可见到
A. $4n$ 个二分体　　B. n 个二分体
C. $2n$ 个二价体　　D. n 个二价体
E. $2n$ 个四分体

23. 一个卵母细胞经过减数分裂形成卵细胞的数目为
A. 1 个　　B. 2 个　　C. 3 个
D. 4 个　　E. 8 个

24. 第二次减数分裂中
A. 同源染色体片段交叉互换
B. 姐妹染色单体分离
C. 同源染色体重组
D. 同源染色体配对
E. 同源染色体分离

25. Z-DNA 的合成发生在减数分裂过程中的
A. 细线期　B. 偶线期
C. 粗线期　D. 双线期
E. 终变期

26. 下列哪种细胞生理活动可增加物种多样性
A. 细胞无丝分裂　B. 细胞减数分裂
C. 细胞有丝分裂　D. 细胞癌变
E. 细胞分化

27. 细胞分裂后期的标志是
A. 染色体复制
B. 核膜消失
C. 核仁消失
D. 着丝粒区分裂，姐妹染色单体开始分离
E. 染色体排列在赤道板上

28. 同源染色体配对完成，这时的染色体称为
A. 二价体　B. 二分体
C. 四价体　D. 染色质
E. 染色单体

29. 人类卵母细胞的双线期最多可持续
A. 24 小时　B. 1 个月
C. 1 年　D. 20 年　E. 50 年

30. 第一次减数分裂前期结束的标志是
A. 细线期结束　B. 偶线期结束
C. 粗线期结束　D. 双线期结束
E. 终变期结束

31. 用紫外线照射细胞后，哪个细胞周期检测点最可能被激活
A. DNA 损伤检测点　B. DNA 复制检测点
C. 纺锤体组装检测点　D. 染色体分离检测点
E. 未复制 DNA 检测点

32. Cdk 激酶的活化与下列哪些因子的共同作用有关
A. MPF 和磷酸化　B. cyclin 和 CKI
C. 磷酸化修饰和 cyclin　D. CAK 和 wee1
E. CKI 和去磷酸化

33. 停止分裂的肝细胞处于
A. G_2 期　B. G_1 期　C. S 期
D. M 期　E. G_0 期

34. 调节细胞进出 M 期所必需的蛋白质是
A. CKI　B. p53　C. Cdk1
D. p21　E. PKC

35. 在哺乳动物细胞周期中，所占时间最长的时相是
A. DNA 合成前期　B. DNA 合成期
C. DNA 合成后期　D. 有丝分裂前期
E. 有丝分裂中期

36. 微管蛋白的合成主要在
A. G_1 期　B. S 期　C. G_2 期
D. M 期　E. G_0 期

37. 决定一个细胞是否继续增殖的检测点位于细胞周期中的
A. G_1 期　B. S 期　C. G_2 期
D. M 期　E. G_0 期

38. 如果将一个处于 S 期的细胞与一个处于 G_1 期的细胞融合
A. G_1 期细胞核将会进入 S 期
B. 两个核均被抑制
C. S 期细胞核将会进入 G_1 期
D. 两个核均进入 G_2 期
E. 两个核能跨越 S 期

39. 细胞周期最长和最短的时相分别是
A. S 期和 M 期　B. G_1 期和 M 期
C. S 期和 G_0 期　D. S 期和 G_1 期
E. G_1 期和 S 期

40. 细胞周期中的 M 期是指
A. DNA 复制的准备期　B. DNA 复制期
C. DNA 复制的后期　D. 细胞分裂期
E. 细胞分裂的准备期

41. 以下对细胞周期检测点描述错误的是
A. 检测 cyclin 是否降解
B. 检测染色体是否分离
C. 检测纺锤体组装是否完成
D. 检测 DNA 复制是否完成
E. 检测 DNA 是否有损伤

42. M 期细胞不具有的现象是
A. 蛋白质合成将至极高水平
B. 染色体形成
C. RNA 合成停止
D. 将遗传物质平均分配给子细胞
E. 核有明显变化

43. MPF 形成于

A. G_1 期　B. S 期　C. G_2

D. M 期　E. G_0 期

44. 组蛋白合成发生在

A. G_1 期　B. S 期　C. G_2 期

D. M 期　E. G_0 期

45. 可作为促成熟因子（MPF）成分之一的周期蛋白是

A. cyclin A　B. cyclin B

C. cyclin C　D. cyclin D

E. cyclin E

46. Cdk 的活化方式是

A. 磷酸化　B. 甲基化

C. 泛素化　D. 去甲基化

E. 乙酰基化

47. 细胞周期过程中促进 G_1 向 S 期转换的复合物是

A. cyclin E-Cdk2　B. cyclin B-Cdk1

C. cyclin A-Cdk2　D. cyclin A-Cdk1

E. cyclin D/E-Cdk4/6

48. 细胞周期过程中能启动 DNA 复制并可以阻止复制过 DNA 再复制的是

A. cyclin D、E 和 Cdk4/6　B. cyclin A 和 Cdk2

C. cyclin E 和 Cdk2　D. cyclin B 和 Cdk1

E. cyclin A 和 Cdk1

49. 真核细胞中，cdc2 基因的同源序列基因产物是

A. p21　B. cyclin　C. p5

D. Cdk1　E. CAK

50. 用细胞周期的理论解释肿瘤细胞无限增殖是因为

A. 具有广泛的转移能力

B. 具有强大的侵袭力

C. 无接触抑制

D. 宿主缺乏阻止肿瘤细胞生长的有效机制

E. 失去全部或部分 R 点的控制

51. 细胞周期的概念是

A. 细胞从这一次分裂结束到下一次分裂开始为止

B. 细胞从上一次分裂结束到下一次分裂结束所经历的时间

C. 细胞从这一次分裂开始到分裂结束为止

D. 细胞从前一次分裂开始到下一次分裂结束为止

E. 细胞从前一次分裂开始到下一次分裂开始为止

52. 细胞周期不同时相的顺序是

A. M 期，S 期，G_1 期，G_2 期

B. M 期，G_2 期，G_2 期，S 期

C. G_1 期，G_2 期，S 期，M 期

D. G_1 期，S 期，G_2 期，M 期

E. G_1 期，S 期，M 期，G_2 期

53. G_2 期是

A. DNA 复制准备期　B. 细胞分裂期

C. 细胞分裂准备期　D. DNA 合成期

E. 静息期

54. 有丝分裂器是指

A. 由星体、中心粒构成的复合细胞器

B. 由基粒、纺锤体、中心粒构成的复合细胞器

C. 由纺锤体和染色体构成的复合细胞器

D. 由微管、微丝和中等纤维构成的复合细胞器

E. 由纺锤体、中心粒构成的复合细胞器

55. 对四分体描述正确的是

A. 一个细胞中含有 4 条染色单体

B. 一个细胞中含有 4 对染色体

C. 一个细胞中含有 4 条染色体

D. 一对同源染色体含有 4 条染色单体

E. 一对同源染色体含有 4 对染色单体

多项选择题

56. 影响细胞增殖的因素包括

A. 抑素　B. cyclin

C. 癌基因与抑癌基因　D. Cdk

E. 生长因子及其受体

57. 有关有丝分裂的叙述正确的是

A. 中期染色体最粗短

B. 当染色体移向两极时，着丝点首先到达

C. 染色体完全到达两极便进入后期

D. 在前期染色体开始形成

E. 前期长于中期或后期

58. 有关 MPF 叙述正确的是

A. MPF 是一种蛋白激酶，由 cyclin B 和 Cdk1 结合形成

B. MPF 是一种在 G_2 期形成、能促进 M 期启动的调控因子

C. 在 G_2/M 期，MPF 活性达到高峰

D. MPF 在整个细胞周期中表达量较为恒定

E. MPF 广泛存在于从酵母到哺乳动物的细胞中

59. 以下关于细胞周期检测点表述正确的是

A. 检测点对正常细胞周期运转并不是必需的

B. 细胞周期有四个检测点：G_1/S、S、G_2 和 M 检测点

C. 最重要的是 G_1/S 检测点

D. 当细胞遇到环境压力或 DNA 受到损伤时，它具有使细胞周期停止的“刹车”作用，对细胞进入下一期之前进行“检查”

E. 检测点监控细胞周期的运行

60. 关于有丝分裂和减数分裂说法正确的是

A. 减数分裂后一个精母细胞可分裂成 4 个精细胞

B. 减数分裂前期 I 的时间长

C. 有丝分裂是体细胞增殖分裂的主要方式

D. 有丝分裂后，细胞内染色体数目减少一半

E. 有丝分裂产生的子细胞遗传物质都相同

61. 下列有关癌基因说法正确的是

A. 癌基因可导致细胞无限增殖而癌变

B. 脊椎动物细胞中也存在与病毒癌基因同源的 DNA 序列，其突变或过度表达可导致细胞癌变，称为细胞癌基因或原癌基因

C. 正常情况下，原癌基因表达量较少

D. 正常情况下，原癌基因表达量较大，是细胞生长、增殖所必需的

E. 许多癌基因的产物，除了参与细胞周期的调节外还可在生长因子相关的细胞信号传导过程中起作用

62. 若正常体细胞中的 DNA 的含量为 1 的话，那么下面的细胞中 DNA 含量为 2 的细胞是

A. 次级卵母细胞

B. 有丝分裂中期细胞

C. 减数分裂 II 中期细胞

D. 初级精母细胞

E. 精子细胞

63. 减数分裂的生物学意义概括起来有

A. 是遗传学三大定律的细胞学基础

B. 是体细胞数量恒定的基础

C. 是器官、组织更新的基础

D. 是生物变异产生的基础

E. 保持物种遗传稳定性

64. 细胞有丝分裂前期发生的事件有

A. 核膜消失　　B. 染色体形成

C. 染色体排列在赤道板上　　D. 确定分裂极

E. 核仁解体

65. 关于细胞周期叙述正确的是

A. M 期蛋白质合成减少

B. 间期处于休止状态

C. 前期染色质凝集成染色体

D. G_1 期合成 RNA

E. 间期经历的时间比 M 期长

66. 下面的各种细胞属于永不增殖的细胞是

A. 成纤维细胞　　B. 骨骼肌细胞

C. 红细胞　　D. 肝细胞

E. 神经元细胞

67. G_1 期的主要特征有

A. 正常细胞的 G_1 期存在 R 点

B. 合成大量的 RNA 和蛋白质

C. 合成 MPF

D. 大量合成微管蛋白

E. 染色质开始凝集

（二）名词解释

1. 细胞分裂　**2.** 细胞周期蛋白

3. 周期蛋白依赖性激酶　**4.** 细胞周期

5. 限制点　**6.** 减数分裂　**7.** 联会复合体

8. 重组结　**9.** 交叉端化　**10.** 染色体超前凝集

11. 泛素　**12.** 生长因子

（三）简答题

1. 简述有丝分裂各时期的特点。

2. 简述减数分裂的生物学意义。

3. 细胞周期怎么划分？各时相的特点有哪些？

4. 简述 cyclin/Cdk 复合物在 G_1/S 转化中的作用。

5. 简述细胞周期检测点及其作用。

（四）论述题

1. 比较有丝分裂和减数分裂的异同点。

2. 细胞周期调控系统中 cyclin 和 Cdk 的种类及其调节作用有哪些？

三、参考答案

（一）选择题

单项选择题

1. C **2.** C **3.** B **4.** B **5.** B **6.** B
7. D **8.** A **9.** E **10.** A **11.** C **12.** B
13. C **14.** C **15.** D **16.** C **17.** B **18.** A
19. B **20.** C **21.** B **22.** D **23.** A **24.** B
25. B **26.** B **27.** D **28.** A **29.** E **30.** E
31. A **32.** C **33.** E **34.** C **35.** A **36.** C
37. A **38.** A **39.** B **40.** D **41.** A **42.** A
43. C **44.** B **45.** B **46.** A **47.** E **48.** B
49. D **50.** E **51.** B **52.** D **53.** C **54.** C
55. D

多项选择题

56. ABCDE **57.** ABDE **58.** ABCE **59.** BCDE
60. ABCE **61.** ABCE **62.** BD **63.** ADE
64. ABDE **65.** ACDE **66.** BCE **67.** AB

（二）名词解释

1. 细胞分裂：通过分裂的方式将细胞的遗传物质及其他组分相对等量分配到两个子细胞的过程，有效地保证了在增加细胞数目的同时维持生物遗传的稳定性。

2. 细胞周期蛋白：是真核细胞中的一类蛋白质，随细胞周期进程周期性地出现及消失并与细胞中其他蛋白结合，对细胞周期相关活动进行调节。

3. 周期蛋白依赖性激酶：是一类必须与周期蛋白结合才具有激酶活性的蛋白激酶，通过磷酸化细胞周期相关的蛋白调控细胞周期。

4. 细胞周期：将细胞从上一次分裂结束到下一次分裂结束所经历的规律性变化过程称为一个细胞周期。

5. 限制点：在 G_1 期与 S 期之间有一个限制点，G_1 期细胞一旦通过此点便能完成随后的细胞周期进程，是控制细胞增殖的关键。

6. 减数分裂：在有性生殖个体中，生殖细胞在形成过程中的特殊分裂方式。

7. 联会复合体：在联会的同源染色体之间，沿纵轴方向形成了一种特殊的结构称为联会复合体，主要由中央成分、横向纤维和侧生成分构成。

8. 重组结：在粗线期，联会复合体的中央新出现一些椭圆形或球形富含蛋白质及酶的棒状结构称为重组结。

9. 交叉端化：终变期染色体呈短棒状，交叉点逐渐移向染色体末端称交叉端化。

10. 染色体超前凝集：M 期细胞与 G_1、S、G_2 期细胞融合会产生形态不同的染色体凝集现象称为染色体超前凝集。

11. 泛素：介导细胞内短寿蛋白和一些异常蛋白降解的途径。

12. 生长因子：是一种多肽类物质，通过与细胞膜上特异受体结合调节细胞周期。

（三）简答题

1. 有丝分裂各时相特点

（1）前期：染色质凝集成染色体；核膜破裂、核仁消失；星体向两极移动，纺锤体装配形成。纺锤体微管包括：动粒微管、极微管和星体微管。

（2）中期：染色体排列在赤道板。此时同一条染色体相连的两极动粒微管等长且力量平衡，染色体列队。

（3）后期：姐妹染色单体分离向两极移动。

（4）末期：姐妹染色单体到达两极；染色体解旋成染色质；纺锤体消失；核仁、核膜重现。

（5）胞质分裂：在有丝分裂后期末、末期初，动物细胞中部质膜下方出现了由大量肌动蛋白和肌球蛋白聚集形成的环状结构，即收缩环。

2. 减数分裂的生物学意义：①维持了遗传物质的稳定；②是遗传学三大定律的细胞学基础；③是遗传和变异的细胞学基础，为生物进化的多样性提供了可能：同源染色体上的非姐妹染色单体的交换增加了生殖细胞中染色体组的差异；非同源染色体的自由组合为生物遗传变异提供了细胞学基础。

3. 细胞周期分为四个时段：G_1 期、S 期、G_2 期和 M 期。

（1）G_1 期为 DNA 合成准备所需要的 RNA 和蛋白质；细胞中组蛋白、非组蛋白等蛋白质磷酸化；细胞膜物质的转运作用增强。在 G_1 期与 S 期之间有一个限制点，G_1 期细胞一旦通过此点便能完成随后的细胞周期进程，是控制细胞增殖的关键。

（2）S 期完成 DNA 复制；合成组蛋白及非组蛋白；中心粒的复制。

（3）G_2 期有活跃的 RNA 和蛋白质合成；中心粒体积增大，开始分离并移向两极。

（4）M 期细胞经过分裂将染色体平均分配到两个子细胞中。该期 RNA 合成停止，蛋白质合成减少，细胞发生一系列形态、结构改变。

4. cyclin/Cdk 复合物在 G_1/S 转化中的作用：在生长因子的刺激下，cyclin D 与 Cdk4/6 结合形成复合体，使 Rb 蛋白磷酸化，Rb 蛋白失活后释放出 E_2F 转录因子，E_2F 与靶基因结合启动相关基因的转录。G_1 晚期 cyclin E 与 Cdk2 结合形成复合体，促进细胞通过 G_1/S 检测点，进入 S 期。随后复合体泛素化降解，Cdk 活性消失。

5. 细胞周期检测点：

（1）G_1 期检测点：在哺乳动物细胞中也称限制点，主要监控 DNA 分子是否有损伤，阻止不合格细胞进入 S 期。

（2）S 期检测点：检测 DNA 复制是否完成。

（3）G_2 期检测点：检测 DNA 分子是否损伤、合成的原料物质是否充足。

（4）M 期检测点：纺锤体组装检测点和染色体分离检测点。监测纺锤体微管是否与动粒正确组装。

（四）论述题

1. 减数分裂与有丝分裂的不同点：见表 3-4。
减数分裂与有丝分裂的相同点：都发生在真核细胞中；都是细胞的增殖方式；遗传物质可以均等分配；都可以形成有丝分裂器。

2. 见重点难点提要。

（董 静）

第十二章　细胞分化与干细胞

一、重点难点提要

（一）细胞分化

受精卵经过细胞分裂和细胞分化形成不同形态和功能的细胞，最终发育为成熟的个体。细胞分化（cell differentiation）是指从受精卵开始的个体发育过程中，细胞之间在形态、结构和功能上产生稳定性差异的过程。分化细胞合成特异性蛋白质是基因选择性表达的结果。

1. 细胞分化的概念和特性

（1）高等动物胚胎发育中的细胞分化：卵细胞受精后开始有丝分裂的阶段称为卵裂（cleavage）。卵裂时形成的中空球状体称为囊胚，囊胚形成后继续分裂，由原始的单胚层细胞发展为内、中、外三胚层结构的胚胎，称为原肠胚（gastrula）。细胞分化开始于原肠胚形成之后，原肠胚时期三个胚层的细胞具有不同的发育和分化方向，每个预定区只能按一定的方向分化发育出特定的组织、器官和系统。

内胚层将发育为唾液腺、胰腺、肝、肺等上皮成分以及消化道及其附属器官；中胚层将发育为肌肉、骨骼、纤维组织和真皮、心血管系统以及泌尿系统；外胚层将发育为表皮及其附属物和神经系统。

（2）细胞分化的一般特性

1）稳定性与可塑性：分化细胞具有稳定性（stablity），一般不能逆转到未分化状态或者其他类型细胞，细胞分化的稳定性是维持稳定生命活动的基础。细胞分化的可塑性（plasticity）包括去分化和转分化两种类型。

去分化（dedifferentiation）是指在某些条件下已分化细胞发生可逆性变化，失去已分化特征，回到未分化状态的过程。

转分化（transdifferentiation）在高度分化的动物细胞中，细胞从一种分化状态转为另一种分化状态的过程。

2）时空性：多细胞生物个体发育过程中，细胞具有时间上的分化和空间上的分化。

3）分化潜能不断变窄：分化潜能（potential differentiation）是指细胞产生的后代细胞分化成各种细胞的能力。分化潜能会随着个体发育逐渐受到限制，分化潜能的缩窄由全能、多能、单能，最后形成终末分化细胞。

2. 细胞分化潜能

（1）全能性：单个细胞在一定条件下具有发育成完整个体的能力称为全能性，具有这种潜能的细胞称为全能性细胞（totipotent cell）。细胞核的全能性是指已分化细胞的细胞核保留着全部的核基因组，具有生物个体生长、发育所需的全部遗传信息即具有发育为完整个体的全能性。

（2）多能性：随着分化潜能逐渐缩窄，三胚层中细胞所处的空间和微环境有差异，各胚层只能向本胚层的方向分化发育出特定的组织、器官称为多能性，这类细胞称为多能性细胞（pluripotent cell）。

（3）单能性：随着器官发生各种组织细胞的发育方向确定，细胞只能发育成一种类型的细胞，称为单能性细胞（unipotency cell）。

3. 细胞分化的分子基础

（1）细胞分化与基因选择性表达

管家基因又称持家基因（house-keeping gene）是维持细胞存活和生长所必需的蛋白质，其编码的基因在生物体各类细胞中都表达。管家基因指导管家蛋白的合成，是维持细胞生存所必需的基本蛋白。

奢侈基因（luxury gene）又称组织特异性基因，是编码细胞特异性蛋白的基因。在特定的分化细胞中奢侈基因指导奢侈蛋白的合成。

（2）组织特异性基因表达的时序性：动物胚胎发育过程中基因严格按照一定时间顺序表达，为基因表达的时间特异性。

（3）组织特异性基因表达调控的复杂性：一个关键基因调控蛋白能调控一系列下游基因的表达；组合调控能产生多种类型细胞。

4. 细胞分化的影响因素

（1）细胞决定：在个体发育过程中，细胞在发生可识别的分化特征之前就已经确定了未来的发育命运，只能向特定方向进行分化的状态称为细胞决定（cell determination）。①细胞决定发生在胚胎发育早期；②细胞决定早于细胞分化并限制着细胞分化的方向；③细胞决定具有稳定性和可遗传性。

（2）卵细胞质不均一性：母体效应基因（maternal-effect gene）的产物在卵细胞质中呈极性分布。细胞分裂时，母体效应基因产物 mRNA 分子在细胞质中被不均等地分配到子细胞中，这种不均等性细胞质成分可以调控细胞核基因的表达，在一定程度上决定了细胞的早期分化。

（3）胞外信号分子的影响

1）旁分泌细胞因子：相邻细胞的相互作用是通过细胞旁分泌产生的细胞因子来实现的。

2）激素：激素是调节远距离细胞间相互作用的分化因子，是个体发育晚期调控细胞分化的方式。激素主要分为两大类：甾体类激素和多肽类激素。

（4）胚胎细胞间相互作用

1）胚胎诱导：在胚胎发育中，一些细胞对相邻细胞产生影响，并决定其分化方向的现象是诱导或胚胎诱导（embryonic induction）。在三个胚层中，中胚层对相邻胚层有很强的诱导分化作用，诱导内胚层、外胚层向各自相应的组织、器官进行分化。

诱导信号在细胞间的传递方式有三种：细胞间的缝隙连接传递、细胞内受体的信号传递、可溶信号分子的扩散。

2）抑制：抑素是由已分化组织、细胞产生的抑制邻近细胞向相同方向分化，避免了组织、器官的重复发生。抑素不仅可以抑制细胞分化还可抑制细胞增殖，抑素的作用是可逆性的，具有组织特异性。

3）细胞识别与黏附：细胞识别和黏附维系了组织的完整性和组织的边界。细胞识别作用主要由位于细胞表面或嵌于质膜之中或结合于质膜上的糖复合物承担，其结合与识别均具有特异性。

（二）干细胞

1. 干细胞的基本特性

（1）干细胞的定义和分类：干细胞（stem cell）是在高等生物体内能自我更新和多向分化

潜能的细胞。

根据分化潜能可分为：全能干细胞、多能干细胞、单能干细胞。

根据干细胞来源不同可分为：胚胎干细胞、成体干细胞。

（2）干细胞的生物学特性

1）形态学和生化特征：干细胞一般呈圆形或椭圆形，体积小且核质比大，细胞质内的各种细胞器不发达。干细胞都具有较高的端粒酶活性。

2）干细胞的增殖特征：干细胞本身的增殖具有缓慢性，组织中的过度放大细胞分裂速度相对较快。

自稳定性是指干细胞可以在生物个体生命区间中自我更新，维持自身细胞数量恒定的特性，自稳定性是干细胞增殖的基本特征之一，也是干细胞区别于肿瘤细胞的本质特征。

（3）干细胞增殖和分化的调控：转录因子具备调控基因转录的功能，干细胞多向分化潜能与之有关，转录因子网络的稳定和变动决定了干细胞是增殖还是分化。

干细胞增殖与分化的调控机制与其所在组织的微环境有关，这种微环境被称为干细胞巢（stem cell niche）。干细胞巢在结构上是由干细胞及其外围细胞、细胞外基质以及参与其增殖分化调控的相关因子组成，是具有动态平衡特性的局部环境。

2. 胚胎干细胞 胚胎干细胞（ES 细胞）来源于早期胚胎囊胚腔中的内细胞团，细胞具有多向分化潜能，可分化成胎儿本身或内、中、外三个胚层分化的各类细胞。

形态特征：细胞体积小，核大，胞质少，核质比高，有一个或多个核仁。胚胎干细胞端粒酶持续高水平表达，时相专一性胚胎抗原（SSEA）常作为胚胎干细胞鉴定的一个标志，碱性磷酸酶常作为鉴定胚胎干细胞分化与否的标志之一。

胚胎干细胞的生物学特征：①碱性磷酸酶（AP）染色强阳性；②高表达多能性相关基因，包括 Oct4、Sox2 和 Rex1 等转录因子；③体外多向分化能力，可分化为体内不同胚层来源的细胞类型；④畸胎瘤形成能力；⑤嵌合体形成能力，一个生物体内含有两种以上的基因型；⑥4 倍体补偿能力。

3. 成体干细胞 成体干细胞又称组织干细胞，主要作用是补充受损和死亡的组织细胞，维持组织器官结构和功能的完整性。目前已成功分离了造血干细胞、神经干细胞、间充质干细胞、皮肤干细胞、肠干细胞、肝干细胞、生殖干细胞等多种成体组织干细胞。

（三）细胞分化与医学

1. 细胞分化与肿瘤

（1）恶性肿瘤的形态学特征：核仁数目增多、细胞核大、细胞质呈低分化状态、内膜系统不发达、细胞骨架排列不规则、胞膜表面多有皱褶及微绒毛、细胞间连接减少。

（2）肿瘤细胞生物学特性：增殖和分化失控；具有生存独立性；具有侵袭生长和转移性；表型不稳定性、异质性。

2. 细胞分化与再生医学 再生（regeneration）是发育成熟的生物体通过组织生长或者重塑对受损的组织、器官、肢体进行替换的一种能力，其存在形式主要是通过已存在组织的重组再生、微变态再生以及介于两者之间的中间形式。

二、自 测 题

（一）选择题

单项选择题

1. 细胞之间产生稳定差异的过程称为

A. 细胞增殖　　B. 细胞分裂

C. 细胞分化　　D. 细胞发育

E. 细胞衰老

2. 机体各种类型的细胞中，具有最高全能性的细胞是

A. 分化细胞　　B. 生殖细胞

C. 体细胞　　D. 受精卵

E. 干细胞

3. 细胞分化的本质是

A. 染色体重排

B. 基因扩增

C. DNA 重排

D. 细胞核遗传物质不均等

E. 基因的选择性表达

4. 胚胎发育的正确顺序是

A. 受精卵，囊胚，三胚层

B. 囊胚，受精卵，三胚层

C. 三胚层，囊胚，受精卵

D. 受精卵，胚泡，囊胚

E. 囊胚，受精卵，胚泡

5. 细胞决定发生在

A. 受精卵时期　　B. 桑椹胚期

C. 胚胎三胚层期　　D. 胎儿器官出现后

E. 新生儿期

6. 细胞决定与细胞分化的关系是

A. 两者相互抑制

B. 细胞决定先于细胞分化

C. 细胞分化先于细胞决定

D. 细胞决定与细胞分化同时进行

E. 两者没有关系

7. 细胞分化的规律是

A. 多能-全能-单能　　B. 单能-全能-多能

C. 单能-多能-全能　　D. 多能-单能-全能

E. 全能-多能-单能

8. 每个分化的细胞核中都含有

A. 小部分遗传物质

B. 大部分遗传物质

C. 全部遗传物质

D. 不同类型的分化细胞所含遗传物质有区别

E. 以上均不是

9. 克隆羊多莉的诞生，验证了下列哪种说法

A. 终末分化细胞可发生去分化

B. 已分化细胞可发生转分化

C. 细胞核的全能性

D. 细胞分化的可逆性

E. 细胞分化的稳定性

10. 一植物已分化的根细胞可以被诱导成一株发育成熟的植物，这个实验说明了

A. 分化细胞中不具有全部的遗传信息

B. 分化细胞内也具有全部的遗传信息

C. 根细胞与茎细胞的遗传物质不同

D. 分化过程中细胞有部分染色体丢失

E. 以上答案均不是

11. 生物体细胞种类的增加是通过

A. 细胞增殖　　B. 减数分裂

C. 细胞培养　　D. 细胞去分化

E. 细胞分化

12. 虽然细胞分化的潜能随分化进程越变越小，但始终保持分化全能性的是

A. 线粒体　　B. 细胞核　　C. 溶酶体

D. 核糖体　　E. 高尔基复合体

13. 内胚层可能发育为

A. 肺上皮　　B. 神经　　C. 肌肉

D. 骨骼　　E. 表皮

14. 神经元来源于

A. 内胚层　　B. 中胚层　　C. 外胚层

D. 囊胚　　E. 滋养层

15. 中胚层将要发育成

A. 神经　　B. 表皮　　C. 骨骼

D. 肝脏　　E. 消化道

16. 一种分化细胞转变为另一种分化细胞的现象是

A. 转分化　B. 去分化
C. 逆向分化　D. 顺向分化
E. 再分化

17. 已分化细胞在某种条件下转变为未分化细胞的现象是
A. 转分化　B. 去分化
C. 逆向分化　D. 顺向分化
E. 再分化

18. 下列具有分化能力的细胞是
A. 红细胞　B. 中性粒细胞
C. 心肌细胞　D. 小肠上皮细胞
E. 神经干细胞

19. 下列反映细胞分化稳定性的是
A. 蝶源肢体再生时形成的胚芽细胞
B. 神经元在整个生命过程中都保持着特定的分化状态
C. 高度分化的植物细胞可失去分化特性，重新进入未分化状态
D. 鸡胚视网膜色素上皮细胞呈现晶体细胞的结构特征
E. 成纤维细胞转变为组织干细胞

20. 基因的时序性表达指
A. 某一特定基因表达严格按照一定的时间顺序发生
B. 某一特定基因表达可在不同的时间顺利发生
C. 所有基因表达都在相同的时间发生
D. 基因表达从不按照特定的时间顺序发生
E. 基因表达不受时间限制

21. 有关基因表达空间特异性的是
A. 细胞活性　B. 发育时间
C. 个体差异　D. 细胞分布
E. 生命周期

22. 属于持家蛋白（管家蛋白）的是
A. 膜蛋白　B. 分泌蛋白
C. 角蛋白　D. 血红蛋白
E. 收缩蛋白

23. 决定细胞分化与发育初始命运的因素是
A. 基因的复制
B. 母体效应基因产物的极性分布
C. 母体效应基因产物的丢失
D. 蛋白质的合成
E. 蛋白质的变性

24. 由奢侈基因编码的蛋白质是
A. 组蛋白　B. 膜蛋白
C. 核糖体蛋白　D. 细胞骨架蛋白
E. 血红蛋白

25. 可以远距离调控细胞分化的物质是
A. DNA　B. RNA　C. 糖分子
D. 激素　E. 膜蛋白

26. 在胚胎发育中，一些细胞对相邻细胞产生影响并决定其分化方向的现象是
A. 胚胎诱导　B. 细胞转化　C. 细胞分化
D. 细胞决定　E. 细胞去分化

27. 在胚胎发育过程的早期，因胞质不均等分配造成两个子细胞命运差异的物质是
A. mRNA　B. tRNA　C. DNA
D. 核糖体　E. 高尔基复合体

28. 只在特定细胞中表达的基因是
A. 管家基因　B. 奢侈基因　C. 结构基因
D. 调控基因　E. 以上均不是

29. 下列有关细胞分化和细胞分裂的正确叙述是
A. 细胞分裂是细胞分化的基础
B. 细胞分化是细胞分裂的基础
C. 细胞分化的实质就是细胞分裂
D. 细胞分化发生于细胞分裂的 S 期
E. 细胞分化发生于细胞分裂的 G_0 期

30. 关于原癌基因说法正确的是
A. 不会遗传给下一代
B. 存在于病毒 DNA 中的一种基因
C. 一旦表达就导致肿瘤细胞形成
D. 参与细胞正常的生长分化，不当表达会引起细胞癌变
E. 以上说法均不对

31. 下列不属于肿瘤细胞特性的是
A. 未分化　B. 低分化　C. 高侵袭
D. 高增殖　E. 接触抑制

32. 下列细胞中能称为干细胞的是
A. 精子细胞　B. 卵细胞
C. 内胚层细胞　D. 肝细胞　E. 心肌细胞

33. 关于干细胞基本特性的叙述正确的是
A. 干细胞均具有发育全能性
B. 干细胞具有自我更新和多向分化潜能
C. 干细胞只存在于个体发育的早期阶段
D. 干细胞不能分化为两种体细胞类型
E. 干细胞分化产生的细胞不是干细胞

34. 关于去分化的正确叙述是
A. 细胞去分化时，会失去其特有的形态结构和功能
B. 高度分化的细胞不能发生去分化
C. 细胞发生去分化后，其核内的染色体数目会发生变化
D. 微环境的改变不会引起肿瘤细胞的去分化
E. 神经干细胞变成星形胶质细胞的现象属于去分化

35. 胚胎干细胞属于
A. 全能干细胞　B. 多能干细胞
C. 单能干细胞　D. 组织干细胞
E. 成体干细胞

36. 人体最早的造血干细胞来源于
A. 脾脏　B. 骨髓　C. 肝脏
D. 卵黄囊　E. 淋巴结

37. 下列细胞当中分化程度最高的是
A. 胚胎干细胞　B. 骨髓间充质干细胞
C. 肾干细胞　D. 肝干细胞
E. 心肌细胞

38. 干细胞区别于肿瘤细胞的本质特征是
A. 增殖的缓慢性　B. 增殖的自稳定性
C. 分化的可塑性　D. 分化的不确定性
E. 以上均不对

39. 关于干细胞不对称分裂的正确叙述是
A. 分裂产生两个不同大小的子代干细胞
B. 分裂产生两个不同功能的子代干细胞
C. 分裂产生两个不同核型的子代干细胞
D. 分裂产生两个不同大小的子代分化细胞
E. 产生一个子代干细胞和一个子代分化细胞

40. 干细胞的对称分裂是指
A. 干细胞分裂时产生的子细胞一大一小
B. 分裂时产生的子细胞一个是干细胞，另一个是特定分化细胞
C. 干细胞分裂时产生的子细胞均是特定分化细胞，或均是干细胞
D. 干细胞分裂时产生 3 个干细胞，1 个特定分化细胞
E. 干细胞分裂时产生 1 个干细胞，3 个特定分化细胞

41. 下列细胞是全能干细胞的是
A. 肝细胞　B. 间充质干细胞
C. 8 细胞期前的细胞　D. 卵细胞
E. 造血干细胞

42. 既有自我复制能力又具有多向分化潜能的细胞是
A. 肝细胞　B. 干细胞
C. 红细胞　D. 神经细胞
E. 淋巴细胞

43. 造血干细胞异常可导致
A. 缺铁性贫血　B. 慢性失血性贫血
C. 再生障碍性贫血　D. 巨幼细胞性贫血
E. 海洋性贫血

44. 干细胞治疗是一项很新的生物治疗技术，这类干细胞
A. 具有分裂能力，但不能进一步分化成不同类型的细胞
B. 不具有分裂能力，但能进一步分化成不同类型的细胞
C. 不具有分裂能力，也不能进一步分化成不同类型的细胞
D. 具有分裂能力，也能进一步分化成不同类型的细胞
E. 以上特点都不具有

45. SSEA 是胚胎干细胞的特异性抗原，其中文全称是
A. 肿瘤拒绝抗原　B. 胚胎阶段特异性抗原
C. 端粒酶　D. 碱性磷酸酶
E. 巢蛋白

46. 关于肿瘤干细胞的正确叙述是
A. 具有自我更新能力
B. 组织特异性干细胞可作为肿瘤干细胞的来源
C. 正常干细胞和肿瘤干细胞的基因表达情况存在差异

D. 在免疫缺陷型小鼠体内可形成与原发肿瘤类型相同的肿瘤

E. 以上均正确

47. 干细胞巢的组成成分包含

A. 干细胞相邻的细胞

B. 干细胞相邻的细胞外基质

C. 干细胞周围细胞外基质中的调控因子

D. 干细胞相邻的黏附分子

E. 以上都正确

48. 下列叙述正确的是

A. 多能干细胞分化程度高于单能干细胞

B. 细胞分化的过程均是不可逆转的

C. 胚胎干细胞和成体组织干细胞均可分化形成多种类型细胞

D. 细胞分化只发生在胚胎时期

E. 成年个体组织中无细胞分化现象

49. 间充质干细胞来源于胚胎发育早期的

A. 内胚层　　B. 中胚层

C. 外胚层和内胚层　　D. 内胚层和中胚层

E. 内、中、外三个胚层

50. 下列关于干细胞巢的正确叙述是

A. 是干细胞赖以生存和维持功能的微环境

B. 干细胞周围的细胞外基质是干细胞巢的重要组成成分

C. 干细胞具有调控干细胞巢的功能

D. 干细胞巢中的分泌因子参与调控干细胞的增殖与分化

E. 以上都正确

51. 下列关于正常干细胞和肿瘤干细胞差异的叙述中，正确的是

A. 正常干细胞的增殖过程受到基因调控，肿瘤干细胞的增殖过程不受基因调控

B. 正常干细胞只能迁移到特定组织，而肿瘤干细胞可迁移到很多部位

C. 二者都失去了正常分化的能力

D. 二者的遗传信息都没有发生改变

E. 二者会快速增殖

52. 下列不属于成体干细胞的是

A. 神经干细胞　　B. 间充质干细胞

C. 肝干细胞　　D. 胚胎干细胞

E. 皮肤干细胞

53. 将正在发育的胚胎置于含有成体蛙心脏碎片的培养液中培养，则不再发育出正常的心脏是因为

A. 激素作用　　B. 胚胎诱导

C. 细胞分化　　D. 抑素作用

E. 细胞休眠

54. 临床上应用最多的造血干细胞标记物是

A. $Sca\text{-}1^+$　　B. Lin^-　　C. $CD59^+$

D. $CD38^-$　　E. $CD34^+$

55. 关于间充质干细胞描述错误的是

A. 缺乏特异的表面标志物

B. 具有多向分化潜能

C. 易于分离扩增

D. 免疫原性低

E. 只来源于骨髓中

多项选择题

56. 下列蛋白质由管家基因表达的是

A. β珠蛋白　　B. 核小体组蛋白

C. 微管蛋白　　D. 卵清蛋白

E. 胰岛素

57. 下列蛋白质由奢侈基因表达的是

A. 角蛋白　　B. 微管蛋白

C. 胰岛素　　D. 血红蛋白

E. 卵清蛋白

58. 关于管家蛋白叙述正确的是

A. 维持细胞生命活动所必需的

B. 包括核糖体蛋白

C. 细胞向特殊类型分化的物质基础

D. 各类细胞普遍共有的

E. 糖酵解的酶类在所有细胞中都出现，却不是管家蛋白

59. 下列关于细胞分化与癌变说法正确的是

A. 癌细胞是人体正常细胞中的原癌基因被致癌因子激活所产生的癌变

B. 任何细胞都有可能发生癌变

C. 在生物体内高度分化的细胞不发生细胞癌变

D. 癌变是癌基因表达减弱的结果

E. 癌变是细胞恶性增殖、分化的结果

60. 细胞分化最基本的特点是

A. 同源细胞一旦分化，它们在空间上就产生一定

的合理排列
B. 细胞分化是由细胞决定指挥进行的
C. 细胞分化是稳定的
D. 细胞分化是一种严格有限的活动
E. 以上都不是

61. 干细胞具有的特征是
A. 干细胞具有自我更新的能力
B. 干细胞本身不是终末分化细胞
C. 干细胞的分化是不可逆的
D. 干细胞可连续分裂几代，也可较长时间处于静息状态
E. 干细胞分裂产生的子细胞或者保持为干细胞或者分化为特定细胞

62. 干细胞根据发育的潜能可以分为
A. 全能干细胞　B. 胚胎干细胞
C. 多能干细胞　D. 单能干细胞
E. 组织干细胞

63. 胚胎干细胞具有的特点是
A. 能分化成三个胚层的细胞
B. 核质比较大
C. SSEA 常作为胚胎干细胞鉴定的一个标志
D. 端粒酶活性高
E. 细胞内碱性磷酸酶活性高

64. 多能干细胞可进一步分化为
A. 肠干细胞　B. 造血干细胞
C. 肝干细胞　D. 神经干细胞
E. 间充质干细胞

65. 下列关于间充质干细胞特性的正确叙述是
A. 具有强大的增殖能力
B. 具有免疫调节功能
C. 具有多向分化潜能
D. 广泛分布于骨髓、脂肪和肌肉等多种组织中
E. 间充质干细胞是一类异质性的干细胞

66. 干细胞巢主要通过哪些方式影响干细胞增殖和分化
A. 分泌细胞因子
B. 整联蛋白介导细胞与外基质相互作用
C. 细胞间相互作用
D. 整联蛋白介导细胞与外基质黏附
E. 干细胞的微环境变化

67. 影响细胞分化的因素是
A. 激素　B. 胚胎诱导
C. 抑素　D. 环境因素
E. 脂褐质堆积

68. 胚胎干细胞的生物学特性是
A. 碱性磷酸酶染色强阳性
B. 具有嵌合体形成能力
C. 具有畸胎瘤形成能力
D. 体外多向分化潜能
E. 4 倍体补偿能力

69. 恶性肿瘤细胞一般表现为
A. 接触抑制　B. 分化程度低
C. 迁移能力强　D. 增殖能力强
E. 永生化特征

70. 有关神经干细胞生物学特性的描述是
A. 自我更新　B. 多向分化潜能
C. 高度分化状态　D. 低免疫原性
E. 具有迁移功能和良好的组织融合性

71. 下列有关干细胞增殖特征描述正确的是
A. 干细胞在分化时不直接形成分化细胞而会形成过渡细胞
B. 干细胞在个体生命区间中自我更新，能够维持自身数目稳定
C. 干细胞的增殖具有缓慢性，有利于干细胞对外界信号作出反应，减少基因突变
D. 干细胞的分裂增殖受到一系列基因的调控，维持其细胞数目的稳定
E. 干细胞主要靠对称分裂的方式维持自身数量的稳定

（二）名词解释

1. 细胞分化　**2.** 全能性细胞　**3.** 去分化
4. 细胞决定　**5.** 奢侈基因　**6.** 管家基因
7. 胚胎诱导　**8.** 转分化　**9.** 干细胞
10. 多能干细胞　**11.** 不对称分裂
12. 干细胞巢

（三）简答题

1. 细胞分化的特点有哪些？细胞分化的可塑性表现在哪几个方面？
2. 多细胞个体发育过程是怎样的？

3. 根据细胞分化潜能可将细胞分为几类？分化趋势是怎样的？

4. 干细胞的分类及基本特征有哪些？

（四）论述题

为什么说细胞分化的实质是基因差异性表达的结果？试用实验研究加以证明。

三、参考答案

（一）选择题

单项选择题

1. C **2.** D **3.** E **4.** A **5.** C **6.** B
7. E **8.** C **9.** C **10.** B **11.** E **12.** B
13. A **14.** C **15.** C **16.** A **17.** B **18.** E
19. B **20.** A **21.** D **22.** A **23.** B **24.** E
25. D **26.** A **27.** A **28.** B **29.** A **30.** D
31. E **32.** C **33.** B **34.** A **35.** B **36.** D
37. E **38.** B **39.** E **40.** C **41.** C **42.** B
43. C **44.** D **45.** B **46.** E **47.** E **48.** C
49. B **50.** E **51.** B **52.** D **53.** D **54.** E
55. E

多项选择题

56. BC **57.** ACDE **58.** ABCD **59.** ABE
60. ABCD **61.** ABDE **62.** ACD **63.** ABCDE
64. ABCDE **65.** ABCDE **66.** ABCDE
67. ABCD **68.** ABCDE **69.** BCDE **70.** ABDE
71. ABCD

（二）名词解释

1. 细胞分化：个体发育过程中，细胞在形态结构、生化组成和功能等方面发生稳定性差异的过程称为细胞分化。

2. 全能性细胞：在一定条件下可分化发育成完整个体的细胞称为全能性细胞。

3. 去分化：在某些条件下，分化细胞发生可逆性的变化，失去原有分化特征，重新回到未分化状态，这一过程称为去分化。

4. 细胞决定：在个体发育过程中，细胞在发生可识别的分化特征之前就已经确定了未来的发育命运，只能向特定方向进行分化的状态称为细胞决定。

5. 奢侈基因：在特定类型细胞中表达，是执行特定功能蛋白质编码的基因。

6. 管家基因：普遍存在于所有细胞中，是维持细胞存活和生长所必需的蛋白质编码基因。

7. 胚胎诱导：胚胎发育过程中，一部分细胞对邻近细胞产生影响并决定其分化方向，称为胚胎诱导。

8. 转分化：在高度分化的动物细胞中，细胞从一种分化状态转变为另一种分化状态，这种现象称为转分化。

9. 干细胞：是一类在机体整个发育过程中具有自我更新和多向分化潜能的细胞。

10. 多能干细胞：失去发育成完整个体的能力，但能够分化形成内、中、外三个胚层的细胞以及相应的组织和器官。

11. 不对称分裂：是干细胞的一种分裂的方式，每一个分裂细胞产生的两个子细胞中一个为干细胞（自我更新），另一个为分化细胞，不对称分裂维持了干细胞数目的恒定。

12. 干细胞巢：指干细胞周围所在的微环境，一般包括干细胞相邻的外围细胞、黏附分子、细胞外基质以及其中的细胞因子等，它们与干细胞的相互作用维持着干细胞的稳态。

（三）简答题

1. 特点：①具有稳定性；②具有可塑性；③细胞分化具有时间性和空间性。

细胞分化的可塑性主要表现在：在特定条件下已分化的细胞可发生转分化；已分化的细胞可以发生去分化。

2. 细胞分化贯穿于个体发育的整个过程，以胚胎期最为典型。卵细胞受精后进行有丝分裂，这一阶段称为卵裂。卵裂形成中空球状称为囊胚，此时细胞还未开始分化。囊胚形成后，由原始的单胚层细胞发展为双胚层或三胚层结构的胚胎，此时便进入原肠胚期。细胞分化就开始于原肠胚形成之后，细胞具有不同的发育和分化去向，内、中、外胚层形成，向着各自分化方向分化出特定组织和器官。内胚层将发育为唾液腺、胰腺、肝、肺等上皮成分以及消化道及其附属器官；中胚层将发育为肌肉、骨骼、纤维组织和真皮、心血管系统以及泌尿系统；外胚层将发育为表皮及其附属物和神经系统。

3. 根据细胞分化潜能可将细胞分为

（1）全能性细胞：在一定条件下可分化发育成完整个体的细胞。

（2）多能性细胞：向本胚层组织和器官的方向进行分化。

（3）单能性细胞：经过组织和器官的发生，分化命运最终确定的细胞。

分化趋势由全能性细胞-多能性细胞-单能性细胞，最后形成终末分化细胞。

4. 根据分化潜能可将干细胞分为全能干细胞、多能干细胞和单能干细胞；根据细胞来源，可将干细胞分为胚胎干细胞和成体干细胞。

自稳定性是指干细胞可以在生物个体生命区间自我更新，维持自身细胞数量恒定的特性，自稳定性是干细胞增殖的基本特征之一，也是干细胞区别于肿瘤细胞的本质特征。

（四）论述题

细胞分化是细胞在形态结构、生化组成和功能等方面发生稳定性差异的过程。细胞的形态结构和功能主要是由蛋白质体现，不同类型细胞的结构蛋白和功能蛋白有所区别，而这些不同的结构蛋白和功能蛋白就是基因选择性表达的结果。如肌细胞和红细胞同是来自中胚层，随着细胞分化它们在结构和功能上发生分工，红细胞合成血红蛋白，肌细胞合成肌动蛋白和肌球蛋白；蛋白质又是通过 DNA 遗传信息的 mRNA 翻译而来，所以细胞分化的实质是基因的选择性表达。

（董　静）

第十三章　细胞衰老和死亡

一、重点难点提要

（一）细胞衰老

细胞衰老（cell aging）是指在正常情况下，细胞的增殖能力和生理功能逐渐发生衰退以及细胞形态学逐渐改变并趋向死亡的现象。

1. 机体内各类细胞的寿命　根据细胞寿命将体内细胞分为 3 类：不能更新的组织细胞；相对稳定的组织细胞（长于 30 天短于动物平均寿命）；寿命较短但能快速更新的细胞（短于 30 天）。

2. 体外培养条件下细胞的寿命　海弗利克（Hayflick）极限是由 Hayflick 等提出的，认为体外培养的细胞具有增殖分裂的极限，且分裂极限与物种的寿命、个体的年龄等因素有关。

3. 衰老细胞形态和生化特征改变

（1）细胞衰老的形态学改变：见表 3-5 所示。

表 3-5　细胞衰老的形态学改变

细胞核	核仁不规则、核膜内陷
染色质	凝聚、固缩、染色深
质膜	黏度增加、流动性降低
细胞质	色素积聚、体积变小
线粒体	数目减少、体积增大、嵴紊乱
高尔基复合体	碎裂
溶酶体	残余体增多
包含物	脂褐素增多、糖原减少、脂肪积聚
细胞骨架	数量减少、排列紊乱

（2）细胞衰老的分子水平改变

1）DNA：DNA 复制、转录受到抑制，个别基因异常激活，甲基化程度降低。

2）RNA：mRNA 合成及与核糖体结合能力下降。

3）蛋白质：蛋白质合成速度降低，发生修饰反应，稳定性下降。

4）脂类：不饱和脂肪酸被氧化，膜的流动性降低，活性中心被氧化，酶失活，但 β-半乳糖苷酶活性增强。

4. 细胞衰老机制的内外因素

（1）代谢废物积累学说：该学说认为当细胞功能下降时细胞不能将代谢废物及时排出细胞外，又不能将其消化降解，阻碍了细胞的正常生理功能导致细胞衰老，如哺乳动物细胞中的脂褐素。脂褐素是一些长寿蛋白质、DNA 和脂类共价缩合形成的巨交联物，次级溶酶体是形成脂褐素的场所。脂褐素在细胞内沉积增多，阻碍细胞的物质交流和信号传递，最后导致细胞衰老，如阿尔兹海默病（AD）就是由β-淀粉样蛋白（β-AP）沉积引起的，因此β-AP可作为AD的鉴定指标。

（2）自由基学说：自由基学说认为生物体在代谢过程中产生的活性氧基团ROS或分子引发的对细胞质膜、核膜的氧化性损伤积累最终导致了细胞衰老。当损伤累积到一定阈值，细胞就会衰老损伤。细胞内存在一些抗氧化酶类和抗氧化小分子，如超氧化物歧化酶（SOD）、抗坏血酸等能够清除代谢产生的氧自由基、降低氧自由基对细胞结构的破坏。

（3）端粒钟学说：该学说认为，端粒随细胞的分裂不断缩短，当端粒缩短至一定长度时，细胞停止复制且发生衰老和死亡。端粒酶是一种由 RNA 和蛋白质组成的核糖核蛋白酶，可增加端粒长度，生殖细胞和肿瘤细胞中常见，而正常体细胞端粒酶无活性或者活性很低。

（4）遗传决定学说：该学说认为衰老是遗传上的程序化进程，控制细胞生长发育、衰老的基因都在特定时期有序的开启和关闭。

（5）干细胞衰老学说：干细胞的衰老导致自我更新和多向分化能力衰退，导致损伤组织难以修复并伴随相关疾病发生，干细胞的衰老是机体衰老的重要因素。

（二）细胞死亡

1. 细胞坏死　细胞坏死（necrosis）指在外来致病因素的作用下，细胞生命活动被强行终止的病理性、被动的死亡过程。细胞坏死最主要的特征是细胞膜解体，胞内物质外泄导致周围组织炎症反应，属于病理性死亡。

2. 细胞凋亡　细胞凋亡（apoptosis）是指细胞在一定的生理或病理条件下，为了维护内环境的稳定在基因调控下触发死亡级联反应所致的主动性死亡过程。

（1）凋亡的形态学改变

1）凋亡起始：细胞皱缩，体积变小，细胞质浓缩；胞膜特化结构（微绒毛、连接）消失，胞膜完整并保持选择通透性；细胞骨架紊乱，内质网肿胀，核糖体脱落，溶酶体完整，线粒体增大，嵴紊乱；染色质固缩并边聚至核膜下（新月形、花瓣形）浓缩碎裂。

2）凋亡小体形成：胞膜内陷反折包围凝集断裂的染色质块、胞质、细胞器等形成芽状突起，并与细胞逐渐分离。

3）凋亡细胞的清除：凋亡小体被吞噬细胞吞噬清除。

（2）凋亡细胞内的生化改变

1）染色质降解为特定的DNA片段：DNA降解有规则，出现180～200bp的整数倍片段。

2）细胞膜磷脂酰丝氨酸外翻：有利于邻近细胞或巨噬细胞对凋亡细胞的识别和吞噬。这一特征可以作为早期凋亡细胞的特殊标志。

3）胱天蛋白酶级联反应：细胞凋亡的起始、发生和发展主要通过这些酶启动一系列级联反应介导各种凋亡事件。

（3）细胞凋亡维持机体内环境稳定：①清除发育过程中多余的细胞；②清除生理活动中衰老和退化的细胞；③清除潜在危险的细胞。

（4）细胞凋亡是一系列凋亡蛋白参与的过程，如p53、bcl-2、Fas、caspase等。

（5）诱导细胞凋亡的信号通路：死亡受体介导的细胞凋亡通路；线粒体介导的细胞凋亡通路；其他凋亡信号通路。

（6）细胞凋亡异常与疾病发生：心肌细胞凋亡过度，心脏收缩和舒张功能受损就会引起心力衰竭；神经元凋亡加速，造成神经系统不可逆的退行性病变，引发相关神经退行性疾病如阿尔茨海默病、帕金森病等；艾滋病是由 T 淋巴细胞过度凋亡造成机体的免疫功能缺陷。癌变细胞未能通过细胞凋亡清除就会引发肿瘤；Fas 表达缺陷导致 T 淋巴细胞凋亡障碍，引起系统性红斑狼疮。

（7）细胞凋亡与细胞坏死的区别：见表 3-6。

表 3-6　细胞凋亡与细胞坏死的区别

	细胞凋亡	细胞坏死
诱因	体内生理信号	强烈刺激
细胞数量	单个散在细胞	大片组织或成群细胞
膜的完整性	完整，直到形成凋亡小体	破碎
细胞质	由质膜包围形成凋亡小体	溢出，细胞破裂成碎片
细胞核	固缩	断裂，核膜破裂
染色质	沿核膜凝缩成半月形团块	稀疏呈网状
基因组 DNA	有规律降解，呈梯形电泳带	随机降解
基因活动	由基因控制	无基因控制
大分子合成	一般需要	不需要
代谢反应	有蛋白质参与的级联反应	无序的代谢反应
结局	不引起炎症反应，个体存活需要	引起炎症反应，有破坏作用
意义	生理性或病理性死亡方式	病理性死亡方式

3. 细胞焦亡　又称细胞炎性坏死，是一种程序性细胞坏死表现为细胞不断胀大直至细胞膜破裂导致细胞内容物释放进而激活强烈的炎症反应，其特征为依赖 caspase-1 并伴有大量促炎症因子释放。细胞焦亡在形态上同时具有凋亡和坏死的特性。

4. 自噬性细胞死亡　细胞自噬（autophagy）是通过溶酶体将包裹大分子物质和细胞器的囊泡降解，是一种降解细胞自身物质的过程。哺乳动物细胞自噬有 3 种类型：微自噬、巨自噬和分子伴侣介导的自噬。

细胞自噬的发生过程主要包括：

（1）底物诱导自噬前体（PAS）的形成：细胞质中出现游离双层膜结构。

（2）自噬体形成：PAS 包裹细胞质或损伤衰老的细胞器。

（3）自噬体与溶酶体融合：形成自噬溶酶体。

（4）自噬体内容物被溶酶体酶降解。

二、自　测　题

（一）选择题

单项选择题

1. 细胞衰老的生物学标志是

A. 免疫功能降低　　B. 线粒体数目减少

C. 端粒长度缩短　　D. 色素颗粒沉积

E. 自由基数量增多

2. 下列与细胞衰老学说无关的理论是

A. 端粒钟学说　　B. 自由基学说

C. 细胞衰老基因转录和翻译差错学说

D. 代谢废物积累学说　　E. 细胞全能性学说

3. 下列不属于细胞衰老结构变化的是

A. 线粒体体积减小　　B. 线粒体数目减少

C. 细胞膜磷脂含量下降，胆固醇含量上升

D. 内质网弥散性分布　　E. 端粒 DNA 丢失

4. 有关细胞衰老分子代谢描述错误的是

A. DNA 氧化、断裂

B. mRNA 和 tRNA 含量升高

C. 蛋白质稳定性下降

D. 不饱和脂肪酸被氧化，膜的流动性降低

E. 酶失活

5. 细胞衰老和死亡同细胞生长、增殖、分化是

A. 一个概念　　B. 主次关系

C. 没有关系　　D. 细胞的重要生命现象

E. 以上都不是

6. 细胞衰老过程中，增多的细胞器是

A. 内质网　　B. 线粒体　　C. 溶酶体

D. 高尔基复合体　　E. 细胞膜

7. 有关端粒钟学说错误的是

A. 人体细胞分裂，端粒长度随衰老不断缩短

B. 当端粒缩短至一定长度时，细胞停止复制，发生衰老和死亡

C. 正常体细胞端粒酶无活性或者活性很低

D. 端粒酶促进端粒合成

E. 肿瘤细胞端粒酶无活性

8. 细胞内衰老细胞器的消失是由于

A. 细胞外吐作用　　B. 细胞内吞作用

C. 溶酶体异噬作用　D. 溶酶体自噬作用

E. 以上均不是

9. 有机体中寿命最长的细胞是

A. 白细胞　　B. 表皮细胞　　C. 肝细胞

D. 红细胞　　E. 神经细胞

10. 有机体生命活动能正常进行是由于

A. 老细胞不断死亡　　B. 新细胞不断增殖

C. 新老细胞不断地交替　D. 新细胞提早增殖

E. 老细胞提早死亡

11. 老年皮肤色素斑增多与下列哪些因素无关

A. 细胞代谢机能减退

B. 细胞膜通透性改变

C. 脂褐素堆积

D. 细胞中抗氧化作用的酶活性降低

E. 紫外线照射

12. 机体衰老过程中，细胞膜磷脂双分子层中的

A. 胆固醇/磷脂的比值随年龄增大而增加

B. 胆固醇/磷脂的比值不变

C. 胆固醇/磷脂的比值随年龄增大而减少

D. 脂肪酸链运动能力随年龄增大而增强

E. 脂肪酸链运动能力不变

13. 衰老细胞中常出现结构固缩的是

A. 线粒体　　B. 高尔基复合体

C. 染色质　　D. 溶酶体　　E. 内质网

14. 关于细胞衰老和死亡叙述错误的是

A. 在成熟生物体内总在不断地发生细胞的衰老与死亡

B. 细胞的衰老和死亡是生物体新陈代谢的自然现象

C. 在正常状态下细胞也会发生衰老和死亡

D. 细胞的衰老与死亡只发生在病理状态下

E. 细胞的衰老与死亡有可能促进个体的发育

15. 细胞衰老过程中线粒体

A. 不变形　　B. 缩小　　C. 数量增多

D. 数量不变　　E. 数量减少

16. 脂褐素主要的形成场所是

A. 溶酶体　　B. 高尔基复合体

C. 内质网　　D. 线粒体　　E. 细胞骨架

17. 体外培养细胞中，Hayflick 极限是指

A. 细胞最小分裂次数

B. 细胞最大分裂次数

C. 细胞最适宜分裂次数

D. 细胞停止分裂的最终时间

E. 细胞停止分裂的最佳时间

18. 下列与细胞衰老无关的是

A. 线粒体数目减少

B. 细胞膜流动性下降

C. 细胞形状改变，原生质减少

D. 脂褐质减少，细胞代谢能力上升

E. 核固缩，核膜内折

19. 体外培养人类胚胎成纤维细胞，其分裂传代次数约为

A. 30 次　　B. 50 次　　C. 100 次

D. 140 次　　E. 15 次

20. 自由基可以使质膜上的哪种成分氧化

A. 饱和脂肪酸　　B. 不饱和脂肪酸

C. 核苷酸　　D. 胆固醇　　E. 葡萄糖

21. 细胞凋亡与细胞坏死的主要区别是
A. 内质网扩张 B. 细胞核肿胀
C. 细胞变形 D. 细胞质变形
E. 是否受基因调控

22. 细胞凋亡时 DNA 的片段大小一般是
A. 500bp 的整数倍 B. 200bp 的整数倍
C. 300bp 的整数倍 D. 400bp 的整数倍
E. 600bp 的整数倍

23. 下列不属于细胞凋亡的是
A. 蝌蚪变态发育过程中尾部消失
B. 红细胞经历 120 天寿命后死亡
C. 皮肤每天都会有死亡细胞脱落
D. 锁骨骨折造成细胞死亡
E. 人指间隙的形成

24. *p53* 基因是
A. 间隔基因 B. 操纵基因
C. 癌基因 D. 抑癌基因
E. 以上均不是

25. 细胞凋亡进程中正确的是
A. 会有细胞内容物外溢 B. 没有新蛋白质合成
C. 是被动接受的过程 D. 不属于生理性死亡
E. 与细胞凋亡相关基因表达有关

26. 关于凋亡小体描述错误的是
A. 不具有膜结构
B. 包含染色质片段
C. 包含细胞器
D. 大小与原细胞大小相关
E. 是细胞凋亡的典型特征

27. 细胞坏死的最主要特征是
A. 以出芽的形式形成凋亡小体
B. 新蛋白质的合成
C. 核增大
D. 细胞膜皱缩
E. 出现炎症反应

28. 细胞凋亡指的是
A. 细胞因物理因素导致的死亡
B. 细胞因损伤而导致的死亡
C. 机体细胞程序性的自杀死亡
D. 机体细胞非程序性的自杀死亡
E. 细胞因化学因素而导致死亡

29. 迅速判断细胞是否死亡的方法是
A. 繁殖能力测定 B. 功能状态检测
C. 酶活性测定 D. 活体染色法
E. 内部结构观察

30. 关于抑癌基因的叙述，下列哪项是正确的
A. 发出抗细胞增殖信号
B. 与癌基因表达无关
C. 对细胞的增殖、分化无影响
D. 不存在于人类正常细胞
E. 肿瘤细胞出现时才进行表达

31. 关于 *p53* 基因的叙述，下列哪项是错误的
A. 野生型 *p53* 基因是一种抗癌基因
B. 位于染色体 17p
C. 野生型 p53 蛋白能触发细胞凋亡机制去除损伤的细胞
D. p53“监测”DNA 的完整性
E. 突变型 p53 促进凋亡

32. 关于癌基因的叙述，下列哪些是正确的
A. 激活的方式包括点突变、基因扩增、染色体重排、病毒感染等
B. 也称肿瘤抑制基因
C. 与细胞的生长、分化和增殖无关
D. 正常人类基因组不存在
E. 只参与细胞癌变

33. 细胞自噬中，蛋白质或细胞器被降解的区域是
A. 溶酶体 B. 线粒体
C. 胞质溶胶 D. 过氧化物酶体
E. 细胞外

34. 细胞自噬的发生过程不包括
A. 自噬前体的形成
B. 内体形成
C. 自噬体内容物降解
D. 自噬体与溶酶体融合
E. 自噬体形成

35. 下列由细胞凋亡过低导致的疾病是
A. 阿尔茨海默病 B. 系统性红斑狼疮
C. 亨廷顿病 D. 急性心肌梗死
E. 帕金森病

36. 下列哪一种不是程序性死亡的特征
A. DNA 在核小体连接处断裂成 200bp 整数倍的片段

B. 核纤层断裂消失
C. 细胞破裂释放出内容物
D. 不引起炎症
E. 细胞通过发芽、起泡等方式形成一些球形的突起

37. 说明凋亡细胞中确实有基因的激活和表达的是
A. 炎症反应
B. RNA 和蛋白质等生物大分子的合成
C. 染色质 DNA 的降解
D. 凋亡小体解体
E. 钙离子浓度持续、快速升高

38. 凋亡细胞的分子特征是
A. 溶酶体膜破裂
B. DNA 降解，凝胶电泳图谱呈梯状
C. 引起炎症
D. 细胞变大
E. 细胞器溶解

39. 可将死细胞染成蓝色，而活细胞不着色的染料是
A. 荧光染料　　B. Giemsa 染料
C. 番红染色液　　D. 台盼蓝
E. 碱性固绿

40. 自由基可以使蛋白质发生交联、变性、酶失活，这是通过哪种方式实现的
A. 将蛋白质中的巯基氧化
B. 改变蛋白质氨基酸组成
C. 改变氨基酸排列顺序
D. 改变钠钾离子浓度
E. 减少二硫键数目

41. 由次级溶酶体产生、含有不溶性脂蛋白颗粒由膜包被的小体称为
A. 细胞核　　B. 核仁
C. 染色体　　D. 脂褐素
E. 线粒体

42. 遗传程序学说认为控制细胞衰老的“遗传钟”在
A. 细胞质　　B. 细胞膜
C. 细胞核　　D. 溶酶体
E. 高尔基复合体

43. 被称为细胞凋亡抑制基因的是
A. *bcl-2*　　B. *bad*　　C. *p53*
D. *ice*　　E. *Fas*

44. caspase-3 的激活将直接导致
A. 细胞坏死　　B. 细胞焦亡
C. 细胞衰老　　D. 细胞凋亡
E. 细胞自噬

45. 能够诱导内质网凋亡途径的酶是
A. caspase-3　　B. caspase-6
C. caspase-7　　D. caspase-8
E. caspase-12

46. 下列关于 bcl-2 家族的正确叙述是
A. bcl-2 和 bax 均有抗凋亡作用
B. bcl-2 仅存在于 B 细胞淋巴瘤
C. bax 仅存在于 B 细胞淋巴瘤
D. bcl-2 有促进凋亡的作用
E. bax 具有促进细胞凋亡的作用

47. 以下细胞中，寿命最短的是
A. 脂肪细胞　　B. 骨细胞
C. 胃壁细胞　　D. 胰腺泡细胞
E. 白细胞

48. 下列哪类细胞的核小体 DNA 变短
A. 卵细胞　　B. 分化细胞
C. 干细胞　　D. 衰老细胞
E. 分裂细胞

49. 人胚胎肢芽发育过程中指间组织的消失是由于
A. 细胞坏死　　B. 细胞凋亡
C. 细胞衰老　　D. 细胞去分化
E. 细胞转分化

50. 与内源性凋亡途径无关的是
A. 又称线粒体途径
B. 细胞色素 c 释放是凋亡的关键步骤
C. 凋亡活化因子（Apaf-1）参与
D. 引发 caspase 级联反应
E. caspase-12 诱导并具有专一性

51. 不属于细胞凋亡信号转导通路的是
A. 外源性途径　　B. 内源性途径
C. 自由基积累　　D. 线粒体途径
E. 内质网应激途径

多项选择题

52. 根据胞内底物运达溶酶体方式的不同，哺乳动物细胞自噬主要包括下列哪些类型

A. 微自噬　B. 巨自噬

C. 蛋白酶体介导的自噬　D. 泛素介导的自噬

E. 分子伴侣介导的自噬

53. 细胞凋亡的特征有

A. DNA 降解，凝胶电泳图谱呈梯状

B. 细胞以出芽方式形成凋亡小体

C. 细胞器增多

D. 细胞膜流动性增加

E. 细胞膜流动性降低

54. 衰老细胞的特征包括

A. 脂褐素积累　B. 细胞的水分增加

C. 细胞的水分减少　D. 细胞膜流动性下降

E. 细胞核固缩，染色加深

55. 细胞衰老时内膜系统的变化是

A. 内质网排列不规则　B. 内质网减少

C. 高尔基复合体碎裂　D. 溶酶体增加

E. 线粒体增加

56. 细胞寿命按长短排列顺序正确的有

A. 红细胞、心肌细胞、白细胞

B. 神经元、肾皮质细胞、白细胞

C. 脂肪细胞、胃黏膜上皮细胞、皮肤表皮细胞

D. 角膜上皮细胞、胰岛细胞、肝实质细胞

E. 脂肪细胞、皮肤表皮细胞、胃黏膜上皮细胞

57. 程序性死亡细胞的染色质 DNA 降解特点是

A. 出现 DNA 梯状条带

B. 染色质片段大小是 200bp 的倍数

C. 电泳时呈现弥散样

D. 断裂部位多位于核小体间的连接部位

E. DNA 片段可以被细胞膜包裹

58. 体内细胞衰老时，细胞出现的变化是

A. 物质运输功能降低

B. 复合溶酶体增多

C. β-半乳糖苷酶活性增强

D. 膜脆性增加

E. 线粒体增多

59. 细胞自噬的发生过程主要包括

A. 自噬前体的形成　B. 自噬体形成

C. 自噬体与溶酶体融合　D. 自噬内容物被降解

E. 自噬体溶解

60. 自由基在体内有解毒作用但更多的是有害作用，主要表现为

A. 使生物膜的不饱和脂肪酸发生过氧化形成氧化脂质，使膜的流动性降低

B. 使 DNA 链断裂、交联，扰乱 DNA 的正常复制与转录

C. 降低酶活性和导致机体自身免疫

D. 加速细胞衰老

E. 促使膜蛋白变性，导致膜功能丧失

61. 有关阿尔茨海默病患者描述正确的是

A. 记忆力下降

B. 脑血管沉积物中有 β-淀粉样蛋白

C. 是一种神经退行性疾病

D. 女性较男性发病率高

E. 认知能力衰退

62. 细胞凋亡的意义是

A. 清除受损和功能丧失细胞

B. 清除分裂后期排列与分布异常细胞

C. 清除休眠细胞

D. 清除不分裂细胞

E. 清除受损突变细胞

63. 凋亡诱导因素包括

A. 电离辐射　B. 病毒　C. 激素过多

D. 细胞毒性抗癌药物　E. 细胞外伤

64. 有关凋亡细胞中线粒体描述正确的是

A. 线粒体的通透性和完整性被破坏

B. 线粒体通透性孔道开放

C. 线粒体膜电位下降

D. 线粒体产生的活性氧减少

E. 线粒体膜两侧的离子化学梯度丧失

（二）名词解释

1. 细胞衰老　**2.** Hayflick 极限　**3.** 细胞凋亡

4. 细胞坏死　**5.** 凋亡小体　**6.** 细胞死亡

7. 细胞焦亡　**8.** 细胞自噬　**9.** 细胞裂亡

（三）简答题

1. 什么是细胞衰老？衰老的细胞有哪些形态学改变？

2. 什么是自由基学说？机体如何降低自由基的损伤？

3. 细胞凋亡有哪些特征？

4. 细胞凋亡过高或过低会引起哪些疾病？

5. 简述细胞自噬的分类。

6. 细胞自噬的发生过程分为几个阶段？

7. 简述凋亡小体的三种形成方式。

（四）论述题

论述细胞凋亡的生物学意义。

三、参考答案

（一）选择题

单项选择题

1. C　2. E　3. A　4. B　5. D　6. C
7. E　8. D　9. E　10. C　11. E　12. A
13. C　14. D　15. E　16. A　17. B　18. D
19. B　20. B　21. E　22. B　23. D　24. D
25. E　26. A　27. E　28. C　29. D　30. A
31. E　32. A　33. A　34. B　35. B　36. C
37. B　38. B　39. D　40. A　41. D　42. C
43. A　44. D　45. E　46. E　47. E　48. D
49. B　50. E　51. C

多项选择题

52. ABE　53. ABE　54. ACDE　55. ABCD
56. BC　57. ABDE　58. ABCD　59. ABCD
60. ABCDE　61. ABCDE　62. ABE　63. ABCD
64. ABCE

（二）名词解释

1. 细胞衰老：正常情况下，细胞的增殖能力和生理功能逐渐发生衰退以及细胞形态学逐渐改变并趋向死亡的现象。

2. Hayflick 极限：由 Hayflick 等提出的，认为体外培养的细胞具有增殖分裂的极限且分裂极限与物种的寿命、个体的年龄等因素有关。

3. 细胞凋亡：细胞在一定的生理或病理条件下，为了维护内环境的稳定，在基因调控下触发死亡级联反应所致的主动性死亡过程。

4. 细胞坏死：指在外来致病因素作用下，细胞生命活动被强行终止的病理性、被动的死亡过程。

5. 凋亡小体：细胞凋亡时，由完整的细胞膜包被形成内含细胞质、细胞器、核碎片等内容物的膜性小体。

6. 细胞死亡：细胞生命现象不可逆的停止及生命结束。

7. 细胞焦亡：又称细胞炎性坏死，是一种程序性细胞坏死，表现为细胞不断胀大直至细胞膜破裂，导致细胞内容物的释放进而激活强烈的炎症反应。

8. 细胞自噬：通过溶酶体将包裹大分子物质和细胞器的囊泡降解，是一种降解细胞自身物质的过程。

9. 细胞裂亡：又称为有丝分裂灾变，细胞经历一次有丝分裂后开始死亡的现象。

（三）简答题

1. 细胞衰老是指随着时间的推移，细胞的增殖能力和生理功能逐渐发生衰退以及细胞形态学逐渐改变并趋向死亡的现象。通常衰老细胞中的各种结构呈退行性变化，形态学变化主要表现在膜通透性、脆性增加，细胞皱缩，核膜内陷，线粒体数量减少，细胞中脂褐素大量堆积。

2. 自由基学说描述的是生物体在代谢过程中产生的活性氧基团 ROS 或分子引发的对细胞质膜、核膜的氧化性损伤积累，最终导致了细胞衰老。当损伤累积到一定阈值，细胞就会衰老损伤。细胞内存在一些抗氧化酶类和抗氧化小分子，如超氧化物歧化酶（SOD）、抗坏血酸等，能够清除代谢产生的氧自由基，以降低氧自由基对细胞结构的破坏。

3. 细胞凋亡形态学变化：①细胞核 DNA 断裂成核小体碎片，细胞膜内陷，胞质浓缩，线粒体增大且出现空泡化，细胞骨架紊乱，凋亡小体形成。②生化改变：核酸内切酶活化，切断 DNA 链导致 DNA 片段化，caspase 蛋白酶调控凋亡，细胞内钙离子释放，线粒体调控细胞凋亡。

4. 细胞凋亡过低时，癌变细胞未能通过细胞凋亡及时清除，就会导致肿瘤等疾病发生。细胞凋亡过高也会导致相关疾病发生。例如，心力衰竭（心肌细胞凋亡过度，心脏收缩和舒张功能受损）；艾滋病（T 淋巴细胞过度凋亡造成机体的免疫功能缺陷）；神经退行性疾病（神经元凋亡加速，造成神经系统不可逆的退行性病变）。

5. 根据胞内底物运达溶酶体方式不同，细胞自噬分为

（1）微自噬：底物被溶酶体的膜直接包裹并降解。

（2）巨自噬：底物被非溶酶体来源的双层膜包裹，形成自噬泡，再与溶酶体融合后被溶酶体酶降解，是最常见的一种自噬形式。

（3）分子伴侣介导的自噬（不需要囊泡参与）：分子伴侣与底物蛋白分子结合形成分子伴侣底物复合物，再与溶酶体膜受体结合后在溶酶体内降解。

6. 自噬的发生过程为：①底物诱导自噬前体的形成；②自噬体形成；③自噬体与溶酶体融合；④自噬体内容物被溶酶体酶降解。

7. 凋亡小体的三种形成方式

（1）芽孢式脱落：凋亡细胞内聚集的染色质块，经核碎裂形成大小不等的染色质块，然后整个细胞通过芽生、起泡等方式形成球状突起，脱落形成一些大小不等内含细胞质、细胞器以及核碎片的膜性小泡，即凋亡小体。

（2）胞质分隔：内质网将凋亡细胞的细胞质重新分隔成大小不等的腔室，靠近细胞膜端的腔室与细胞膜融合、脱落，形成凋亡小体。

（3）自噬体形成：凋亡细胞的线粒体、内质网等细胞器和其他细胞质成分一起被内质网膜包裹形成自噬体，并与凋亡细胞膜融合后排出细胞外，成为凋亡小体。有些细胞在凋亡过程中并不通过上述方式形成若干个凋亡小体，而仅发生核固缩和胞质浓缩，由内折的细胞膜包裹形成单个的致密结构，也称为凋亡小体。

（四）论述题

细胞凋亡的生物学意义

（1）参与发育过程的调节，清除无用、多余的细胞，如胚胎发育早期的指间组织；清除没有形成正确连接的神经元。

（2）参与免疫细胞活化过程的调节，如淋巴细胞的发育、分化、成熟。

（3）参与衰老、受损细胞的清除，如清除受损或功能丧失的细胞，清除分裂后期排列与分布异常的细胞。

（董　静）

第十四章　细胞生物学的研究方法

一、重点难点提要

细胞的直径为 10～20μm，人眼的分辨率只有 0.2mm，很难直接观察细胞及其内部结构。所以，观察并研究细胞的形态结构必须借助显微镜，研究其化学组成及其功能等还需借助细胞培养、细胞及其组分的分离、细胞示踪或分子生物学等研究方法。

（一）细胞形态结构的观察方法

显微镜是观察细胞的主要工具。根据光源不同，可分为光学显微镜和电子显微镜两大类。前者以可见光（紫外线显微镜以紫外光）为光源，观察的组织或细胞结构称为显微结构；后者则以电子束为光源，观察到的结构称为亚显微结构。

1. 显微结构的观察

（1）普通光学显微镜：普通光学显微镜由 3 部分构成。①照明系统，包括光源和聚光器；②光学放大系统，由物镜和目镜组成，是显微镜的主体，为了消除球差和色差，目镜和物镜都由复杂的透镜组构成；③机械装置，用于固定材料和观察方便。

（2）荧光显微镜：荧光显微镜由以下 3 部分构成：①光源系统，采用高压汞灯；②滤光系统，包括激发光的滤光片和阻断滤光片；③光学系统，由物镜和目镜组成。汞灯通过滤光片可以激发产生特定波长的光，光通过标本，可激发细胞内的荧光物质或结合细胞内的荧光物质，产生一定颜色的荧光，荧光通过目镜和物镜放大，通过滤光片的过滤，即可在显微镜下观察到荧光物质在细胞内的定位和分布。细胞中有些物质，如叶绿素等，受紫外线照射后可发荧光；另有一些物质本身虽不能发荧光，但如果用荧光染料或荧光抗体染色后，经紫外线照射亦可发荧光，荧光显微镜就是对这类物质进行定性和定量研究的工具之一。

（3）相差显微镜：利用光的衍射和干涉效应把透过标本不同区域的光波的光程差变成振幅差，使活细胞内各种结构之间呈现清晰可见的明暗对比。

（4）暗视野显微镜：聚光镜中央有挡光片，使照明光线不直接进入物镜，只允许被标本反射和衍射的光线进入物镜，因而视野的背景是黑的，物体的边缘是亮的。利用这种显微镜能见到小至 4～200nm 的微粒子，分辨率可比普通显微镜高 50 倍。

（5）激光共聚焦扫描显微镜：用激光作扫描光源，逐点、逐行、逐面快速扫描成像，扫描的激光与荧光收集共用一个物镜，物镜的焦点即扫描激光的聚焦点，也是瞬时成像的特点。可以用于观察细胞形态，也可以用于细胞内生化成分的定量分析、光密度统计以及细胞形态的测量。

2. 超微结构的观察　电子显微镜与光学显微镜的成像原理基本一样，所不同的是前者用电子束作光源，用电磁场作透镜。另外，由于电子束的穿透力很弱，因此用于电镜的标本须制成厚度约 50nm 的超薄切片。这种切片需要用超薄切片机（ultramicrotome）制作。电子显微镜的放大倍数最高可达近百万倍、由电子照明系统、电磁透镜成像系统、真空系统、记录系统、电源系统等 5 部分构成。电子显微技术包括：

（1）透射电子显微镜（transmission electron microscope，TEM）：用电子枪发射的高速电子

束（电子流）代替可见光，用特殊的电极或磁极代替聚光镜、目镜和物镜。成像原理是由于样品不同部位对入射电子具有不同散射度，因而可形成不同电子密度的高度放大图像。

（2）扫描电子显微镜（scanning electron microscope，SEM）：主要用来观察标本的表面结构。成像原理是应用电子束在样品表面扫描，激发二次电子成像。其分辨率不及透射电镜，一般在 3nm 左右，但所形成图像的立体感很强。

（二）细胞和细胞组分的分离方法

1. 根据细胞特性分离不同类型细胞 ①利用细胞对器皿的黏附力分离细胞；②利用悬浮细胞的生长特性分离细胞；③利用细胞的密度特性分离细胞。

2. 利用流式细胞仪分拣细胞 对细胞的理化特性进行快速定量分析，并对细胞进行分拣检测的技术。其优点是能保证细胞和细胞器的功能不被破坏，通过荧光探针从分子水平获得信号，对细胞进行定量分析或纯化分离。

3. 细胞组分的分离方法

（1）差速离心：通过不断增加相对离心力，使密度均一介质中大小、形状不同的细胞或颗粒由低速到高速逐级分离。

（2）密度梯度离心：用一定的介质（氯化铯、蔗糖和多聚蔗糖），在离心管内形成连续或不连续的密度梯度，将细胞悬液或匀浆置于介质的顶部，通过重力或离心力场的作用使细胞分层分离。

（三）细胞培养技术

1. 原代培养 原代培养是指直接从生物体获取某种组织，分散成单细胞后，在人工条件下培养，使其生存并不断生长与增殖，直至成功进行首次传代之前的培养过程。组织块培养法和消化培养法是常用的两种原代培养方法。

2. 继代培养 又称传代培养，是指将适应了体外生长的原代培养细胞从原培养瓶中分离，用培养液按一定比例稀释后接种于新的培养瓶中继续培养。原代培养的细胞增殖达到营养障碍，进而影响其生长，需要及时对细胞进行分离、稀释、移瓶，此过程称为传代（passage）。细胞传代后，一般经过游离期、指数期和静止期三个阶段。

3. 细胞系 原代培养细胞经首次传代成功后所获得的细胞群体成为细胞系（cell line）。

4. 细胞株 通过选择法或克隆形成法从原代培养细胞或细胞系中获得具有特殊性质或特定标志物的单细胞增殖形成的细胞群，称为细胞株（cell strain）。

（四）细胞内分子示踪技术

1. 酶细胞化学技术（enzyme cytochemistry） 就是通过酶对底物的特异化学反应并显色来显示酶在器官、组织和细胞内的分布及活性强弱。

2. 免疫细胞化学法（immunocytochemistry，ICC） 是根据抗体与抗原特异性结合的原理，以标记抗体为探针，在光镜或电镜下显示细胞内抗原成分，是对抗原进行定位、定性及定量研究的技术。

3. 放射自显影（radioautography） 是利用放射性物质可使照相乳胶和软片感光的原理，对标本中放射性分子进行定位的技术，具有定位精确、灵敏度高、可定量等优点。放射性核素标记生物样品中的大分子或其前体物质，放射性核素衰变放出的射线使感光乳胶的氯化银晶体产生潜影，再经过显影、定影处理，把感光的氯化银还原成黑色的银颗粒，然后根据银颗粒的部位和数量，分析出标本中放射性示踪物的分布。

4. 绿色荧光蛋白（green fluorescent protein，GFP）示踪技术　GTP是应用最广泛的研究细胞内蛋白质定位和示踪的蛋白质，最早是从水母中分离得到的化学性能稳定的小分子单纯蛋白质。GFP示踪技术基因容易导入其他类型细胞中表达，构建目的蛋白基因与绿色荧光蛋白基因的融合基因表达载体，转染特定细胞，可在荧光显微镜或共聚焦显微镜下观察到带绿色荧光的目的蛋白在转染细胞内的分布及随时间表达量的变化。目前，根据绿色荧光蛋白基因点突变产生的突变蛋白光吸收与荧光行为发生改变，由此开发出多种不同颜色的荧光蛋白，如黄色荧光蛋白（YFP）、蓝色荧光蛋白（BFP）等。

（五）基本的分子生物学实验技术

1. 可将DNA分子切成片段的限制性内切酶。

2. 凝胶电泳技术。

3. 聚合酶链反应（polymerase chain reaction，PCR）用于在体外将微量的目标DNA大量扩增，以便进行分析。

4. 可从DNA文库中克隆目的基因。

5. DNA序列的测定技术。

6. 核酸分子杂交反应。

7. 在细胞内大量表达蛋白质技术。

8. 生物芯片技术。

二、自　测　题

（一）选择题

单项选择题

1. 在光学显微镜下所观察到的组织或细胞结构一般称为

A. 显微结构　　B. 超微结构
C. 亚显微结构　　D. 分子结构
E. 微细结构

2. 研究细胞的超微结构一般要利用下列哪种技术

A. 光学显微镜技术　　B. 电子显微镜技术
C. X射线衍射技术　　D. 离心技术
E. 电泳技术

3. 关于光学显微镜，下列哪项有误

A. 是利用光线照明，将微小物体形成放大影像的仪器
B. 细菌和染色后的线粒体是光学显微镜能清晰可见的最小物体
C. 由机械系统和光学系统两大部分构成
D. 可用于观察细胞的显微结构
E. 其分辨率由目镜决定

4. 关于光学显微镜的使用，下列哪项有误

A. 用显微镜观察标本时，应双眼同睁，双手并用
B. 按从低倍镜到高倍镜再到油镜的顺序进行标本的观察
C. 使用油镜时，需在标本上滴上香柏油或液体石蜡
D. 使用油镜时，需将聚光器降至最低；光圈关至最小
E. 使用油镜时，不可一边在目镜中观察，一边下降镜筒或上升载物台

5. 关于超薄切片，下列哪项有误

A. 厚度在50nm左右的切片称为超薄切片
B. 通过超薄切片可将一个细胞切成100～200片
C. 制备超薄切片需使用专门的仪器——超薄切片机
D. 超薄切片常用玻璃制成的刀切成
E. 组织细胞样品被切片之前常需双重固定但无需包埋

6. 关于冷冻断裂蚀刻复型技术，下列哪项有误
A. 用该技术所制标本可在透射电镜下观察细胞的内部构造
B. 生物样品在割断前须经固定和液氮的快速冷冻处理
C. 是电镜样品制备技术的一种
D. 细胞经割断后可直接在扫描电镜下观察
E. 可获得细胞内各种细胞器的立体形貌

7. 适于观察无色透明活细胞微细结构的光学显微镜是
A. 相差显微镜　B. 暗视野显微镜
C. 荧光显微镜　D. 偏振光显微镜
E. 普通显微镜

8. 关于相差显微镜，下列哪项有误
A. 利用了光的衍射和干涉特性
B. 可使相位差变成振幅差
C. 所观察的标本要经固定处理
D. 一般使用高压汞灯作光源
E. 装有环形光阑、相板和中心望远镜等特殊配件

9. 关于荧光显微镜，下列哪项有误
A. 其光源通常为高压汞灯或氙灯
B. 必需装备为激发滤片和阻断滤片
C. 根据光化荧光的原理设计制造的
D. 可用于观察固定细胞和活细胞
E. 使用时应在较明亮的环境中进行

10. 光学显微镜的分辨率（最小分辨距离）可达
A. 0.1μm　B. 0.2μm　C. 0.3μm
D. 0.4μm　E. 0.5μm

11. 关于电子显微镜，下列哪项有误
A. 组织或细胞观察前均须经超薄切片
B. 分为透射式和扫描式两大类
C. 分辨率可达 2nm
D. 利用电子束作照明源
E. 在荧光屏上成像

12. 关于光学显微镜的分辨率，下列哪项有误
A. 是光镜的主要性能指标
B. 也称为分辨本领
C. 指分辨出标本上两点间最小距离能力
D. 显微镜的分辨率由物镜决定
E. 与照明光的波长成正比

13. 关于透射式电镜，下列哪项叙述是错误的
A. 由德国科学家 Ruska 等发明
B. 以电子束作为光源
C. 电子透过标本后在荧光屏上成像
D. 分辨率较高
E. 适于观察细胞的外观形貌

14. 关于扫描式电镜，下列哪项有误
A. 20 世纪 60 年代才正式问世
B. 景深长，成像具有强烈立体感
C. 电子扫描标本使之产生二次电子，经收集放大后成像
D. 标本无须经超薄切片即可观察
E. 适于观察细胞的内部构造

15. 研究组织或细胞显微结构的主要技术是
A. 光学显微镜　B. 电镜技术
C. 离心技术　D. 电泳技术
E. 层析技术

16. 研究细胞超微结构的主要技术是
A. 光学显微镜　B. 电镜技术
C. 离心技术　D. 电泳技术
E. 层析技术

17. 分离细胞内不同细胞器的主要技术是
A. 光学显微镜　B. 电镜技术
C. 离心技术　D. 电泳技术
E. 层析技术

18. 细胞内的不同蛋白质进行分级分离的最常用技术是
A. 光学显微镜　B. 电镜技术
C. 离心技术　D. 电泳技术
E. 层析技术

19. 利用电场使带不同电荷的蛋白质得以分离的技术是
A. 光学显微镜　B. 电镜技术
C. 离心技术　D. 电泳技术
E. 层析技术

20. 利用核苷酸探针对玻片上的组织或细胞 DNA 分子上的某特定基因或核苷酸顺序进行探测和定位的技术，称为
A. 放射自显影　B. 免疫荧光技术
C. 免疫电镜技术　D. 液相杂交技术

E. 原位杂交技术

21. 在试管中，通过单链 DNA 探针与变性 DNA 溶液中的单链 DNA 分子互补结合来探测某基因是否存在的方法属于

A. 放射自显影　　B. 免疫荧光技术

C. 免疫电镜技术　　D. 液相杂交技术

E. 原位杂交技术

22. 利用放射性同位素标记物质能使照相乳胶感光的原理来探测细胞内某种物质的含量与分布的方法是

A. 放射自显影

B. 免疫荧光技术

C. 免疫电镜技术

D. 液相杂交技术

E. 原位杂交技术

23. 用荧光染料标记的抗体处理细胞后在荧光显微镜下对细胞中特殊分子进行定位属于

A. 放射自显影

B. 免疫荧光技术

C. 免疫电镜技术

D. 液相杂交技术

E. 原位杂交技术

24. 直接取材于机体组织的细胞培养称为

A. 细胞培养　　B. 原代培养

C. 传代培养　　D. 细胞克隆

E. 细胞融合

25. 当体外培养的细胞增殖到一定密度后以 1∶2 以上的比例转移到几个容器中进行再培养称为

A. 细胞培养　　B. 原代培养

C. 传代培养　　D. 细胞克隆

E. 细胞融合

26. 模拟体内的条件使细胞在体外生存、生长并繁殖的过程称为

A. 细胞培养　　B. 原代培养

C. 传代培养　　D. 细胞克隆

E. 细胞融合

27. 分离出单个细胞在适当的条件下使之增殖成均一的细胞群体称为

A. 细胞培养　　B. 原代培养

C. 传代培养　　D. 细胞克隆

E. 细胞融合

28. 体细胞杂交又称为

A. 细胞培养　　B. 原代培养

C. 传代培养　　D. 细胞克隆

E. 细胞融合

29. 适于观察培养瓶中活细胞的显微镜是

A. 透射电镜　　B. 扫描电镜

C. 荧光显微镜　　D. 倒置显微镜

E. 相差显微镜

30. 在聚光器上有一附加的环状光阑，在物镜的后焦面上有一相板的显微镜是

A. 透射电镜　　B. 扫描电镜

C. 荧光显微镜　　D. 倒置显微镜

E. 相差显微镜

31. 适于观察细胞内超微结构的显微镜是

A. 透射电镜　　B. 扫描电镜

C. 荧光显微镜　　D. 倒置显微镜

E. 相差显微镜

32. 需对标本进行超薄切片后才能观察的显微镜是

A. 透射电镜　　B. 扫描电镜

C. 荧光显微镜　　D. 倒置显微镜

E. 相差显微镜

33. 适于观察细胞表面或断面超微三维结构的显微镜是

A. 透射电镜　　B. 扫描电镜

C. 荧光显微镜　　D. 倒置显微镜

E. 相差显微镜

34. 收集轰击样品所产生的二次电子经转换放大后在荧屏上成像的显微镜是

A. 透射电镜　　B. 扫描电镜

C. 荧光显微镜　　D. 倒置显微镜

E. 相差显微镜

35. 分离蛋白质分子的常用仪器是

A. 流式细胞分选仪　　B. 超速离心机

C. 高速离心机　　D. 低速离心机

E. 电泳仪

36. 制备小鼠骨髓细胞染色体标本时一般使用

A. 流式细胞分选仪　　B. 超速离心机

C. 高速离心机　　D. 低速离心机

E. 电泳仪

37. 从破碎的细胞中分离收集线粒体一般所需的仪器是

A. 流式细胞分选仪　B. 超速离心机
C. 高速离心机　D. 低速离心机
E. 电泳仪

38. 最精密的细胞分离仪器是

A. 流式细胞分选仪　B. 超速离心机
C. 高速离心机　D. 低速离心机
E. 电泳仪

39. 要观察肝组织中的细胞类型及排列，应先制备该组织的

A. 切片　B. 滴片　C. 涂片
D. 装片　E. 压片

40. 小鼠骨髓细胞的染色体标本一般制备成细胞的

A. 切片　B. 滴片　C. 涂片
D. 装片　E. 压片

41. 观察血细胞的种类和形态一般制备成血液

A. 切片　B. 滴片　C. 涂片
D. 装片　E. 压片

42. 细胞不同组分在超速离心机中的沉降速率常用的表示方式是

A. S　B. ℃　C. ℉
D. pH　E. %

43. 由小鼠骨髓瘤细胞与某一 B 细胞融合后形成的细胞克隆所产生的抗体称

A. 单克隆抗体　B. 多克隆抗体
C. 单链抗体　D. 嵌合抗体
E. 单域抗体

44. 在电镜下所观察到的细胞结构称为

A. 显微结构　B. 微细结构
C. 亚显微结构　D. 电镜结构
E. 以上都不是

45. 细胞原代培养实验中，首先应注意的问题是

A. 无菌操作　B. 细胞消化时间
C. 添加培养液的量　D. 培养液的浓度
E. 加胰蛋白酶前用 PBS 洗细胞

46. 电镜标本制备时常用的固定剂

A. 锇酸　B. 甲醛　C. 丙酮
D. 联苯胺　E. 过碘酸

47. 通常用于原位杂交进行基因定位的同位素是

A. ^{3}H　B. ^{35}S　C. ^{32}P
D. ^{14}C　E. ^{131}I

48. 线粒体的专一活体染色剂是

A. 考马斯亮蓝染色剂
B. 碱性固绿
C. 次甲基蓝
D. 中性红-詹纳斯绿 B 染色液
E. 甲基绿-派洛宁染色液

49. 制备单克隆抗体的常用技术为

A. DNA 重组技术　B. 超速离心技术
C. 免疫显微镜技术　D. 核酸分子杂交技术
E. B 淋巴细胞杂交瘤技术

多项选择题

50. 从实体组织中分离活细胞的第一步是制备游离的细胞悬液，关于常用酶解的方法正确描述是

A. EDTA 和 EGTA 能够增加胰蛋白酶的活性
B. 胰蛋白酶、胶原酶消除细胞间的连接和细胞外基质
C. 分离体系所用的溶液必须是等渗的
D. 分离体系应保持低温，以降低细胞的代谢活动
E. 所用的试剂、器皿需要过滤除菌或高压灭菌

51. 差速离心用于

A. 分离细胞核
B. 分离核糖体
C. 分离线粒体
D. 分离细胞中大小有差异的成分
E. 分离非细胞体系

52. 原位杂交

A. 用于染色体中 DNA 定位
B. 杂交
C. DNA-RNA 杂交
D. 用于细胞中 RNA 定位
E. 用于显示细胞中特殊 RNA 分子的分布

53. 可用于活细胞内分子示踪的技术是

A. 离子探针技术　B. 绿色荧光蛋白示踪
C. 荧光共振能量转移　D. 单分子示踪
E. 印迹杂交

54. 通过细胞融合技术能够

A. 进行基因分析

B. 进行体细胞杂交

C. 基因定位

D. 研究不同细胞之间的相互作用

E. 研究培育动植物新品种

55. 差速离心用于

A. 分离细胞核

B. 分离核糖体

C. 分离线粒体

D. 分离细胞中大小有显著差异的成分

E. 分离非细胞体系

56. 电子染色

A. 是采用重金属增加标本电子散射能力的染色法

B. 有正染和负染

C. 被染组织成黑色的结构为正染

D. 被染组织不着色，而周围组织被染成黑色的为负染

E. 可以检测细胞中 DNA 和 RNA 序列片段

（二）名词解释

1. 分辨率　**2.** 显微结构　**3.** PCR

4. 细胞电泳技术　**5.** 细胞系　**6.** 细胞培养

7. 反义技术　**8.** 基因转移技术　**9.** 非细胞系

10. 细胞电泳技术　**11.** 基因敲入　**12.** 基因敲除

（三）简答题

1. 举出 4 种以上分离纯化蛋白质的方法。

2. 列出 PCR 的反应步骤。

3. 什么是电镜冷冻蚀刻（freeze-etching）技术？

4. 什么是放射自显影？

5. 什么是组织或细胞的原位杂交？简述其应用。

（四）论述题

1. 光学显微镜上调节光线强弱的装置有哪些？

2. 从光源、透镜和成像三方面比较电镜和光学显微镜？

三、参 考 答 案

（一）选择题

单项选择题

1. A　**2.** B　**3.** E　**4.** D　**5.** E　**6.** D

7. A　**8.** C　**9.** E　**10.** B　**11.** C　**12.** D

13. E　**14.** E　**15.** A　**16.** B　**17.** C　**18.** E

19. D　**20.** E　**21.** D　**22.** A　**23.** B　**24.** B

25. C　**26.** A　**27.** D　**28.** E　**29.** D　**30.** E

31. A　**32.** A　**33.** B　**34.** B　**35.** E　**36.** D

37. C　**38.** A　**39.** A　**40.** B　**41.** C　**42.** A

43. A　**44.** C　**45.** A　**46.** A　**47.** A　**48.** D

49. E

多项选择题

50. BCDE　**51.** ABCDE　**52.** ABCDE　**53.** ABCD

54. BCDE　**55.** ABCDE　**56.** ABCDE

（二）名词解释

1. 分辨率：指显微镜或人眼在 25cm 的明视距离处，能清楚地分辨备检物体细微结构最小间隔的能力。

2. 显微结构：将光学显微镜下所见物体结构称作显微结构。

3. PCR：又称聚合酶链式反应，是在体外，耐热的 DNA 聚合酶在引物存在下，对 DNA 双链的特定部位进行的重复性复制反应。

4. 细胞电泳技术：根据不同细胞表面的电荷情况，使细胞在外加电场作用下泳动，从而分离出不同的细胞并可推导细胞表面的性质变化的实验技术。

5. 细胞系：在培养的细胞中产生无休止进行繁殖的，可被无限地传代的变异细胞。

6. 细胞培养：是指从活体组织分离出特定的细胞，在一定的条件下进行培养，使之能够继续生存、生长抑制增殖的一种方法。

7. 反义技术：指利用能够与有功能的 RNA（主要是 mRNA）互补结合，并干扰其功能的 RNA 或 DNA 的反义核酸影响对应的 mRNA 的转录、翻译，从而改变细胞学功能的技术。

8. 基因转移技术：指在基因功能和基因治疗等研

究过程中，应用物理、化学、生物技术方法将外源基因转移到细菌或细胞内，并在细胞内实现转入基因的扩增或表达的技术。

9. 非细胞系：指从分级分离得到的具有生物学功能的，可广泛应用于细胞学研究的细胞提取物。

10. 细胞电泳技术：指根据不同细胞表面的电荷情况，使细胞在外加电场作用下泳动，从而分离出不同的细胞并可推导细胞表面的性质变化的实验技术。

11. 基因敲入：指应用基因的同源重组技术，将外源有功能的，且为细胞基因组中不存在或已经失活的基因转入细胞与基因组中的同源序列进行同源重组，将其插入到基因组中并表达的技术。

12. 基因敲除：指应用基因的同源重组技术，将无功能的外源基因转入细胞与基因组中的同源序列进行同源重组，把同源序列中有功能的基因置换出来，造成功能基因的缺失或失活的方法。

（三）简答题

1. 分离纯化蛋白质的方法：①柱层析法；②高压液相层析；③电泳法；④生物质谱技术。

2. PCR 的反应步骤：①DNA 双链解离；②DNA 连与引物的退火；③DNA 聚合酶作用下的互补链合成。

3. 电镜冷冻蚀刻技术：是指在低温（液态氦，–269℃）下切割组织块后，徐徐升温，真空下使水分升华（冷冻干燥），在细胞周围的冰迅速减少下陷的同时，细胞内的水也减少下陷，膜和其他一些结构暴露出来，制作复型后有显著的断面浮雕效果，用于观察细胞的内部构造，这种技术称作冷冻蚀刻技术。

4. 放射自显影：是一种重要的细胞生物学技术，它可以确定化合物在细胞和组织切片中的部位。首先，用放射性化合物脉冲渗入活细胞，培养不同时间后取样固定，进行光，电镜切片。在暗处把感光乳胶覆盖在切片上存放数日。由于放射性同位素衰变使乳胶感光，经过显影和定影，根据银颗粒所在位置即可知道细胞中放射性物质的分布情况。

5. 组织或细胞的原位杂交：用核酸探针于细菌、细胞、组织切片中的核酸进行杂交，用来检测特定核酸分子在细胞内的本来位置，这一过程被称为原位杂交。主要用于细菌基因克隆筛选，检测基因在细胞内的表达，检测基因在染色体上的定位。

（四）论述题

1. 光学显微镜上调节光线强弱的装置有反光镜、聚光镜和光阑。①反光镜用来调节光线，能将来自不同方向的光线收集起来反射到聚光镜中。②聚光镜是汇集光线成束，增强照明度。③光阑的作用是调节光线的强弱的。

2. （1）光镜的光源是利用可见光作光源，透镜是由 2～3 个玻璃透镜构成，成像是通过玻璃透镜将微小物体形成放大影像。

（2）电镜的光源是以电子束代替光源，以电磁场透镜代替玻璃透镜，在电磁透镜的作用下放大成像。

（张春艳　吕艳欣）

第四篇　医学遗传学学习指导

第一章　遗传学与医学

一、重点难点提要

（一）医学遗传学的概念与研究内容

医学遗传学（medical genetics）是用人类遗传学的理论和方法来研究遗传病从亲代传至子代的特点和规律、起源和发生、病理机制、病变过程及其与临床关系（包括诊断、治疗和预防）的一门综合性学科，主要是研究人类疾病与遗传关系的科学。研究对象是人类。

临床医学遗传学（clinical genetics）是一门侧重研究临床各种遗传病的诊断、产前诊断、预防、遗传咨询和治疗的学科。

医学遗传学的主要任务是从细胞、亚细胞和分子水平研究遗传病的发病机制，从个体及群体水平探索遗传病的诊断、治疗与预防策略。

（二）遗传病概述

遗传病（genetic disease）是由于遗传物质改变引起的疾病，能在上下代之间垂直传递，后代中常常表现出一定的发病比例。

1. 遗传性疾病特点

（1）垂直传递：在有血缘关系的个体间，由于遗传继承，表现为遗传病的垂直传递方式，在无血缘关系的个体间，尽管属于同一家庭，但无发病者，即不表现为水平方式传递。

（2）数量分布：根据不同类型遗传病发病规律与发病风险的不同，在患有遗传病的家系中，患者与正常个体间可呈现为一定的数量关系。

（3）先天性：指与生俱来的特性，遗传病多具有先天性的特点，大多数的先天性疾病属于遗传病。

（4）家族性：由于遗传病垂直传递的特性，遗传病常表现出家族聚集的现象，但并非家族性疾病都属于遗传病。

（5）传染性：一般认为，遗传病没有传染性，但研究发现人类朊粒蛋白病是一个特例，是一种既遗传，又具有传染性的疾病。

2. 遗传病的分类　根据遗传病遗传方式的不同，可将遗传病分为以下5类。

（1）单基因遗传病（single gene disorder）：由于单个基因突变所引起的疾病，如血友病、苯丙酮尿症等。一对同源染色体的一条发生基因突变，即可导致的遗传病为显性遗传，两条染色体上的等位基因均发生突变，才能导致的遗传病为隐性遗传。

（2）多基因遗传病（polygenic disease）：由多个微效基因与环境因素共同作用所引起的疾病，如高血压、糖尿病等。

（3）染色体病（chromosomal disorder）：由于染色体数目异常或结构畸变所引起的疾病，如 21 三体综合征、Turner 综合征等。

（4）体细胞遗传病（somatic cell genetic disease）：由于体细胞遗传物质改变所引起的疾病，如白血病、恶性肿瘤等。

（5）线粒体遗传病（mitochondrial genetic disease）：由于线粒体基因突变所引起的疾病，呈母系传递特征，如莱伯（Leber）遗传性视神经病变、肌阵挛癫痫伴破碎红纤维素综合征（MERRF）等。

3. 疾病发生与遗传及环境因素的关系

（1）完全由遗传因素决定发病，与环境因素无关，如白化病、血友病 A 等。

（2）基本由遗传因素决定发病，但需要环境中一定诱因的作用，如葡萄糖-6-磷酸脱氢酶缺乏症（俗称蚕豆病）。

（3）遗传和环境双重影响发病，如高血压、唇裂、精神分裂症等。

（4）完全由环境因素决定，与遗传因素无关，如烧伤、烫伤等外伤。

二、自 测 题

（一）选择题

单项选择题

1. 遗传病特指

A. 先天性疾病

B. 家族性疾病

C. 遗传物质改变引起的疾病

D. 不可医治的疾病

E. 既是先天的，也是家族性的疾病

2. 单基因病分析中，常采用的方法是

A. 系谱分析法　B. 双生子法

C. 群体筛查法　D. 染色体分析法

E. 关联分析法

3. 由遗传因素和环境因素共同作用的疾病是

A. 单基因病　B. 多基因病

C. 传染病　D. 先天性疾病

E. 家族性疾病

4. 发病完全取决于环境因素，与遗传因素基本无关的是

A. 单基因病　B. 多基因病　C. 外伤

D. 先天性疾病　E. 家族性疾病

5. 染色体病分析中，常采用的方法是

A. 系谱分析法　B. 双生子法

C. 群体筛查法　D. 核型分析法

E. 关联分析法

6. 下列哪种病不属于遗传病

A. 21 三体综合征　B. 高血压

C. 糖尿病　D. 精神分裂症

E. 烧伤

7. 苯丙酮尿症的发生

A. 完全由遗传因素决定发病

B. 遗传因素和环境因素对发病都有作用

C. 大部分遗传因素和小部分环境因素决定发病

D. 基本上由遗传因素决定发病

E. 发病完全取决于环境因素

8. 环境因素诱导发病的单基因病为

A. Huntington 病　B. 蚕豆病

C. 白化病　D. 血友病 A

E. 镰状细胞贫血

9. 最早揭示了生物遗传性状的分离和自由组合规律的是

A. T.H.Morgan　B. J.D. Watson

C. G.Mendel　D. K.Landstiner

E. Monad

10. 多数恶性肿瘤的发生机制都是在（　　）的基础上发生的

A. 微生物感染　B. 放射线照射

C. 化学物质中毒　D. 遗传物质改变

E. 大量吸烟

11. 1985 年，创建了聚合酶链反应（PCR）方法，实现体外迅速扩增 DNA 分子的是

A. W.Arber　B. Adrian　C. K.Mullis　D. J.Monad　E. J.D. Watson

12. 建立低渗制片技术的科学家是

A. T.S.Painter　B. E. L.Tatum　C. 蒋有兴　D. 简悦威　E. 徐道觉

13. 原发性肝细胞癌属于

A. 单基因遗传病　B. 多基因遗传病　C. 染色体遗传病　D. 线粒体遗传病　E. 体细胞遗传病

14. 证实人类染色体数目为 46 条的学者是

A. 徐道觉　B. 蒋有兴　C. 谈家桢　D. 陈桢　E. 摩尔根

15. 以下关于先天性疾病描述正确的是

A. 通过世代遗传获得的疾病

B. 具有一定传染性的疾病

C. 先天畸形

D. 出生时即表现出来的疾病

E. 以上都不是

16. 提出“先天性代谢病”概念的是

A. James Dewey Watson

B. Thomas Hunt Morgan

C. Archibald Edward Garrod

D. Linus Carl Pauling

E. Karl Landsteiner

多项选择题

17. 遗传病的特征多表现为

A. 家族性　B. 先天性　C. 传染性　D. 不累及非血缘关系者　E. 遗传物质的改变

18. 下列哪种病不属于遗传病

A. 食物中毒　B. 高血压　C. 硅肺　D. 血友病　E. 21 三体综合征

19. 关于遗传病的描述，下述叙述正确的是

A. 遗传物质发生改变所引起的疾病

B. 遗传病一定是先天性疾病

C. 遗传病往往有家族聚集情况

D. 遗传病呈垂直传递

E. 遗传病有传染性

20. 以下遗传病发病完全由遗传因素决定的是

A. 白化病　B. 蚕豆病　C. 坏血病　D. 唇裂　E. 血友病

21. 人类遗传病包括下列哪些类型

A. 染色体病　B. 单基因病　C. 线粒体病　D. 体细胞遗传病　E. 多基因病

（二）名词解释

1. 遗传病　**2.** 医学遗传学　**3.** 先天性疾病　**4.** 家族性疾病

（三）简答题

1. 根据遗传病遗传方式可将遗传性疾病分为哪几类?

2. 简述医学遗传学研究的主要任务。

三、参 考 答 案

（一）选择题

单项选择题

1. C　**2.** A　**3.** B　**4.** C　**5.** D　**6.** E
7. A　**8.** B　**9.** C　**10.** D　**11.** C　**12.** E
13. E　**14.** B　**15.** D　**16.** C

多项选择题

17. ABDE　**18.** AC　**19.** ACD　**20.** AE
21. ABCDE

（二）名词解释

1. 遗传病：指由于遗传物质改变引起的疾病。

2. 医学遗传学：指用人类遗传学的理论和方法来研究遗传病从亲代传至子代的特点和规律、起源和发生、病理机制、病变过程及其与临床关系（包括诊断、治疗和预防）的一门综合性学科。

3. 先天性疾病：指出生时就患有的疾病，大多数先天性疾病属于遗传病。

4. 家族性疾病：指表现出家族聚集现象的疾病，即家系中有2个或2个以上的成员患同一种病。

（三）简答题

1. 根据遗传病遗传方式的不同，可将遗传病分为单基因遗传病、多基因遗传病、染色体病、体细胞遗传病和线粒体遗传病。

2. 医学遗传学主要任务是从细胞、亚细胞和分子水平研究遗传病的发病机制、从个体及群体水平探索遗传病的诊断、治疗与预防策略。

（李鹏辉）

第二章　单基因病的遗传

一、重点难点提要

单基因遗传病（single gene disorder）简称单基因病，主要指由一对等位基因控制而发生的遗传病。单基因病可以发生在核基因组，也可以发生在线粒体基因组，本章描述的主要是核基因组突变所致的单基因病，符合孟德尔遗传定律，因此又称为孟德尔遗传病。根据致病基因所在染色体及其显隐性质的不同，分为 5 种遗传方式，即常染色体显性遗传、常染色体隐性遗传、X 连锁显性遗传、X 连锁隐性遗传和 Y 连锁遗传。系谱分析法是单基因病重要的研究方法之一。

（一）系谱与系谱分析

系谱（pedigree）是从先证者或索引病例入手，追溯调查其家系中每一位成员的亲缘关系和某种遗传病的发病（某种性状的分布）情况等资料，按特定的系谱符号绘制而成的图解。

系谱分析法（pedigree analysis）是对系谱进行回顾性分析的研究方法，用以确定所发现的某一疾病或性状在该家系中传递是否有遗传因素的作用及其可能的遗传方式，在遗传咨询中常用此法来协助评估家族成员的患病概率或再发风险。

（二）单基因病

1. 常染色体显性遗传病　致病基因位于常染色体上，在与正常的等位基因形成杂合子时可导致个体发病，即致病基因决定的是显性性状，这类遗传病称为常染色体显性（autosomal dominant，AD）遗传病。

（1）AD 遗传病的常见婚配类型：杂合子患者 Aa 与正常人 aa 之间的婚配。

（2）AD 遗传病的系谱特征：①男女发病机会均等；②患者的双亲之一为患者；③后代发病风险为 1/2，即患者每生育一次，都有 1/2 的概率生育患儿；④发病具有连续性，即代代都有患者。

（3）AD 遗传病的主要类型

1）完全显性遗传：纯合子患者 AA 与杂合子患者 Aa 的表型无明显差异，如 A1 型短指（趾）症。

2）不完全显性遗传：又称半显性，杂合子患者 Aa 的表型介于纯合子患者 AA 与正常人 aa 之间，如软骨发育不全、家族性高胆固醇血症。

3）不规则显性遗传：分为两种情况，①外显不全，杂合子 Aa 的表型不一，可以表现为显性，也可以表现为隐性，由致病基因 A 外显不全所致，未外显的个体称为顿挫型，顿挫型患者虽然表型正常，但是基因型 Aa 并未被改变，如多指（趾）轴后 A1 型；②表现度不同，在不同遗传背景和环境因素影响下，相同基因型的个体之间疾病的表现程度轻重不同，如成骨发育不全 I 型。

4）共显性遗传：一对等位基因之间无显隐之分，杂合时二者的作用都可以表现出来，如 ABO 血型系统（复等位基因：一个基因座上有 3 个或 3 个以上等位基因）、MN 血型系统。

5）延迟显性遗传：杂合子 Aa 在生命早期并不发病，当到达一定年龄时才表现出相应的临床症状，如亨廷顿（Huntington）病、脊髓小脑共济失调Ⅰ型。

6）从性显性遗传：常染色体上的基因在不同性别中有不同的表达程度和表达方式，可以造成男女性状分布和基因表达程度上的差异，如雄激素秃发Ⅰ型。

7）限性显性遗传：常染色体上的基因只在一种性别中表达，而在另一种性别中完全不表达，如女性子宫阴道积水、男性尿道下裂。

2. 常染色体隐性遗传病 致病基因位于常染色体上，只有致病基因纯合时才发病，称为常染色体隐性（autosomal recessive，AR）遗传病。如眼皮肤白化病、苯丙酮尿症、镰状细胞贫血等。

（1）AR 遗传病的常见婚配类型：夫妇双方均为携带者 Aa。

（2）AR 遗传病的系谱特征：①男女发病机会均等；②患者的双亲表型往往正常，但都是携带者，后代患病风险为 1/4，患者表型正常的同胞中有 2/3 的可能为携带者；③发病不连续，往往是散发的；④近亲婚配时，后代发病风险明显提高。

（3）近亲婚配与亲缘系数

1）近亲婚配：指 3～4 代以内有共同祖先的个体之间的通婚。

2）亲缘系数：两个近亲个体在某一基因座上具有相同基因的概率，计算公式为 $r=(1/2)^n$。一级亲属，亲缘系数为 1/2，包括父母与子女之间、同胞之间；二级亲属，亲缘系数为 1/4，包括祖父母与孙子、孙女之间，外祖父母与外孙子、外孙女之间，伯、叔、姑与侄儿、侄女之间，舅、姨与外甥、外甥女之间；三级亲属，亲缘系数为 1/8，主要包括堂兄弟姐妹之间、表兄弟姐妹之间；其他亲属级别依此类推。

3. X 连锁显性遗传病 致病基因位于 X 染色体上，带有致病基因的杂合子个体发病，由此引起的疾病称为 X 连锁显性（X-linked dominant，XD）遗传病。值得注意的是在 X 连锁遗传病（包括 XD 和 XR）中，存在交叉遗传的现象，男性的 X 连锁基因来自母亲，男性婚后会将 X 传给女儿，即“母传子，父传女”，如抗维生素 D 性佝偻病等。

（1）XD 遗传病的常见婚配类型：女性杂合子患者 X^AX^a 与正常男性 X^aY 之间、正常女性 X^aX^a 与男性患者 X^AY 之间。

（2）XD 遗传病的系谱特征：①女性患者约比男性患者多 1 倍，但病情较男性轻；②患者的双亲之一为患者；③男性患者的女儿都是患者，儿子全部正常；而女性患者的儿子和女儿患病的概率均为 1/2；④发病具有连续性。

4. X 连锁隐性遗传病 致病基因位于 X 染色体上，控制的性状是隐性的，这种遗传方式所影响的疾病称为 X 连锁隐性（X-linked recessive，XR）遗传病。如红绿色盲、血友病 A、假肥大型肌营养不良等。

（1）XR 遗传病的常见婚配类型：女性携带者 X^AX^a 与男性患者 X^aY 之间、女性携带者 X^AX^a 与正常男性 X^AY 之间、正常女性 X^AX^A 与男性患者 X^aY 之间。

（2）XR 遗传病的系谱特征：①男性患者远多于女性患者，罕见 XR 病的系谱中常常只见男性患者；②双亲表型正常时，母亲为携带者，儿子发病概率为 1/2，女儿虽然都不发病，但有 1/2 概率也为携带者；③若出现女性患者，则其父亲为患者，母亲为携带者；④由于交叉遗传，男性患者的亲兄弟、姨表兄弟、舅父、外甥、外孙也有可能是患者，如果患者的外祖父患病的话，患者的舅父一般不发病。

5. Y 连锁遗传病 致病基因位于 Y 染色体上，这种随 Y 染色体传递的遗传方式所影响的疾病称为 Y 连锁（Y-linked inheritance）遗传病。系谱具有“父传子、子传孙”的特点，如外耳道多毛症。

6. 影响单基因病分析的因素 在临床实践中，由于受到遗传背景和环境因素的影响，有些单基因病并不一定完全遵循上述遗传特点，存在一些特例。

（1）遗传异质性：一种性状可以由多种遗传学改变所引起，分为基因座异质性和等位基因异质性两种，如先天聋哑属于基因座异质性。

（2）亲代印记（基因组印记）：不同性别的亲代传递给子代的同一染色体或等位基因发生改变时，可产生不同的表型，如普拉德-威利（Prader-Willi）综合征和快乐木偶（Angelman）综合征。

（3）基因多效性：一个基因可决定或影响多个性状，患者可表现为多器官、多系统异常，如马方（Marfan）综合征。

（4）遗传早现：一些遗传病（通常为显性遗传病）在连续几代的遗传过程中，患者发病年龄逐代提前和(或)病情程度逐代加重的现象，动态突变是遗传早现的分子学基础，如 Huntington 病、脊髓小脑共济失调 I 型。

（5）拟表型：由于环境因素的作用使个体的表型恰好与某一特定基因所产生的表型相同或相似，这种由环境因素引起的表型称为拟表型，如药物性聋哑。

（6）生殖腺嵌合：一个个体的生殖腺细胞是由多个不同细胞系嵌合而成的。临床中，这类患者较难检出，因为其体细胞基因正常。以假肥大型肌营养不良为例，夫妇双方基因检测均正常，但连续生育多个该病患儿时，就应考虑是否由生殖腺嵌合所致。

二、自 测 题

（一）选择题

单项选择题

1. Marfan 综合征属于

A. 多基因病　B. 线粒体病　C. 染色体病　D. 单基因病　E. 体细胞遗传病

2. 父亲是 A 血型，母亲是 B 血型，已经生育 1 个 O 血型的孩子，如再生育，孩子的血型可能为

A. AB 和 B　B. A 和 B　C. A、B、AB 和 O　D. A 和 AB　E. A、B 和 AB

3. Huntington 病属于

A. 不规则显性　B. 共显性　C. 不完全显性　D. 完全显性　E. 延迟显性

4. 属于常染色体完全显性的遗传病为

A. 软骨发育不全　B. 短指症　C. Huntington 病　D. 多指症　E. 早秃

5. 患儿 10 个月，近 1 周来有抽搐发作 3～4 次。体检：智力发育差，表情呆滞，头发黄褐色，皮肤白嫩。脑电图检查有异常，尿三氯化铁检查阳性。其最可能的诊断为

A. 呆小病　B. 苯丙酮尿症　C. 21 三体综合征　D. 黏多糖累积病　E. 癫痫

6. 在世代间间断传代并且男性发病率高于女性的遗传病为

A. AD　B. AR　C. XD　D. XR　E. Y 连锁遗传

7. 如果一女性是患者，其父亲也是患者，则母亲一定是携带者，该遗传特征属于

A. AD　B. AR　C. XD　D. XR　E. Y 连锁遗传

8. 男青年的姑姑是尿黑酸尿症（AR）的患者，该男青年与堂姐婚配，后代患该病的风险为

A. 1/12　B. 1/24　C. 1/36　D. 1/48　E. 1/64

9. 某家系患遗传病的系谱通常以哪位成员作为起点展开调查

A. 第一位患病者　B. 先证者

C. 因患病死亡者　D. 表型正常者
E. 任何成员

10. 男性患者所有女儿都患病的遗传病为
A. AD　B. AR　C. XD
D. XR　E. Y 连锁遗传

11. 已知父亲患并指症（AD 遗传），母亲手指正常，婚后生育了一个先天性聋哑（AR 遗传）的女儿，他们再次生育时，生育一个表型正常的儿子的概率为
A. 1/2　B. 3/16　C. 1/8
D. 1/4　E. 3/8

12. 患者的正常同胞中有 2/3 为携带者的遗传病为
A. AD　B. AR　C. XD
D. XR　E. Y 连锁遗传

13. 母亲为红绿色盲，父亲正常，其 4 个儿子是红绿色盲的可能为
A. 1 个　B. 2 个　C. 3 个
D. 4 个　E. 0 个

14. 属于 X 连锁隐性遗传的遗传病为
A. 短指症　B. 白化病
C. DMD　D. 软骨发育不全
E. 早秃

15. 属于 X 连锁隐性的遗传病为
A. Marfan 综合征　B. 血友病 A
C. Huntington 病　D. 抗维生素 D 性佝偻病
E. 多指症

16. 一红绿色盲的男子与一完全正常的女性结婚，他们所生的后代中
A. 女儿全部是红绿色盲患者
B. 无论男女都是红绿色盲携带者
C. 儿子全部是红绿色盲患者
D. 儿子全部是红绿色盲携带者
E. 女儿全部是红绿色盲携带者

17. 一对夫妇表型正常，1 个儿子为白化病患者，再次生出白化病患儿的可能性为
A. 1/3　B. 1/2　C. 1/4
D. 3/4　E. 2/3

18. 丈夫为红绿色盲，妻子正常且其家族中无该病患者，如生育，子女患红绿色盲的概率为
A. 0　B. 1/4　C. 2/3
D. 1/2　E. 3/4

19. 睾丸决定因子基因的遗传属于
A. X 染色体失活　B. 从性显性
C. 延迟显性　D. 限性遗传
E. Y 连锁遗传

20. 父亲为 A 血型，生育了 1 个 B 血型的儿子和 1 个 O 血型的儿子，母亲可能的血型为
A. O 和 B　B. 只可能为 B
C. 只可能为 O　D. A 和 AB　E. B 和 AB

21. 短指和白化病分别为 AD 和 AR，并且基因不在同一条染色体上。现有一个家庭，父亲为短指，母亲正常，而儿子为白化病。该家庭再生育，其子女为短指的概率为
A. 1/2　B. 1/4　C. 3/4
D. 1/8　E. 3/8

22. 丈夫为红绿色盲，妻子正常，妻子的父亲也为红绿色盲，则他们生育色盲患儿的概率为
A. 0　B. 1/4　C. 2/3
D. 1/2　E. 3/4

23. 一位苯丙酮尿症患者与一位表型正常的人结婚后，生有 1 个苯丙酮尿症患儿，他们再次生育该病患儿的风险是
A. 0　B. 1/8　C. 1/4
D. 1/2　E. 3/4

24. 一男性抗维生素 D 性佝偻病患者的女儿是患者的可能性为
A. 2/3　B. 1/2　C. 1/4
D. 1/3　E. 全部

25. 家族中所有有血缘关系的男性都发病的遗传病为
A. 软骨发育不全　B. BMD　C. 白化病
D. 外耳道多毛症　E. 色素失调症

26. 常染色体隐性遗传病患者的正常同胞中为携带者的可能性
A. 1/2　B. 3/4　C. 1/4
D. 2/3　E. 1/3

27. 某男性为血友病 A 患者，其父母和祖父母都正常，其亲属中可能患血友病 A 的人是
A. 姨表姐妹　B. 同胞姐妹　C. 同胞兄弟
D. 外甥女　E. 伯伯

28. Huntington 病为常染色体显性遗传病，如其外显率为 80%，一个杂合型患者与一个正常人婚后生育患儿的概率为

A. 20%　B. 40%　C. 50%
D. 60%　E. 100%

29. 一位贝克肌营养不良症男性患者与一位基因型、表型都正常的女性结婚，他们的儿子患该疾病的概率是

A. 0　B. 0.25　C. 0.5
D. 0.125　E. 1

30. 丈夫患家族性高胆固醇血症，妻子表型正常。请问他们的 4 个孩子都不患该病的可能性是

A. 0　B. 1/2　C. 1/4
D. 1/8　E. 1/16

31. 一个血友病 A 男性患者，他亲属中不可能患血友病 A 的是

A. 外祖父或舅父　B. 姨表兄弟
C. 叔、伯、姑　D. 同胞兄弟
E. 外甥或外孙

32. 一位 30 岁女性因有一妹妹死于成骨不全Ⅱ型前来遗传咨询。请问该女士携带有相同胶原基因突变的概率是

A. 0　B. 0.5　C. 0.125
D. 0.25　E. 1

33. 一对夫妇表型正常，妻子的弟弟为白化病患者。假设白化病基因在人群中为携带者的频率为 1/60，这对夫妇生育白化病患儿的概率为

A. 1/4　B. 1/120　C. 1/240
D. 1/360　E. 1/480

34. 血友病 A（用 Hh 表示）和红绿色盲（用 Bb 表示）都是 XR。现有一家庭，父亲为红绿色盲，母亲正常，1 个儿子为血友病 A，另 1 男 1 女为红绿色盲。母亲的基因型是

A. X（HB）X（Hb）　B. X（HB）X（hb）
C. X（Hb）X（hB）　D. X（HB）X（hB）
E. X（HB）　X（HB）

35. 多指症为常染色体显性遗传病，如果其外显率为 60%，两个杂合型患者婚后生育患儿的概率为

A. 15%　B. 20%　C. 30%
D. 55%　E. 75%

36. 属于不完全显性的遗传病为

A. Huntington 病　B. 短指症
C. 多指症　D. 软骨发育不全
E. 早秃

37. 子女发病率为 1/4 的遗传病为

A. 常染色体显性遗传　B. 常染色体隐性遗传
C. X 连锁显性遗传　D. X 连锁隐性遗传
E. Y 连锁遗传

38. 近亲婚配时，子女中哪类遗传病的发病率要比非近亲婚配者高得多

A. 不规则显性　B. 延迟显性
C. 常染色体隐性　D. 常染色体显性
E. 共显性

39. 在世代间连续传递且患者的同胞中约 1/2 可能也为患者的遗传病为

A. 染色体显性遗传　B. 常染色体隐性遗传
C. X 连锁显性遗传　D. X 连锁隐性遗传
E. Y 连锁遗传

40. 人类 ABO 血型系统的遗传属于

A. 完全显性　B. 不规则显性
C. 延迟显性　D. 共显性
E. 不完全显性

41. 属于常染色体显性遗传病的是

A. 短指症　B. 红绿色盲
C. 镰状细胞贫血　D. 白化病
E. 血友病 A

42. 属于共显性遗传的是

A. 苯丙酮尿症　B. Marfan 综合征
C. 并指症　D. MN 血型
E. 肌强直性营养不良

43. 人类对苯硫脲（PTC）的尝味能力显示出的遗传特点是

A. 完全显性　B. 不完全显性
C. 延迟显性　D. 不规则显性
E. 从性显性

44. 如果母亲为 N 和 A 血型，父亲为 MN 和 O 血型，则子女可能的血型是

A. MN 和 A 型、N 和 A 型

B. MN 和 A 型、MN 和 O 型、N 和 O 型、N 和 A 型
C. MN 和 A 型、MN 和 O 型
D. MN 和 O 型、N 和 A 型
E. N 和 A 型、N 和 O 型、MN 和 O 型

45. 从性显性致病基因位于
A. 常染色体 B. X 染色体
C. Y 染色体 D. 常染色体或 Y 染色体
E. 常染色体或 X 染色体

46. 下列不符合常染色体隐性遗传特征的是
A. 双亲无病时，子女可能发病
B. 男女发病机会均等
C. 近亲结婚发病率明显增高
D. 系谱中呈连续传递
E. 患者都是隐性纯合，杂合体是携带者

47. 一对夫妇表型正常，婚后生了一个白化病的女儿，这对夫妇的基因型是
A. Aa 和 Aa B. AA 和 AA
C. AA 和 Aa D. aa 和 aa
E. aa 和 Aa

48. 杂合体中的显性致病基因由于某种原因未能表现出相应性状，但该显性基因可以传给后代，这种现象称为
A. 完全显性 B. 不完全显性
C. 共显性 D. 不规则显性
E. 延迟显性

49. 下列不符合 X 连锁隐性遗传的特征的是
A. 患者的双亲往往没病
B. 系谱一般看不到连续传递
C. 男女发病机会均等
D. 存在交叉遗传的现象
E. 女儿有病，其父亲一定是患者

50. 一个白化病患者与一个基因型及表现型均正常的人结婚，后代是携带者的概率是
A. 1/4 B. 1 C. 1/2
D. 3/4 E. 1/8

51. 在 X 连锁显性遗传病中，女性患者的基因型通常为
A. X^AX^A B. X^aY C. X^aX^a
D. X^AY E. X^AX^a

52. 一对夫妇生了一个甲型血友病的女儿，这对夫妇的基因型是
A. $X^hY \times X^HX^h$ B. $X^hY \times X^HX^H$
C. $X^HY \times X^HX^H$ D. $X^HY \times X^hX^h$
E. $X^HY \times X^HX^h$

53. 属于三级亲属的是
A. 同胞之间
B. 父母与子女之间
C. 祖父母与孙子孙女之间
D. 外祖父母与外孙外孙女之间
E. 表兄弟姐妹之间

54. 由于人类的红绿色盲位于 X 染色体上，因此正常情况下不可能进行的遗传方式是
A. 母亲把色盲基因传给儿子
B. 母亲把色盲基因传给女儿
C. 父亲把色盲基因传给女儿
D. 外祖父把色盲基因传给外孙子
E. 父亲把色盲基因传给儿子

55. 钟摆型眼球震颤是由 X 染色体上的显性基因控制，半乳糖血症是由常染色体上的隐性基因控制。一个患摆形眼球震颤的女性和一个正常男性结婚，生了一个患半乳糖血症但眼球正常的男孩，那他们再生一个患两种疾病的女儿的概率是
A. 1/16 B. 1/4 C. 1/8
D. 1/2 E. 0

56. 一对表现正常的夫妇，生了一个高度近视（AR）的男孩和一个正常的女孩，这对夫妇是携带者的可能性是
A. 1/4 B. 1 C. 1/2
D. 3/4 E. 2/3

多项选择题

57. 一对夫妇血型分别为 A 型和 AB 型，他们如果生育，孩子的血型可能为
A. A 型 B. B 型 C. O 型
D. AB 型 E. 都可以

58. X 连锁显性遗传的系谱特征的正确说法是
A. 系谱中常呈隔代遗传的现象
B. 系谱中可见交叉遗传的现象
C. 患者的双亲之一是患者
D. 系谱中女性患者多于男性患者

E. 男性患者所生的女儿全部为患者

59. 致病基因位于 X 染色体上，在正常情况下可能进行的遗传是

A. 母亲传递给儿子　　B. 母亲传递给女儿

C. 父亲传递给儿子　　D. 父亲传递给女儿

E. 父亲不能传递给女儿

60. 常见的常染色体隐性遗传病有

A. 白化病　　B. 多指症

C. 镰状细胞贫血　　D. 先天性聋哑

E. 苯丙酮尿症

61. 致病基因位于 X 染色体上的遗传病

A. 血友病 A　　B. 苯丙酮尿症

C. 白化病　　D. 红绿色盲

E. 软骨发育不全

62. AD 和 AR 遗传病特征的共同之处是

A. 患者的双亲之一也为患者

B. 致病基因位于常染色体上

C. 后代有 1/4 的发病风险

D. 近亲婚配时发病率显著增高

E. 男女发病的机会均等

63. 下列疾病存在遗传早现现象的是

A. 脆性 X 染色体综合征

B. 并指症 I 型

C. 多指症

D. 脊髓小脑性共济失调症

E. Huntington 病

64. 二级亲属包括

A. 同胞之间

B. 父母与子女之间

C. 祖父母与孙子孙女之间

D. 外祖父母与外孙外孙女之间

E. 表兄弟姐妹之间

（二）名词解释

1. 单基因病　**2.** 等位基因　**3.** 亲缘系数

4. 携带者　**5.** 不完全显性　**6.** 遗传异质性

7. 系谱　**8.** 先证者

（三）问答题

1. 常染色体显性遗传病的系谱特征有哪些？

2. 常染色体隐性遗传病的系谱特征有哪些？

3. X 连锁显性遗传病的系谱特征有哪些？

4. X 连锁隐性遗传病的系谱特征有哪些？

三、参考答案

（一）选择题

单项选择题

1. D　**2.** C　**3.** E　**4.** B　**5.** B　**6.** D

7. D　**8.** C　**9.** B　**10.** C　**11.** B　**12.** B

13. D　**14.** C　**15.** B　**16.** E　**17.** C　**18.** A

19. E　**20.** B　**21.** E　**22.** D　**23.** D　**24.** E

25. D　**26.** D　**27.** C　**28.** B　**29.** A　**30.** E

31. C　**32.** A　**33.** D　**34.** C　**35.** D　**36.** D

37. B　**38.** C　**39.** A　**40.** D　**41.** A　**42.** D

43. B　**44.** B　**45.** A　**46.** D　**47.** A　**48.** D

49. C　**50.** B　**51.** E　**52.** A　**53.** E　**54.** E

55. A　**56.** B

多项选择题

57. ABD　**58.** BCDE　**59.** ABD　**60.** ACDE

61. AD　**62.** BE　**63.** ADE　**64.** CD

（二）名词解释

1. 单基因病：主要指由一对等位基因控制而发生的遗传病。

2. 等位基因：在同源染色体的特定基因座位上的不同形式的基因，它们影响同一类表型，但可以产生不同的表型效应。

3. 亲缘系数：两个近亲个体在某一基因座上具有相同基因的概率。

4. 携带者：在单基因病中，隐性致病基因的杂合子 Aa 本身不发病，但可将隐性致病基因遗传给后代，称为携带者。（广义携带者还包括异常染色体的携带者等。）

5. 不完全显性：也称为半显性，杂合子的表型介于显性纯合子和隐性纯合子之间。

6. 遗传异质性：一种性状可以由多种遗传学改变所

引起，分为基因座异质性和等位基因异质性两种。

7. 系谱：从先证者或索引病例入手，追溯调查其家系中每一位成员的亲缘关系和某种遗传病的发病（某种性状的分布）情况等资料，按特定的系谱符号绘制而成的图解。

8. 先证者：家系中第一个被医生发现并诊断为某种遗传病的患者。

（三）问答题

1. ①男女发病机会均等；②患者的双亲之一为患者；③后代发病风险为1/2，即患者每生育一次，都有 1/2 的概率生育患儿；④发病具有连续性，即代代都有患者。

2. ①男女发病机会均等；②患者的双亲表型往往正常，但都是携带者，后代患病风险为1/4，患者表型正常的同胞中有 2/3 的可能为携带者；③发病不连续，往往是散发的；④近亲婚配时，后代发病风险明显提高。

3. ①女性患者约比男性患者多1倍，但病情较男性轻；②患者的双亲之一为患者；③男性患者的女儿都是患者，儿子全部正常；而女性患者的儿子和女儿患病的概率均为1/2；④发病具有连续性。

4. ①男性患者远多于女性患者，罕见 XR 病的系谱中常常只见男性患者；②双亲表型正常时，母亲为携带者，儿子发病概率为 1/2，女儿虽然都不发病，但有 1/2 概率也为携带者；③若出现女性患者，则其父亲为患者，母亲为携带者；④由于交叉遗传，男性患者的亲兄弟、姨表兄弟、舅父、外甥、外孙也有可能是患者，如果患者的外祖父患病的话，患者的舅父一般不发病。

（刘　丹）

第三章 多基因遗传病

一、重点难点提要

（一）多基因遗传及特点

人类的一些性状或疾病，是由多对基因共同决定的，这些性状称为多基因性状，又称为数量性状，其遗传方式为多基因遗传（polygenic inheritance），不符合孟德尔遗传规律，所影响的疾病称为多基因遗传病。控制多基因遗传性状的每对基因之间没有显、隐性区分，而是共显性，每对控制基因对该性状形成的作用是微小的，称为微效基因。但多对微效基因累加起来，可以形成一个明显的表型效应，称为累加效应（additive effect）。多基因性状和疾病，除了受微效基因的影响外，还受到环境因素的影响，因此这种遗传方式又称为多因子遗传。

多基因遗传性状的变异在群体中的分布是连续的，可以用正态分布曲线表示，不同个体间只有量的差异，而无质的不同，因此这类性状又称为数量性状（quantitative trait）。例如，人的身高、智商、血压等。而单基因遗传性状，其变异在一个群体中的分布是不连续的，可以把变异的个体明显地区分为2～3群，这2～3群之间差异显著，具有质的不同，常表现为有或无的差异，所以这类性状称为质量性状（qualitative trait）。多基因遗传的特点：①两个极端变异（纯种）个体杂交后，子1代都是中间类型，但也有一定变异范围，这是环境影响的结果。②两个中间类型子1代杂交后，子2代大部分仍是中间类型，但其变异范围比子1代广泛，也可出现极端个体。除环境影响外，基因的分离和自由组合对变异也有影响。③在一个随机杂交的群体中，变异范围很广，然而大多数个体接近中间类型，极端个体很少，环境与遗传因素都有作用。

（二）易患性、发病阈值、遗传率

在多基因遗传病中，多对微效基因构成了个体发病的遗传基础，这种由遗传基础决定一个个体患病的风险称为易感性（susceptibility）。而遗传基础和环境因素共同作用决定个体患病的风险称为易患性（liability）。群体中的易患性变异也呈正态分布，大部分个体都接近平均值。当一个个体的易患性高到一定限度时，这个个体就可能发病，这个易患性的限度即称为阈值（threshold）。阈值代表在一定条件下患病所必需的、最低的、易患基因的数量。多基因遗传病的易患性阈值与平均值距离越近，其群体易患性的平均值越高，阈值越低，则群体发病率也越高。反之，两者距离越远，其群体易患性平均值越低，阈值越高，则群体发病率越低。

在多基因遗传病中，易患性高低受遗传因素和环境因素的双重影响。其中，遗传因素所起作用的大小称为遗传率（heritability），也叫遗传度。

（三）多基因遗传病的遗传特点

（1）包括一些常见病及先天畸形，其发病率一般都高于0.1%。

（2）发病有家族聚集倾向，但无明显的孟德尔遗传方式。同胞中发病率远低于25%或50%，只有1%～10%。

（3）发病率有种族（或民族）差异。

（4）近亲婚配时，子女发病率也增高，但不如常染色体隐性遗传病明显。

（5）患者的双亲与患者同胞、子女的亲缘系数相同，有相同的发病风险。

（6）随着亲属级别的降低，患者亲属发病风险迅速下降。

（四）影响多基因遗传病再发风险估计的因素

（1）患病率与亲属级别有关：当某种多基因遗传病的一般群体发病率为0.1%～1%，遗传率为70%～80%，可应用Edward公式：$f=\sqrt{p}$ 求出患者一级亲属的发病率。f 代表一级亲属发病率，p 代表一般群体发病率。

（2）患者亲属再发风险与亲属中受累人数有关：一个家庭中患病人数越多，意味着再发风险越高。

（3）患者亲属再发风险与患者畸形或疾病严重程度有关：一对夫妇所生患儿的病情越重，其同胞中发病风险就越高。

（4）多基因遗传病的群体患病率存在性别差异时，亲属再发风险与性别有关：发病率高的性别其阈值低，子女的发病风险低。相反，发病率低的性别其阈值高，子女发病风险高。

二、自 测 题

（一）选择题

单项选择题

1. 在多基因遗传中起作用的基因是

A. 显性基因　　B. 隐性基因

C. 外源基因　　D. 微效基因

E. mtDNA 基因

2. 多基因遗传中微效基因的性质是

A. 显性　　B. 隐性

C. 共显性　　D. 不完全显性

E. 外显不全

3. 两个身高为中等类型的个体婚配，其生育的子女身高大部分为

A. 极高　　B. 极矮

C. 偏高　　D. 偏矮

E. 中等高度

4. 遗传率是指

A. 遗传性状的表现程度

B. 致病基因危害的程度

C. 遗传因素对性状影响程度

D. 遗传病发病率的高低

E. 遗传性状的异质性

5. 癫痫是一种多基因遗传病，在我国该病的发病率为0.36%，遗传率约为70%。一对表型正常夫妇结婚后，头胎因患有癫痫而夭折。如果他们再次生育，患癫痫的风险是

A. 70%　　B. 60%　　C. 6%

D. 0.6%　　E. 0.36%

6. 多基因遗传病的遗传率愈高，则表示该多基因病

A. 由单一的遗传因素起作用

B. 环境因素不起作用

C. 遗传因素起主要作用，而环境因素作用小

D. 环境起主要作用，而遗传因素较小

E. 遗传和环境因素起同等作用

7. 多基因遗传病的再发风险估计中与下列哪个因素无关

A. 群体发病率　　B. 亲属等级

C. 病情严重程度　　D. 家庭中患病成员多少

E. 群体平均发病年龄

8. 多基因遗传病中阈值是指造成发病的

A. 最低的易患性基因数量

B. 最高的复等位基因数量

C. 最低的共显性基因数量

D. 最高的易患性基因数量
E. 最高的共显性基因数量

9. 下列哪种患者的后代发病风险高
A. 单侧唇裂　　B. 单侧腭裂
C. 双侧唇裂　　D. 单侧唇裂+腭裂
E. 双侧唇裂＋腭裂

10. 易患性正态分布曲线中，代表发病率的面积是
A. 平均值左面的面积
B. 平均值右面的面积
C. 阈值与平均值之间的面积
D. 阈值右侧尾部的面积
E. 阈值左侧尾部的面积

11. 下列不属于多基因病特点的是
A. 群体发病率＞0.1%
B. 环境因素起一定作用
C. 有家族聚集倾向
D. 患者同胞发病风险为 25%或 50%
E. 系谱分析不符合孟德尔遗传方式

12. 多基因病的群体易患性阈值与平均值距离越近，则
A. 阈值越低，群体发病率越高
B. 阈值越低，群体发病率越低
C. 阈值越高，群体发病率越高
D. 阈值不变，群体发病率越高
E. 阈值越高，群体发病率不变

13. 下列不属于多基因遗传病的是
A. 哮喘　　B. 原发性高血压
C. 糖尿病　　D. 唐氏综合征
E. 精神分裂症

14. 在多基因遗传病中，利用 Edward 公式估算患者一级亲属发病风险的条件是
A. 群体发病率 0.1%～1%，遗传率为 70%～80%
B. 群体发病率 70%～80%，遗传率为 0.1%～1%
C. 群体发病率 1%～10%，遗传率为 70%～80%
D. 群体发病率 70%～80%，遗传率为 1%～10%
E. 遗传率为 80%以上，群体发病率 0.1%～1%

15. 某多基因遗传病，其男性群体发病率高于女性，下列哪种情况发病风险最高
A. 男性患者的女儿　　B. 男性患者的儿子
C. 女性患者的女儿　　D. 女性患者的儿子
E. 男性患者的子女

16. 关于多基因遗传性状的遗传基础说法正确的是
A. 一对染色体上的多个基因
B. 几对染色体上的主基因
C. 两对以上的显性或隐性基因
D. 两对以上的微效基因
E. 两对以上的紧密连锁的主基因

17. 人类的身高属多基因遗传，如果将某人群身高变异的分布绘成曲线，可以看到
A. 曲线存在两个峰
B. 曲线存在三个峰
C. 可能出现两个或三个峰
D. 曲线是连续的一个峰
E. 曲线存在一个或两个峰

18. 多基因遗传病患者亲属的发病风险随着亲缘系数降低而骤降，下列患者的亲属中发病率最低的是
A. 儿女　　B. 侄儿、侄女
C. 孙子、孙女　　D. 外甥、外甥女
E. 表兄妹

19. 下列哪项不是微效基因所具备的特点
A. 是 2 对或 2 对以上
B. 彼此之间有累加效应
C. 基因之间是共显性
D. 基因之间有显隐性区别
E. 每对基因的作用是微小的

20. 多基因遗传病的遗传学病因是
A. 染色体结构改变
B. 染色体数目异常
C. 一对等位基因突变
D. 易感基因的累积作用
E. 体细胞 DNA 突变

多项选择题

21. 有些多基因遗传病的群体发病率有性别差异，患者的后代发病风险有以下特点
A. 发病率低的性别，则患病阈值低，其子女的复发风险相对较低
B. 发病率低的性别，则患病阈值高，其子女的复发风险相对较高

C. 发病率高的性别，则患病阈值高，其子女的复发风险相对较高

D. 发病率高的性别，则患病阈值低，其子女的复发风险相对较低

E. 发病率高的性别，则患病阈值低，其子女的复发风险相对较高

22. 一种多基因遗传病的复发风险与以下哪些因素有关

A. 群体发病率　　B. 亲属等级

C. 病情严重程度　　D. 亲属中患病人数

E. 遗传率

23. 下列哪些是多基因遗传病的特点

A. 发病率有种族差异

B. 有家族聚集倾向

C. 发病率一般高于 0.1%

D. 患者同胞的发病风险为 25%或 50%

E. 随着亲属级别的降低，患者亲属发病风险迅速下降

24. 多基因遗传的微效基因所具备的特点是

A. 显性　　B. 共显性

C. 作用是微小的　　D. 有累加作用

E. 基因间的相互作用可以相互抵消

25. 在多基因遗传病中，下列哪些条件下患者一级亲属的发病率可以用 Edward 公式计算

A. 遗传率为 70%～80%

B. 群体发病率为 0.1%～1%

C. 遗传率为 70%以下

D. 遗传率为 80%以上

E. 群体发病率为 1%以上

（二）名词解释

1. 数量性状　**2.** 易患性　**3.** 易感性

4. 阈值　**5.** 遗传率

（三）简答题

1. 多基因遗传病具有哪些遗传特点？

2. 影响多基因遗传病再发风险估计的因素有哪些？

三、参 考 答 案

（一）选择题

单项选择题

1. D　**2.** C　**3.** E　**4.** C　**5.** C　**6.** C

7. E　**8.** A　**9.** E　**10.** D　**11.** D　**12.** A

13. D　**14.** A　**15.** D　**16.** D　**17.** D　**18.** E

19. D　**20.** D

多项选择题

21. BD　**22.** ABCDE　**23.** ABCE　**24.** BCD

25. AB

（二）名词解释

1. 数量性状：在多基因遗传中，性状的变异在群体中的分布是连续的，可以用正态分布曲线表示，不同个体间只有量的差异，而无质的不同，这类性状称为数量性状。

2. 易患性：遗传基础和环境因素共同作用决定个体患病的风险称为易患性。

3. 易感性：在多基因遗传病中，多对微效基因构成了个体发病的遗传基础，这种由遗传基础决定一个个体患病的风险称为易感性。

4. 阈值：当一个个体的易患性高到一定限度时，这个个体就可能发病，这个易患性的限度即称为阈值。

5. 遗传率：在多基因遗传病中，易患性高低受遗传因素和环境因素的双重影响。其中，遗传因素所起作用的大小称为遗传率（heritability），也叫遗传度。

（三）简答题

1. 多基因遗传病的遗传特点

（1）包括一些常见病及先天畸形，其发病率一般都高于 0.1%。

（2）发病有家族聚集倾向，但无明显的孟德尔遗传方式。同胞中发病率远低于 25%或 50%，只有 1%～10%。

（3）发病率有种族（或民族）差异。

（4）近亲婚配时，子女发病率也增高，但不如常染色体隐性遗传病明显。

（5）患者的双亲与患者同胞、子女的亲缘系数相同，有相同的发病风险。

（6）随着亲属级别的降低，患者亲属发病风险迅速下降。

2. 影响多基因遗传病再发风险估计的因素

（1）患病率与亲属级别有关：当某种多基因遗传病的一般群体发病率为 0.1%～1%，遗传率为 70%～80%，可应用 Edward 公式：$f=\sqrt{p}$ 求出患者一级亲属的发病率。f 代表一级亲属发病率，p 代表一般群体发病率。

（2）患者亲属再发风险与亲属中受累人数有关。一个家庭中患病人数越多，意味着再发风险越高。

（3）患者亲属再发风险与患者畸形或疾病严重程度有关。一对夫妇所生患儿的病情越重，其同胞中发病风险就越高。

（4）多基因遗传病的群体患病率存在性别差异时，亲属再发风险与性别有关。发病率高的性别其阈值低，子女的发病风险低。相反，发病率低的性别其阈值高，子女发病风险高。

（梅庆步）

第四章　染 色 体 病

一、重点难点提要

（一）人类染色体

染色质（chromatin）和染色体（chromosome）是同一物质在不同细胞周期的不同存在形式，它们的化学组成是DNA和蛋白质。染色质是细胞间期时核内伸展状态的DNA蛋白纤维，进入细胞分裂期后染色质螺旋压缩成为染色体，染色体又可以解旋舒展成为染色质，表示细胞由分裂期进入间期。

1. 染色质

（1）常染色质：多位于间期细胞核的中央，螺旋化程度低，结构松散，染色浅，具有转录活性。

（2）异染色质：多分布于核膜内表面，螺旋化程度高，结构紧密，染色深，很少进行转录或无转录活性。分为2种：①结构异染色质，在各种细胞的各个时期中总是处于凝缩状态，无转录活性，是异染色质的主要类型；②兼性异染色质（功能异染色质），在特定细胞或在一定发育阶段由常染色质凝缩转变而成，凝缩时无转录活性，松散时恢复转录活性，如X染色质。

（3）性染色质：包括X染色质和Y染色质。①X染色质：在雌性哺乳动物的间期细胞核内缘有一个深染的结构，称为X染色质或X小体。正常女性的间期细胞核中可检测到一个X染色质。正常男性无X染色质。1961年，Lyon提出在间期细胞中，女性的两条X染色体只有一条具备转录活性，另一条无转录活性，异固缩为X染色质。X染色质的数目等于X染色体的数目减去1。Lyon假说的要点：失活发生在人胚的第16天左右；失活是随机的，即失活的X染色体可以是母源的也可以是父源的；失活是恒定的，即一旦某一细胞中的X染色体失活，那么由该细胞所增殖的所有子代细胞均为这一X染色体失活。②Y染色质：正常男性间期细胞核内出现一个强荧光小体，称为Y染色质或Y小体。正常男性体细胞中只有一条Y染色体，而Y染色体长臂远端部分为异染色质，可形成一个Y染色质，所以Y染色体的数目与Y染色质的数目相等。

2. 人类正常染色体数目、结构和形态

（1）数目：人类正常体细胞为二倍体，含有46条（23对）染色体，即$2n=46$，其中44条（22对）为常染色体，另2条（1对）为性染色体，女性性染色体为XX，男性性染色体为XY。正常生殖细胞（精子或卵子）为单倍体，含有23条染色体，即$n=23$，其中22条为常染色体，另1条为性染色体。

（2）结构和形态：每一条中期染色体都具备的结构：①两条染色单体；②着丝粒（主缢痕）；③短臂（p）和长臂（q）；④端粒。染色体的特殊结构：①次缢痕（副缢痕）；②随体。根据着丝粒位置的不同将染色体分为4种类型：①中着丝粒染色体；②亚中着丝粒染色体；③近端着丝粒染色体；④端着丝粒染色体。人类只有以上前3种类型的染色体。

3. 染色体的核型、分组及显带　将一个体细胞内的全部染色体，按其大小和形态特征顺序排列所构成的图像称为染色体核型。

非显带染色体的分组标准：将23对染色体根据大小递减的顺序和着丝粒位置的不同分为A、B、C、D、E、F、G 7个组，A组染色体最大，G组染色体最小，X染色体列入C组，Y染色体列入G组。

人类染色体显带方法有G显带、R显带、C显带、T显带、Q显带和N显带等，临床上应用最广泛的是G显带。

4. 人类染色体的命名　染色体带型描述标准：①染色体序号；②臂的符号；③区号；④带号，各部分之间无分隔符号。如2q12表示2号染色体长臂1区2带。

（二）染色体畸变

染色体畸变（chromosome aberration）是指体细胞或生殖细胞内染色体发生数目和结构的异常改变。

1. 染色体数目畸变及产生机制　以二倍体为标准，把细胞内整个染色体组或整条染色体数目的增减称为染色体数目畸变。包括整倍体和非整倍体。

（1）整倍体：指染色体数目以一个染色体组（*n*）为基数的增加或减少。主要包括三倍体（3*n*）和四倍体（4*n*）。双雄受精和双雌受精是形成三倍体的主要原因，核内复制和核内有丝分裂是形成四倍体的主要原因。

（2）非整倍体：指染色体数目以整条染色体（一条或数条）为基数的增加或减少。主要包括单体型（如45，X）、三体型（如47，XXY）、多体型（如48，XXXX）、嵌合体（如46，XY/47，XY，+21）和假二倍体（如46，XX，+18，–21）。非整倍体的产生机制主要是在生殖细胞成熟过程中或受精卵早期卵裂时，发生染色体的不分离或丢失。

2. 染色体结构畸变及产生机制　染色体结构畸变是指染色体断裂后，断裂片段发生异常重接。主要包括7种类型：①缺失（del）；②重复（dup）；③倒位（inv）；④易位（t）：包括相互易位和罗伯逊易位（rob）；⑤环状染色体（r）；⑥双着丝粒染色体（dic）；⑦等臂染色体（i）。

3. 异常核型的描述

（1）染色体数目畸变核型的描述：①染色体总数；②性染色体组成；③“＋”号（表示增加）或“－”号（表示减少）；④畸变的染色体组号或序号。

（2）染色体结构畸变核型的描述：①简式：依次写明染色体总数，性染色体组成，染色体结构畸变缩写符号，第一个括弧内写明发生畸变的染色体序号，第二个括弧内写明断裂点的臂的符号、区号、带号；②详式（繁式）：前4部分内容与简式相同，与简式不同的是在最后一个括弧中要描述重排染色体带的组成。

（三）染色体病

染色体病（chromosomal disease）是指因染色体数目畸变或结构畸变而引起的疾病。染色体病的一般特征：①多发畸形、智力低下、发育迟缓、不孕、不育、流产、畸胎等；②多呈散发；③少数由表型正常但携带异常染色体的双亲遗传而来。

1. 常染色体病　常染色体病是由于1～22号常染色体发生数目畸变或结构畸变而引起的疾病。

（1）21三体综合征：又称唐氏综合征，是最常见、发现最早、最重要的一种常染色体病。①发生率：新生儿中1/1000～2/1000。②此征的发病率随母亲生育年龄（尤其超过35岁）的增高而升高。③表型特征：智力低下是唐氏综合征最突出、最严重的表现；生长发育迟缓；枕骨扁平、后发际低、颈部皮肤松弛、眼距过宽、眼裂狭小、外眼角上斜、内眦赘皮、虹膜发育不全、常伴斜视；鼻根低平、外耳小、耳位低或畸形、颌小，腭弓窄小、舌大张口、流涎（伸舌样痴呆）；四肢短小、手短而宽、小指短而内弯且只有一条指褶纹，通贯手、三叉点 t 高位、第 1、2 趾间距宽、拇指球区胫侧弓形纹、肌张力低下（软白痴）；男性患者常有隐睾，无生育能力，女性患者通常无月经，偶有生育能力；约 50%患者患先天性心脏病，白血病的发病风险是正常人的 15～20 倍，患者免疫功能低下，易并发上呼吸道感染，预期寿命短。④遗传分型：游离型[如 47，XX（XY），+21]、易位型[如 46，XX（XY），–14，+t（14q；21q）]和嵌合型[如 46，XX（XY）/47，XX（XY），+21]。⑤预防与诊断：预防为主，普及医学遗传学知识，避免接触不良因素的影响。临床上重视高危孕产妇的胎儿的染色体筛查，确诊方法为染色体核型的检测。

（2）18 三体综合征：又称为爱德华综合征，新生儿中的发生率为 1/8000～1/3500，女婴多见，表型特征较 21 三体综合征严重，比较特殊的表现是手呈特殊的握拳方式和摇椅样畸形足，本病患者核型多为游离型 47，XX（XY），+18。

（3）13 三体综合征：新生儿中的发生率约为 1/25 000，女孩明显多于男孩。患儿畸形更为严重，表型特征为中枢神经系统严重发育缺陷和多发畸形。患者核型多为游离型，即 47，XX（XY），+13，其发生与母亲年龄增大有关。

（4）5p 部分单体综合征：又称为猫叫综合征，新生儿中发生率大约是 1/50 000，女孩多于男孩。本病最主要的表型特征是患儿在婴幼儿时期的哭声尖细，似猫的叫声，随年龄的增长而消失。其他的主要临床表现包括智力低下、生长发育迟缓、小头、小额、满月脸、眼距宽、外眼角下斜、斜视、内眦赘皮、耳低位、腭弓高、50%有先天性心脏病等。患者的核型为 46，XX（XY），del（5）（p15）。

2. 性染色体病 性染色体病是指 X 染色体或 Y 染色体在数目或结构上发生异常所引起的疾病。

（1）克兰费尔特（Klinefelter）综合征：又称先天性睾丸发育不全综合征。①发生率：相当高，在男性新生儿中占 1/1000～2/1000，在男性不育患者中占 1/10，在精神病患者或刑事收容所中占 1/100，在身高 180cm 以上的男性中占 1/260。②表型特征：以身材高、睾丸小、男性第二性征发育不良及不育为主要特征。患者体征呈女性化倾向，身材高（一般在 180cm 以上）、四肢修长、体力较弱、胡须稀少、音调高、喉结不明显、体毛稀少、阴毛稀少、体表脂肪堆积如女性、皮肤细腻、约 25%的患者可见乳房发育；阴茎发育不良、睾丸小而硬、精曲小管萎缩并呈玻璃样变性，无精子，因而不育；患者的睾酮水平低，雌激素水平增高。少数患者可伴轻度智力障碍、精神异常或精神分裂症倾向。X 染色体数目增加得越多，第二性征和伴发症状就越严重。③核型：主要为 47，XXY，占 80%～90%，嵌合型占 10%～15%，常见的有 46，XY/47，XXY、46，XY/48，XXXY 等。④治疗：本病一旦被确诊，应根据患者的核型、性腺发育情况、乳房发育情况及行为举止等方面给予对症干预。

（2）特纳（Turner）综合征：又称先天性卵巢发育不全综合征或女性先天性性腺发育不全。①发生率：在新生女婴中的发生率约为 1/5000。②表型特征：以身材矮小、性发育幼稚、肘外翻、不孕为主要特征。身材发育缓慢，身材矮小（120～140cm），后发际低，约 50%患者有蹼颈，女性第二性征发育不良，两乳间距宽，成年后乳房发育幼稚，外生殖器幼稚，色素沉着不明显，阴毛稀少，子宫发育不良，卵巢呈纤维条索状，无滤泡，原发性闭经。多数患者智力正常，少数患者智力轻度低下。③核型：单体型（45，X），嵌合型（如 45，X/46，XX、45，X/46，XX/47，XXX），X 染色体结构畸[如 46，X，i（Xq）、46，X，i（Xp）、46，XXq⁻、46，XXp⁻和 46，X，r（X）]。④治疗：以对症治疗为主，青春期后给予女性激素治疗可以促进女性第二性征和生殖器官的发育，人工模拟月经周期，改善患者的不良心态，但无法解决身高和生育的问题。

3. 染色体异常携带者　染色体异常携带者是指携带有结构畸变的染色体，但染色体物质的总量无明显的增减且表型正常的个体，包括平衡易位携带者和平衡倒位携带者两类。相互易位染色体在减数分裂中期Ⅰ形成四射体，倒位染色体在减数分裂中期Ⅰ形成倒位圈。这类患者的共同临床表现为不孕、不育、反复流产、死产、新生儿死亡或生育畸胎儿等。因此，检出携带者，进行产前诊断和遗传咨询，可有效降低染色体病患儿的出生率。

二、自　测　题

（一）选择题

单项选择题

1. 按照 ISCN 的标准命名，1 号染色体，短臂，3 区，1 带第 3 亚带应表示为

A. 1p31.3　B. 1q31.3　C. 1p3.13

D. 1q3.13　E. 1p313

2. 染色质和染色体是

A. 同一物质在细胞的不同时期的两种不同的存在形式

B. 不同物质在细胞的不同时期的两种不同的存在形式

C. 同一物质在细胞的同一时期的不同表现

D. 不同物质在细胞的同一时期的不同表现

E. 两者的组成和结构完全不同

3. 以下是游离型唐氏综合征患者核型的为

A. 46，XY，–13，+t（13q21q）

B. 45，XY，–13，–21，+t（13q21q）

C. 47，XY，+21

D. 46，XY/47，XY，+21

E. 46，XY，–21，+t（21q21q）

4. 经检查，某患者的核型为 46, XY, del（6）（p11），说明其为（　）患者

A. 染色体丢失　B. 染色体部分丢失

C. 环状染色体　D. 染色体倒位

E. 嵌合体

5. 根据国际命名系统，人类染色体分为

A. 4 组　B. 5 组　C. 6 组

D. 7 组　E. 8 组

6. 一个体细胞中的全部染色体，按其大小、形态特征顺序排列所构成的图像称为

A. 二倍体　B. 基因组　C. 核型

D. 染色体组　E. 联会

7. 高龄孕妇必须进行产前诊断的原因是

A. 卵细胞老化　B. 染色体易发生分离

C. 染色体易丢失　D. 易发生染色体不分离

E. 染色体易发生断裂

8. 下列哪种核型的 X 染色质和 Y 染色质均呈阳性

A. 46，XX　B. 46，XY　C. 47，XYY

D. 47，XXY　E. 46，XY/45，X

9. 易位型 21 三体综合征最常见的核型是

A. 46，XY，–13，+t（13q21q）

B. 46，XY，–21，+t（21q21q）

C. 46，XY，–22，+t（21q22q）

D. 46，XY，–14，+t（14q21q）

E. 46，XY，–15，+t（15q21q）

10. 2 岁男孩，因智能低下查染色体核型为 46，XY，–14，+t（14q21q），查其母为平衡易位染色体携带者，核型应为

A. 45，XX，–14，–21，+t（14q21q）

B. 45，XX，–15，–21，+t（15q22q）

C. 46，XX

D. 46，XX，–14，+t（14q21q）

E. 46，XX，–21，+t（14q21q）

11. 5 岁男孩。眼距宽，眼裂小，鼻梁低平，舌常伸出口外，流涎多，有通贯掌，合并先天性心脏病，最有确诊意义的检查为

A. 听力测定　B. 胸部 X 线检查

C. 肝功能测定　D. 染色体检查

E. 腹部 B 超检查

12. 21 三体综合征染色体检查绝大部分核型为

A. 47，XX（或 XY），+21

B. 46，XX（或 XY），–14，+t（14q21q）

C. 45，XX（或 XY），–14，–21，+t（14q21q）

D. 46，XX（或 XY），–21，+t21q

E. 46，XX（或 XY），–22，+t（21q22q）

13. 21 三体综合征最具有诊断价值是

A. 骨骼 X 线检查　B. 染色体检查

C. 血清 T3、T4 检查　D. 智力低下

E. 特殊面容，通贯手

14. 平衡易位染色体在减数分裂时，易位片段与之同源的对应片段联会形成的结构是

A. 倒位圈　B. 环状染色体

C. 等臂染色体　D. 四射体

E. 双着丝粒染色体

15. 常染色体病在临床上的最常见表现是

A. 染色体结构改变　B. 反复流产

C. 智力低下、多发畸形　D. 染色体数目改变

E. 不孕不育

16. 某患者核型为 45, XY, –14, –21, +t（14q, 21q），其表现型正常，染色体畸变类型是

A. 等臂染色体　B. 染色体易位

C. 染色体倒位　D. 染色体缺失

E. 染色体重复

17. 47, XX, +18 核型的个体染色体数目异常属于下列哪种类型

A. 多倍体　B. 单倍体

C. 三体型　D. 单体型

E. 嵌合体

18. 5p 部分单体综合征又称为猫叫综合征，其发病机制属于下列哪种

A. 基因突变　B. 染色体数目畸变

C. 染色体易位　D. 染色体缺失

E. 染色体重复

19. 47, XY, +21 核型的个体患下列哪种疾病

A. 嵌合型 21 三体综合征

B. 三体型 21 三体综合征

C. 易位型 21 三体综合征

D. 先天性睾丸发育不全

E. 性染色体病

20. 46, XX/45, X 核型的患者属于下列哪种异常

A. 常染色体数目异常的嵌合体

B. 性染色体数目异常的嵌合体

C. 常染色体结构异常的嵌合体

D. 性染色体结构异常的嵌合体

E. 单基因病

21. 常染色体平衡易位的女性携带者最常见的临床表现是

A. 多次流产　B. 不育

C. 多发畸形　D. 智力低下

E. 出生体重低

22. 染色体不分离若发生在受精卵的第二次分裂以后可导致以下哪种结果

A. 三倍体　B. 单倍体　C. 三体型

D. 单体型　E. 嵌合体

23. 关于染色体病的描述，下列叙述正确的是

A. 染色体缺失或重复引起的疾病

B. 染色体倒位或易位引起的疾病

C. 染色体数目增加或减少引起的疾病

D. 染色体结构异常引起的疾病

E. 染色体数目和结构异常引起的疾病

24. 人类三倍体染色体数目是

A. 20　B. 40　C. 46

D. 23　E. 69

25. 2p26 表示的含义是

A. 2 号染色体短臂上有 26 条带

B. 2 号染色体长臂上有 26 条带

C. 2 号染色体短臂 2 区 6 带

D. 2 号染色体长臂 2 区 6 带

E. 2 号染色体短臂上有 2 个区、6 条带

26. 人类染色体中，全部具有随体结构的是下面哪个染色体组

A. A 组　B. B 组　C. C 组

D. D 组　E. E 组

27. 染色体命名体制规定, X 染色体属于下列哪个组

A. A 组　B. B 组　C. C 组

D. D 组　E. E 组

28. 正常男性体细胞染色体数目为

A. 20　B. 40　C. 46

D. 23　E. 69

29. 2 岁男孩。因智力障碍就诊，查其染色体核型为 46，XY，–21，+t（21q21q），其父亲核型为 45，XY，–21，–21，+t（21q21q），其母亲核型为 46，XX。若这对夫妇再次生育，生育该病患儿的风险是

A. 25%　B. 50%　C. 100%

D. 75%　　E. 0

30. 正常男性精子的染色体数目为

A. 20　　B. 40　　C. 46

D. 23　　E. 69

31. 染色体易位可致

A. 苯丙酮尿症　　B. 脆性 X 染色体综合征

C. 红绿色盲　　D. 21 三体综合征

E. 蚕豆病

32. 下列属于亚二倍体的是

A. 45　　B. 47　　C. 46

D. 48　　E. 69

33. 人类四倍体染色体数目是

A. 20　　B. 40　　C. 46

D. 92　　E. 69

34. 下列哪种疾病是由于染色体数目异常引起的

A. 红绿色盲　　B. 先天性聋哑

C. 猫叫综合征　　D. 家族性结肠息肉

E. 先天性卵巢发育不全

35. 下列哪项是先天性卵巢发育不全（Turner 综合征）患者的核型

A. 47, XXX　　B. 47, XXY　　C. 45, X

D. 46, XX/47, XXX　　E. 46, XY/47, XXY

36. 先天性睾丸发育不全（Klinefelter 综合征）患者的临床表现，除了下列哪项之外

A. 身材高大　　B. 皮下脂肪丰富

C. 乳房发育　　D. 睾丸小

E. 能产生正常的精子

37. 先天性卵巢发育不全（Turner 综合征）患者的临床表现，除了下列哪项之外

A. 身材高大　　B. 身材矮小

C. 蹼颈　　D. 原发性闭经　　E. 不孕

38. 先天性睾丸发育不全（Klinefelter 综合征）患者的核型

A. 47, XXX　　B. 47, XXY

C. 45, X　　D. 47, XYY

E. 45, XY, –14, –21, +t （14q, 21q）

39. 下列核型中，除了哪项外均为 21 三体综合征患者的核型

A. 47, XXY　　B. 47, XX, +21

C. 47, XY, +21　　D. 46, XX/47, XX, +21

E. 46, XY, –14, +t （14q, 21q）

40. 21 三体综合征最突出的临床表现是

A. 生长发育迟缓　　B. 智力低下

C. 通贯手　　D. 眼距宽

E. 肌张力低下

41. 临床上最常见的常染色体病是

A. Turner 综合征　　B. Klinefelter 综合征

C. 5p 部分单体综合征　　D. 21 三体综合征

E. 18 三体综合征

42. 下列哪项为 45, X 患者的主要临床表现

A. 卵巢发育不全

B. 智力低下

C. 血液中有过量的苯丙酮酸

D. 镰状红细胞贫血

E. 皮肤毛发黑色素缺乏

43. 正常女性体细胞中一条 X 染色体异固缩为 X 染色质是在下列哪个时期

A. 从受精卵开始至整个生命期

B. 出生以后

C. 从受精卵开始至胚胎的第 16 天

D. 只发生在胚胎的第 16 天

E. 胚胎第 16 天至整个生命期

44. 人类 X 染色质数目和 X 染色体数目的关系是

A. X 染色质数目比 X 染色体数目多 1 个

B. X 染色质数目比 X 染色体数目少 1 个

C. X 染色质数目比 X 染色体数目少 2 个

D. 不确定

E. 相等

45. 人类 Y 染色质数目和 Y 染色体数目的关系是

A. 相等

B. 不确定

C. Y 染色质数目比 Y 染色体数目多 1 个

D. Y 染色质数目比 Y 染色体数目少 1 个

E. Y 染色质数目比 Y 染色体数目少 2 个

46. 超二倍体的染色体数目是

A. 45　　B. 47　　C. 46

D. 23　　E. 69

47. 21 三体综合征属于

A. 常染色体畸变　　B. 常染色体显性遗传

C. 常染色体隐性遗传　　D. X 连锁显性遗传

E. X 连锁隐性遗传

48. 两条近端着丝粒染色体在着丝粒处断裂后两个长臂重接称为

A. 缺失　B. 重复　C. 易位

D. 倒位　E. 罗伯逊易位

49. 染色体某片段丢失称为

A. 缺失　B. 重复　C. 易位

D. 倒位　E. 罗伯逊易位

50. 某一条染色体发生两次断裂后，两断点之间的片段旋转 180°后重接称为

A. 缺失　B. 重复　C. 易位

D. 倒位　E. 罗伯逊易位

51. 21 三体综合征患者发生异常的染色体是

A. 1 号染色体　B. 5 号染色体

C. 8 号染色体　D. 21 号染色体

E. X 染色体

52. 每一条中期染色体由两条染色单体组成，两条染色单体通过下列哪种结构彼此相连

A. 端粒　B. 随体

C. 着丝粒　D. 副缢痕

E. 长臂和短臂

53. 染色体短臂和长臂末端的特化结构为

A. 端粒　B. 随体

C. 着丝粒　D. 副缢痕

E. 长臂和短臂

54. 人类属于近端着丝粒染色体的是

A. A 组和 D 组　B. B 组和 D 组

C. D 组和 G 组　D. D 组和 E 组

E. D 组和 F 组

55. 平衡倒位染色体在减数分裂时，倒位片段与之同源的对应片段联会形成的结构是

A. 倒位圈　B. 环状染色体

C. 等臂染色体　D. 四射体

E. 双着丝粒染色体

56. 下列哪项为 47, XY, +21 患者的主要临床表现

A. 卵巢发育不全

B. 智力低下

C. 血液中有过量的苯丙酮酸

D. 镰状红细胞贫血

E. 皮肤毛发黑色素缺乏

57. 临床上最常用的染色体显带技术是

A. G 显带　B. R 显带　C. T 显带

D. C 显带　E. Q 显带

58. 下列哪种染色体结构畸变是不平衡的

A. 中间缺失　B. 罗伯逊易位

C. 相互易位　D. 臂间倒位

E. 臂内倒位

59. 核型 46，X，+21 属于

A. 二倍体　B. 假二倍体

C. 亚二倍体　D. 超二倍体

E. 三体型

多项选择题

60. 21 三体综合征患者的临床表现，可以具有下列哪些特征

A. 智力低下　B. 身材矮小

C. 韧带松弛　D. 皮肤粗糙、发干

E. 通贯手

61. 下列核型中哪些项书写是错误的

A. 46，XX，t（4；6）（q35；q21）

B. 46，XX，inv（2）（pter→p21::q31→qter）

C. 46，XX，del（5）（qter→q21:）

D. 46，XY，t（4，6）（q35，q21）

E. 46，XY/47，XXY

62. 染色体不分离可以发生在

A. 姐妹染色单体之间　B. 同源染色体之间

C. 有丝分裂过程中　D. 减数分裂过程中

E. 受精卵的卵裂过程

63. 下列选项中，属于人类 23 对染色体共有结构的是

A. 端粒　B. 随体

C. 着丝粒　D. 副缢痕

E. 长臂和短臂

64. 三倍体的形成机制是

A. 双雌受精　B. 双雄受精

C. 核内复制　D. 核内有丝分裂

E. 染色体不分离

65. 染色体结构畸变有

A. 环状染色体　B. 等臂染色体

C. 易位　D. 整倍体

E. 双着丝粒染色体

66. 正常人具有
A. 体细胞中 46 条染色体
B. 配子中 23 条染色体
C. 体细胞中 44 条常染色体
D. 体细胞中 2 条性染色体
E. X、Y 归为 D 组染色体
67. 属于三体综合征的疾病有
A. 21 三体综合征　B. 13 三体综合征
C. 18 三体综合征　D. 猫叫综合征
E. 先天性卵巢发育不全
68. 正常人体细胞核型的表示方法正确的是
A. Aa　B. AA　C. aa
D. 46, XX　E. 46, XY
69. 组内染色体均属于亚中着丝粒染色体的是
A. A 组　B. B 组　C. C 组
D. D 组　E. E 组
70. 染色体畸变的发生原因有
A. 物理因素　B. 化学因素
C. 生物因素　D. 年龄因素　E. 遗传因素
71. 下列哪些染色体结构畸变是相对平衡的
A. 中间缺失　B. 罗伯逊易位
C. 相互易位　D. 臂间倒位　E. 臂内倒位
72. 四倍体的形成机制是
A. 双雌受精　B. 双雄受精
C. 核内复制　D. 核内有丝分裂
E. 染色体不分离
73. 整倍体改变包括
A. 二倍体　B. 单倍体　C. 三倍体
D. 四倍体　E. 多倍体
74. 非整倍体的形成机制包括
A. 第一次减数分裂染色体不分离
B. 第二次减数分裂染色体不分离
C. 受精卵卵裂染色体不分离
D. 有丝分裂染色体不分离
E. 染色体丢失
75. 18 三体综合征的临床表现为
A. 智力低下　B. 发育迟缓
C. 手呈特殊的握拳姿势　D. 摇椅样畸形足
E. 哭声像猫叫

（二）名词解释

1. 核型　**2.** 染色体畸变　**3.** 三倍体　**4.** 整倍体
5. 非整倍体　**6.** 嵌合体　**7.** 假二倍体
8. 染色体病　**9.** 平衡易位携带者　**10.** 三体型

（三）简答题

1. 简述常染色质和异染色质的区别。
2. 简述 Lyon 假说的主要内容。
3. 染色体病的一般临床表现有哪些？
4. 一对表型正常的夫妇婚后连续流产 2 次，第三胎是表型正常的女孩，但染色体总数为 45 条，第四胎是 21 三体综合征男孩，染色体总数为 46 条，请问是什么原因造成的？试写出两个孩子的核型。
5. 21 三体综合征的临床表现及核型是什么？
6. Klinefelter 综合征的临床表现及核型是什么？
7. Turner 综合征的临床表现及核型是什么？

三、参考答案

（一）选择题

单项选择题

1. A　**2.** A　**3.** C　**4.** B　**5.** D　**6.** C
7. D　**8.** D　**9.** D　**10.** A　**11.** D　**12.** A
13. B　**14.** D　**15.** C　**16.** B　**17.** C　**18.** D
19. B　**20.** B　**21.** A　**22.** E　**23.** E　**24.** E
25. C　**26.** D　**27.** C　**28.** C　**29.** C　**30.** D
31. D　**32.** A　**33.** D　**34.** E　**35.** C　**36.** E
37. A　**38.** B　**39.** A　**40.** B　**41.** D　**42.** A
43. E　**44.** B　**45.** A　**46.** B　**47.** A　**48.** E
49. A　**50.** D　**51.** D　**52.** C　**53.** A　**54.** C
55. A　**56.** B　**57.** A　**58.** A　**59.** B

多项选择题

60. ABCE　**61.** BCD　**62.** ABCDE　**63.** ACE
64. AB　**65.** ABCE　**66.** ABCD　**67.** ABC
68. DE　**69.** BC　**70.** ABCDE　**71.** BCDE
72. CD　**73.** BCDE　**74.** ABCDE　**75.** ABCD

（二）名词解释

1. 核型：指一个体细胞内的全部染色体，按其大小和形态特征顺序排列所构成的图像。

2. 染色体畸变：指体细胞或生殖细胞内染色体发生数目和结构的异常改变。

3. 三倍体：以正常二倍体（$2n$）为标准，增加 1 个染色体组（n），称为三倍体（$3n$）。

4. 整倍体：染色体数目是以一个染色体组（n）为基数的增加或减少，称为整倍体。

5. 非整倍体：染色体数目增加或减少了一条或数条，称为非整倍体。

6. 嵌合体：同时存在两种或两种以上核型的细胞系的个体，称为嵌合体。

7. 假二倍体：染色体总数虽然是 46 条，但并非是 23 对同源染色体，存在某染色体的增加及其他染色体的减少，且增加和减少的数目一样，结果染色体总数不变，这类改变称为假二倍体。

8. 染色体病：由染色体数目或结构异常所引起的疾病，称为染色体病。

9. 平衡易位携带者：是指携带有易位的染色体，但遗传物质无明显的增加或减少，且表型正常的个体，称为平衡易位携带者。

10. 三体型：指某号同源染色体由 2 条畸变为 3 条，称为三体型。

（三）简答题

1. 常染色质多位于间期细胞核的中央，螺旋化程度低，结构松散，染色浅，具有转录活性。异染色质多分布于核膜内表面，螺旋化程度高，结构紧密，染色深，很少进行转录或无转录活性。

2. ①失活发生在胚胎发育早期（约人胚的第 16 天左右）；②失活是随机的，即失活的 X 染色体可以来自于母亲也可以来自于父亲；③失活是恒定的，即一个细胞中的某条 X 染色体一旦失活，由该细胞所增殖而来的所有子代细胞均为这一 X 染色体失活。

3. ①多发畸形、智力低下、发育迟缓、不孕、不育、流产、畸胎等；②多呈散发；③少数由表型正常但携带异常染色体的双亲遗传而来。

4. 双亲之一为平衡易位携带者，第三胎女孩的核型为 45，XX，–14，–21，+t（14q21q）,第四胎男孩的核型为 46，XY，–14，+t（14q21q）。

5. ①临床表现：智力低下；生长发育迟缓；枕骨扁平、后发际低、颈部皮肤松弛、眼距过宽、眼裂狭小、外眼角上斜、内眦赘皮；鼻根低平、外耳小、耳位低或畸形、颌小，腭弓窄小、舌大张口、流涎（伸舌样痴呆）；四肢短小、手短而宽、小指短而内弯且只有一条指褶纹，通贯手、三叉点 t 高位、第 1、2 趾间距宽、肌张力低下；男性患者无生育能力，女性患者偶有生育能力；约 50%患者患先天性心脏病，白血病的发病风险增加，患者免疫功能低下，易并发上呼吸道感染，预期寿命短。②核型：游离型、易位型和嵌合型。

6. ①临床表现：以身材高、睾丸小、男性第二性征发育不良及不育为主要特征。患者体征呈女性化倾向，身材高、四肢修长、体力较弱、胡须稀少、音调高、喉结不明显、体毛稀少、阴毛稀少、体表脂肪堆积如女性、皮肤细腻、约 25%的患者可见乳房发育；阴茎发育不良、睾丸小而硬、精曲小管萎缩并呈玻璃样变性，无精子，因而不育；患者的睾酮水平低，雌激素水平增高。少数患者可伴轻度智力障碍、精神异常或精神分裂症倾向。X 染色体数目增加得越多，第二性征和伴发症状就越严重。②核型：主要为 47，XXY，占 80%～90%，嵌合型占 10%～15%，常见的有 46，XY/47，XXY、46，XY/48，XXXY 等。

7. ①表型特征：以身材矮小、性发育幼稚、肘外翻、不孕为主要特征。身材发育缓慢，身材矮小（120～140cm），后发际低，约 50%患者有蹼颈，女性第二性征发育不良，两乳间距宽，成年后乳房发育幼稚，外生殖器幼稚，色素沉着不明显，阴毛稀少，子宫发育不良，卵巢呈纤维条索状，无滤泡，原发性闭经；②核型：单体型（45，X），嵌合型（如 45，X/46，XX、45，X/46，XX/47，XXX），X 染色体结构畸[如 46，X，i（Xq）、46，X，i（Xp）、46，XXq⁻、46，XXp⁻和 46，X，r（X）]。

（刘　丹）

第五章　群体遗传学

一、重点难点提要

（一）群体的遗传平衡

1. 基本概念

（1）群体（population）是指生活在同一地区相互能够杂交并能生育后代的同一物种的个体群。群体遗传学（population genetics）的研究对象是遗传变异，主要对群体中遗传变异的分布及基因频率和基因型频率如何在群体中维持和变化进行定量分析，通过数学手段研究基因频率和相对应的表型在群体中的分布特征和变化规律。

（2）基因库（gene pool）是指整个群体中某一特定基因座位上所有等位基因的总和。

（3）基因频率（gene frequency）是指群体中某个特定基因座位上某一等位基因的相对频率。

（4）基因型频率（genotype frequency）是指群体中具有某一基因型的个体数占总个体数的百分比。

2. 遗传平衡定律　Hardy-Weinberg 平衡定律是 1908 年由英国数学家 G.H.Hardy 和德国内科医生 W.Weinberg 分别提出的，它是遗传学中最基本的原理之一，奠定了现代群体遗传学最重要的理论基础；即在一个大群体中，如果是随机婚配，没有突变，没有自然选择，没有大规模迁移所致的基因流，群体中的基因频率和基因型频率一代代保持不变。

维持遗传平衡的条件：群体很大；随机婚配；没有自然选择；没有突变或突变与选择达到平衡；没有大规模迁移。

可以从数学的角度对遗传平衡定律进行阐述，假设群体中有一对等位基因 A 和 a，其基因频率分别为 p 和 q，则群体中：$p+q=1$，根据数学原理（$p+q$）$^2=1$，展开二项式 $p^2+2pq+q^2=1$，p^2 代表显性纯合基因型 AA 的频率，$2pq$ 代表杂合基因型 Aa 的频率，q^2 代表隐性纯合基因型 aa 的频率。

如果一个群体基因频率世代间传递保持不变，则其基因型频率保持不变，即 AA∶Aa∶aa= p^2∶$2pq$∶q^2，这样的群体是一个遗传平衡的群体。

（二）遗传平衡定律的应用

1. 遗传平衡群体的判定　可根据遗传平衡定律判定一个群体是否为遗传平衡群体，原则如下：先计算群体的基因频率，再根据公式计算虚拟下一代的基因型频率，然后将获得的期望值和实际群体的基因型频率进行比较以判断其是否为遗传平衡群体。

在实际应用中，如果观察值与期望值不符，不能妄下定论认为该群体为遗传不平衡群体，而要对差异进行统计学分析，如果差异无统计学意义，则该群体为遗传平衡群体，反之，则该群体为遗传不平衡群体。

2. 计算基因频率

（1）常染色体隐性遗传病致病基因频率计算：对于 AR 病，群体中的患者全部为隐性纯合的基因型 aa，也就是说群体中该病的发病率等于 aa 的基因型频率即 q^2。因此，常染色体隐性遗传病致病基因频率 q=群体发病率的平方根。

（2）常染色体显性遗传病致病基因频率计算：对于 AD 病，群体中 AA 基因型和 Aa 基因型的个体都是患者，但为了计算方便往往忽略掉显性纯合子的患者，因为 p 很小，纯合子的患者很少见可忽略不计，越罕见的 AD 病，这种现象越明显。所以 AD 病，群体中杂合基因型频率（H）近似等于发病率，即 $2pq$=群体发病率，由于 p 很小，$q\approx1$，因此 p=1/2×群体发病率（H）。

（3）X 连锁基因频率计算：X 连锁基因频率的计算与常染色体不同，女性群体基因频率的计算参照常染色体基因频率的计算方法。男性由于是半合子，只有一条 X 染色体，男性发病率等于致病基因频率。

（三）影响遗传平衡的因素

1. 近亲婚配和近婚系数

（1）近亲婚配（consanguinous marriage）是指 3～4 代内具有共同祖先的个体之间婚配。

（2）近婚系数（inbreeding coefficient，F）是指近亲婚配后，子女从婚配双方得到祖先同一基因成为纯合子的概率。

2. 选择

（1）适合度和选择系数：适合度（fitness，f）是指在一定的环境条件下，某基因型的个体能够生存并将其基因传给下一代的相对能力，可用相同环境中不同个体的相对生育率来衡量，一般用 f 表示。选择系数（selection coefficient，s）是指在选择作用下降低的适合度，$s=1-f$。

（2）选择对遗传平衡的影响

选择对常染色体显性基因的作用：在常染色体显性情况下，带有显性基因的个体（AA 或 Aa）都受到选择的作用，当选择系数=1 时，则选择一代后，显性基因将从群体中消失。群体中显性基因由突变产生。

选择对常染色体隐性基因的作用：在常染色体隐性遗传情况下，只有隐性纯合子 aa 受到选择，杂合个体不受到选择，而且群体中隐性基因主要存在于杂合子中，所以选择对常染色体隐性基因的作用是相当缓慢的。

选择对 X 连锁隐性基因的作用：对于 X 连锁基因而言，男性都受到选择，女性纯合子患者受到选择，杂合子不受到选择，因此，选择对 X 连锁隐性基因的作用介于常染色体显性基因和常染色体隐性基因之间。

3. 突变　当更多的等位基因 A 突变成等位基因 a 时，群体中 a 基因频率增高；相反，当更多的 a 等位基因突变为 A 时，群体中 A 基因频率增高。只有当由 A 突变为 a 与由 a 突变为 A 的频率相等时，突变对遗传平衡无影响。

常染色体显性疾病 $\mu=sp$ 或 $\mu=1/2I$（$1-f$）；

常染色体隐性疾病 $\mu=sq^2$ 或 $\mu=I$（$1-f$）（不适合杂合子优势）；

X 连锁隐性疾病 $\mu=1/3sq$ 或 $\mu=1/3I$（$1-f$）；

μ：每代每个基因的突变率；p 和 q：基因频率；s：选择系数；f：适合度=$1-s$；I：人群中该性状的频率（发生率）。

4. 遗传漂变、迁移对遗传平衡的影响

（1）迁移（migration）是指一个群体中的个体迁入另一个群体并与后一群体中个体婚配。如果迁入的群体和接受群体的基因频率不同，迁移将影响基因频率，这种影响称为迁移压力

（migration pressure）。迁移压力的增强可导致某些基因有效的扩散到另一个群体中，此过程称为基因流（gene flow）。

（2）遗传漂变（genetic drift）是指在小群体中，等位基因频率由于抽样误差引起的随机变化称为遗传漂变。

（3）建立者效应（founder effect）如果一个数目有限的新群体原是由少数几个迁移个体（奠基者）繁殖起来的，在这个群体中由于遗传漂变使某个等位基因频率达到很高，这种现象称为建立者效应。

（四）遗传负荷

遗传负荷（genetic load）：是指由于致死或有害基因的存在，导致群体适合度下降的现象。一般以群体中每个个体携带的平均有害基因的数量来表示。包括突变负荷和分离负荷两种。突变负荷（mutational load）是指由于基因的致死或有害突变而导致群体的适合度下降，给群体带来负荷的现象。分离负荷（segregation load）是指适合度较高的杂合子之间的婚配，由于基因的分离会产生适合度较低的隐形纯合子后代，从而导致群体适合度下降，给群体带来负荷的现象。

二、自　测　题

（一）选择题

单项选择题

1. 遗传平衡定律，即在一定条件下，在一代代的繁殖传代中，一群体中（　　）保持不变

A. 基因频率和基因型频率　B. 基因频率

C. 基因型频率　D. 表现型

E. 表现型频率和基因型频率

2. 群体中具有某一基因型的个体数占总个体数的百分比称为

A. 基因频率　B. 表型频率

C. 外显率　D. 基因型频率

E. 以上都不对

3. 群体中某一基因在所有等位基因中所占的比例称为

A. 基因频率　B. 表型频率

C. 外显率　D. 基因型频率

E. 以上都不对

4. PTC 味盲为常染色体隐性性状，我国汉族人群中 PTC 味盲者占 9%，相对味盲基因的显性基因频率是

A. 0.7　B. 0.49

C. 0.42　D. 0.3

E. 0.09

5. 某 AR 病的群体发病率为 4/10 000，该群体中致病基因携带者的频率为

A. 0.001　B. 0.002　C. 0.04

D. 0.0002　E. 0.0004

6. 同一基因座位所有基因型频率之和等于

A. 0　B. 1　C. 0. 5

D. 0.25　E. 0.15

7. 近亲婚配可导致

A. 显性遗传病发病率增高

B. 分离负荷降低

C. 遗传负荷降低

D. 遗传负荷不受影响

E. 分离负荷增高

8. 在一个遗传平衡的群体中，白化病（AR）的群体发病率为 1/1000，适合度为 0.40，则白化病基因的突变率为

A. 60×10^{-6}/（基因·代）　B. 40×10^{-6}/（基因·代）

C. 20×10^{-6}/（基因·代）　D. 10×10^{-6}/（基因·代）

E. 30×10^{-6}/（基因·代）

9. 下列不影响遗传平衡的因素是

A. 群体的大小　B. 突变

C. 选择　D. 大规模迁移

E. 群体中个体的寿命

10. 选择系数 s 是指在选择作用下降低的适合度 f，二者的关系是

A. $s+f=1$　　B. $s=1+f$

C. $f=1+s$　　D. $s-f=1$

E. $f-s=1$

11. 罕见的常染色体隐性遗传病

A. 杂合携带者的数量远远高于患者

B. 患者的数量远远高于杂合携带者

C. 男性患者比女性患者高

D. 男性患者是女性患者的 1/2

E. 女性患者是男性患者的 1/2

12. 一遗传平衡群体中，显性基因的频率为 0.1，隐性基因的频率为 0.9，杂合显性性状个体的数量占比为

A. 0.01　　B. 0.03

C. 0.09　　D. 0.18

E. 0.36

13. 遗传漂变一般指发生在（　　）群体中的等位基因的随机变化

A. 小　　B. 大

C. 1 个　　D. 2 个

E. 相同

14. 通常表示遗传负荷的方式是

A. 群体中有害基因的多少

B. 群体中有害基因的总数

C. 群体中有害基因的平均频率

D. 一个个体携带的有害基因的数目

E. 群体中每个个体携带的有害基因的平均数目

15. 下列不会改变群体基因频率的是

A. 选择放松　　B. 选择系数增加

C. 突变率降低　　D. 群体内随机婚配

E. 群体变为很小

16. 对于 X 连锁显性遗传病，男性的患病率一般总是比女性

A. 低　　B. 高　　C. 相等

D. 不一定　　E. 以上均不对

17. 最终决定一个个体适合度的是

A. 性别　　B. 健康状况　　C. 寿命

D. 生存能力　　E. 生殖能力

18. 肝豆状核变性是神经内科常见的一种常染色体隐性遗传病，经早期筛查，采取驱铜治疗后可以和正常个体一样生活和生育。随着早期筛查和驱铜治疗的普及，本病经过若干年后的变化是

A. 发病率降低　　B. 发病率升高

C. 突变率升高　　D. 症状逐渐减轻

E. 没有变化

19. AR 基因表/堂兄妹间的近婚系数是

A. 1/64　　B. 1/16　　C. 1/8

D. 1/4　　E. 1/2

20. 姨表兄妹的 X 染色体上基因的近婚系数为

A. 0　　B. 1/8　　C. 3/8

D. 1/16　　E. 3/16

21. 对于一种相对罕见的 X 连锁隐性遗传病，其男性发病率为 q

A. 男性杂合子频率为 $2pq$

B. 女性发病率是 p^2

C. 男性患者是女性患者的 2 倍

D. 女性患者是男性患者的 2 倍

E. 女性发病率为 q^2

22. 有害基因突变可

A. 降低突变负荷　　B. 增高突变负荷

C. 增高分离负荷　　D. 降低遗传负荷者

E. 不影响遗传负荷

23. 由于致死或有害基因的存在，导致群体适合度下降的现象称为

A. 适合度　　B. 遗传负荷

C. 选择系数　　D. 迁移压力

E. 选择压力

24. 下列哪个是遗传平衡的群体

A. AA 0.75　Aa 0.25　aa 0

B. AA 0.30　Aa 0.50　aa 0.20

C. AA 0.25　Aa 0.50　aa 0.25

D. AA 0.50　Aa 0　aa 0.50

E. AA 0.20　Aa 0.60　aa 0.20

25. 一个孟德尔式群体的全部遗传信息称为

A. 基因库　　B. 信息库

C. 基因量　　D. 基因频率

E. 基因型频率

多项选择题

26. Hardy-Weinberg 平衡定律提出
A. 在一个大群体中
B. 随机婚配
C. 没有突变发生
D. 没有大规模迁移
E. 群体中基因频率和基因型频率在世代传递中保持不变

27. 能影响遗传负荷的因素是
A. 随机婚配　B. 近亲婚配　C. 电离辐射
D. 化学诱变剂　E. 迁移

28. 某 AR 病的群体发病率为 1/10000，则
A. 致病基因 a 的频率为 1/100
B. 携带者的频率为 1/50
C. 致病基因 a 的频率为 1/10
D. 正常基因 A 的频率为 99/100
E. 正常基因 A 的频率为 9/10

29. 近亲婚配率高
A. AR 病发病率增高　B. AD 病发病率增高
C. 平均近婚系数高　D. 遗传负荷增高
E. 遗传负荷不变

30. 在一个遗传平衡的群体中，aa 的频率是 0.49，则
A. AA 的频率为 0.09　B. Aa 的频率为 0.28
C. Aa 的频率为 0.42　D. 基因 a 的频率为 0.7
E. 基因 A 的频率为 0.3

（二）名词解释

1. 群体遗传学　**2.** 遗传平衡定律　**3.** 选择系数
4. 近婚系数　**5.** 遗传负荷

（三）简答题

1. 一个遗传平衡的群体必须具备哪些条件？
2. 苯丙酮尿症在我国人群中的发病率为 1/16500，这种病患者的适合度为 0.20，试问致病基因的突变率如何？

三、参考答案

（一）选择题

单项选择题

1. A　**2.** D　**3.** A　**4.** A　**5.** C　**6.** B
7. E　**8.** A　**9.** E　**10.** A　**11.** A　**12.** D
13. A　**14.** E　**15.** D　**16.** A　**17.** E　**18.** B
19. B　**20.** E　**21.** E　**22.** B　**23.** B　**24.** C
25. A

多项选择题

26. ABCDE　**27.** BCD　**28.** ABD　**29.** ACD
30. ACDE

（二）名词解释

1. 群体遗传学：是对群体中遗传变异的分布及基因频率和基因型频率如何在群体中维持和变化进行定量分析，通过数学手段研究基因频率和相对应的表型在群体中的分布特征和变化规律。

2. 遗传平衡定律：在一个大群体中，如果是随机婚配，没有突变，没有自然选择，没有大规模迁移所致的基因流，群体中的基因频率和基因型频率一代代保持不变。

3. 选择系数：是指在选择作用下降低的适合度，$s=1-f$。

4. 近婚系数：近亲婚配后，其子女从婚配双方得到祖先同一基因成为纯合子的概率。

5. 遗传负荷：是指由于致死或有害基因的存在，导致群体适合度下降的现象。

（三）简答题

1. 维持遗传平衡的条件：①群体很大；②随机婚配；③没有自然选择；④没有突变或突变与选择达到平衡；⑤没有大规模迁移。

2. $\mu=sq^2=(1-f)\ q^2=(1-0.2)\times 1/16500=48\times 10^{-6}$/（基因·代）

（梅庆步）

第六章　单基因遗传病

一、重点难点提要

基因的突变通过改变多肽链的质和量，使得蛋白质发生缺陷，由此引起遗传病。如果疾病的发生是由一对等位基因控制，即为单基因遗传病（单基因病）。根据缺陷蛋白质对机体所产生的影响不同，通常分为分子病和先天性代谢病。

（一）分子病

分子病（molecular disease）是指由于基因突变导致蛋白质分子质和量异常，所引起机体功能障碍的一类疾病。

分子病种类：根据各种蛋白质的功能可将分子病分为血红蛋白病、血浆蛋白病、免疫球蛋白缺陷病、膜转运蛋白病、受体蛋白病等。

1. 血红蛋白病　血红蛋白病是指由于珠蛋白分子结构或合成量异常所引起的疾病。

（1）正常血红蛋白的组成、结构及遗传调控

1）组成、发育：血红蛋白是一种复合蛋白，由珠蛋白和血红素结合而成。每个珠蛋白分子由2对（4条）珠蛋白链构成四聚体，其中一对是α链（或类α链，即ζ链），由141个氨基酸组成；另一对是β链（或类β链，即ε、γ和δ链），由146个氨基酸组成。这6种不同的珠蛋白链组合成人类的6种不同的血红蛋白，HbGower 1、HbGower 2、HbPortland、HbF、HbA、HbA2。成年人有三种血红蛋白，HbA 占95%以上，HbA2为2%～3.5%，HbF小于1.5%。

2）人类珠蛋白基因：人类珠蛋白基因分为两类。一类是类α珠蛋白基因簇，包括ζ和α基因；另一类是类β珠蛋白基因簇，包括ε、γ（Gγ和Aγ）、δ和β基因。珠蛋白基因的结构：类α与类β珠蛋白的基因结构类似，都含有3个外显子和2个内含子。

（2）血红蛋白病的分类和分子基础：血红蛋白病分为异常血红蛋白病和地中海贫血两大类。

1）异常血红蛋白病：是指由于珠蛋白基因突变导致珠蛋白肽链结构异常。

异常血红蛋白病的类型：主要有镰状细胞贫血、血红蛋白M病。

异常血红蛋白病的分子基础：异常血红蛋白病的发生涉及基因突变的各种类型有单个碱基置换、移码突变、整码突变和融合基因等，其中单个碱基置换涉及错义突变、无义突变、终止密码突变。

2）地中海贫血：由于珠蛋白基因缺失或突变导致某种珠蛋白链合成障碍，造成α链和β链合成失去平衡所导致的溶血性贫血称为地中海贫血。根据合成障碍的肽链不同分为α地中海贫血和β地中海贫血。

A. α地中海贫血：是由于α珠蛋白基因的缺失和缺陷使α珠蛋白链（α链）的合成受到抑制而引起的溶血性贫血。

α地中海贫血的临床分类：根据受累的α基因数量不同和临床表现程度分为4种类型。分别为HbBart's胎儿水肿综合征、血红蛋白H病、轻型地中海贫血、静止型α地中海贫血。

α地中海贫血的分子基础：依据基因缺陷程度来区分，把α地中海贫血分为缺失型和非缺

失型（点突变）。

B. β 地中海贫血：是由于 β 珠蛋白基因的缺失或缺陷使 β 珠蛋白链（β 链）的合成受到抑制而引起的溶血性贫血。完全不能合成 β 链者称 β^0 地中海贫血；能部分合成 β 链者称 β^+地中海贫血；此外还有 $\delta\beta^0$ 地中海贫血。

β 地中海贫血临床分类：主要分为重型 β 地中海贫血、轻型 β 地中海贫血、中间型地中海贫血、遗传性胎儿血红蛋白持续增多症等 4 种。

β 地中海贫血的分子基础：多数 β 地中海贫血是由于 β 基因发生点突变所致，突变涉及基因内及旁侧表达顺序的各个环节，少数为缺失型。

2. 胶原蛋白病 由原胶原基因转录和翻译过程的缺陷或翻译后各种修饰酶缺陷引起的疾病。成骨不全Ⅰ型（AD）又称蓝色巩膜综合征：胶原基因各种点突变导致胶原成熟缺陷。青春期后发病，骨质疏松致脆性增加而易反复发生骨折而引起多处骨折，蓝色巩膜，传导性耳聋，牙生长不良、畸形。成骨不全Ⅱ型（AD）又称先天性致死性成骨不全。宫内即可因骨质疏松、发脆引起四肢、肋骨骨折，而导致四肢弯曲、缩短和胸廓狭窄、变形。

3. 血浆蛋白病 血浆蛋白病是血浆蛋白遗传性缺陷所引起的一组疾病。其中血友病较为常见，其致病因素主要是各种凝血因子缺乏所致，包括血友病 A、血友病 B 等。血友病 A 是凝血因子Ⅷ缺乏（Xq28，XR），又叫抗血友病球蛋白缺乏症。血友病 B 是凝血因子Ⅸ缺乏（Xq27，XR），又叫血浆凝血活酶成分缺乏症。血友病 C 是凝血因子Ⅺ缺乏（15q11，AR），罕见。血管性假性血友病是血浆中 vWF 因子缺乏（12pter-p12）。

4. 受体蛋白病 如果控制受体蛋白合成的基因发生突变，可导致受体蛋白的质和量发生改变，影响代谢过程而引起的疾病，称为受体蛋白病。如家族性高胆固醇血症。

（二）先天性代谢病

先天性代谢缺陷，也称为遗传性酶病，指由于基因突变所致酶蛋白缺失或活性异常而引起的疾病。遗传性酶病与分子病的区别在于前者因合成酶蛋白结构异常或调控系统突变导致酶蛋白合成数量减少，通过酶的催化间接导致代谢紊乱所引起的机体功能障碍；而后者引起机体功能障碍是蛋白质分子变异的直接结果。多数遗传性酶病是因酶活性降低引起，仅少数表现酶活性增高。迄今已发现先天性代谢缺陷有 2000 多种，其中明确缺陷酶的酶蛋白病有 200 多种，遗传方式以常染色体隐性遗传多见。

1. 遗传机制 从分子水平上看，先天性代谢缺陷可能有两种原因：一是由于酶蛋白结构基因突变，导致酶蛋白结构异常或缺失；二是基因的调控系统发生异常，使之合成过少或过多的酶，引起代谢紊乱而导致疾病。遗传方式以常染色体隐性遗传多见。

2. 临床常见的先天性代谢病

（1）苯丙酮尿症：由苯丙氨酸羟化酶遗传性缺乏引起。临床表现：出生时外貌正常，3～4 个月时，逐渐出现智能发育不全，患儿步伐小，姿似猿猴，肌张力增高，易激动，甚至惊厥，毛发发黄，肤白，虹膜呈黄色。尿和汗有一种特殊的腐臭味。苯丙氨酸羟化酶基因定位于 12q24.1，90kb，含 13 个外显子。

（2）半乳糖血症：典型的半乳糖血症是由于 1-磷酸半乳糖-尿嘧啶核苷酸转移酶缺乏，致使半乳糖-1-磷酸在肝的积聚，可引起肝功能损害，甚至肝硬化；在脑的积聚引起智力障碍；血中半乳糖升高可使葡萄糖释出减少，出现低血糖症。半乳糖在醛糖还原酶作用下产生半乳糖醇，从而改变晶状体的渗透压，使水进入，影响晶状体代谢出现白内障。此病为常染色体隐性遗传，基因定位于 9pl3。

（3）糖原贮积症：是一组由糖原合成和降解酶缺陷引起的疾病，以 I 型最常见，症状较严重。糖原贮积症 I 型是由于葡萄糖-6-磷酸酶缺乏引起的，由于此酶缺乏，葡萄糖-6-磷酸不能转变为葡萄糖供组织利用，通过可逆反应而合成过多的肝糖原，引起患儿肝大。不进食时极易发生低血糖。因动用脂肪可出现酮血症。葡萄糖-6-磷酸无氧酵解，生成大量乳酸，导致酸中毒。因此患者肝大伴低血糖，发育不良、消瘦、身材矮小，常有出血倾向。肝活检糖原含量增加。本病为常染色体隐性遗传。

（4）白化病：白化病患者有黑色素细胞，但酪氨酸酶缺乏，不能形成黑色素，患者因缺黑色素而白化。白化病分全身型和局部型。前者常见，患者皮肤呈白色，毛发银白或淡黄色，虹膜及瞳孔淡红色，视网膜无色素、畏光、眼球震颤，为常染色体隐性遗传。白化病存在遗传异质性、酪氨酸基因定位于 llq14-q22。

二、自 测 题

（一）选择题

单项选择题

1. 白化病发病机制是缺乏

A. 苯丙氨酸羟化酶 B. 酪氨酸酶
C. 溶酶体酶 D. 黑尿酸氧化酶
E. 半乳糖激酶

2. 由于溶酶体酶缺陷而引起的疾病是

A. 白化病 B. 半乳糖血症
C. 苯丙酮尿症 D. 黏多糖贮积症
E. 着色性干皮病

3. 标准型 α 地中海贫血的基因型是

A. --/-- B. --/-α
C. --/αα 或 -α/-α D. -α/αα
E. αα/αα

4. 属于凝血障碍的分子病为

A. 镰状细胞贫血 B. Hb Lepore
C. 血友病 A D. 家族性高胆固醇血症
E. α 地中海贫血

5. 导致镰状细胞贫血的 β 珠蛋白基因突变类型是

A. 单碱基置换 B. 移码突变
C. 无义突变 D. 终止密码突变
E. 融合突变

6. 由于 1-磷酸半乳糖-尿嘧啶核苷酸转移酶缺陷而引起的疾病是

A. 白化病 B. 半乳糖血症
C. 黏多糖贮积症 D. 苯丙酮尿症
E. 着色性干皮病

7. 由于受体蛋白的遗传缺陷而导致的疾病为

A. 家族性高胆固醇血症 B. Hb Lepore
C. Ehlers-Danlos D. DMD
E. 成骨不全

8. DMD 基因的突变类型多为

A. 单碱基置换 B. 移码突变
C. 无义突变 D. 缺失突变
E. 错配引起不等交换

9. 因缺乏苯丙氨酸羟化酶而引起的疾病是

A. 苯丙酮尿症 B. 着色性干皮病
C. 黏多糖贮积症 D. 白化病
E. 半乳糖血症

10. 具有缓慢渗血症状的遗传病为

A. 苯丙酮尿症 B. 白化病
C. 自毁容貌综合征 D. 血友病
E. 血红蛋白病

11. HbBart's 胎儿水肿综合征为缺失（ ）个 α 珠蛋白基因

A. 1 B. 2
C. 3 D. 4
E. 0

12. 静止型 α 地中海贫血的基因型是

A. --/-- B. --/-α
C. --/αα 或-α/-α D. -α/αα
E. αα/αα

13. β 珠蛋白基因位于（ ）号染色体上

A. 22 B. 11 C. 16

D. 14 E. 6

14. α 珠蛋白基因位于（ ）号染色体上

A. 22 B. 11 C. 16

D. 14 E. 6

15. 属于胶原蛋白病的疾病是

A. DMD B. Hb Lepore

C. 成骨不全 D. 家族性高胆固醇血症

E. α 地中海贫血

16. 属于珠蛋白肽链合成速度异常的疾病是

A. 高铁血红蛋白症 B. 镰状细胞贫血

C. α 地中海贫血 D. 家族性高胆固醇血症

E. 白化病

17. 黑尿酸尿症患者缺乏

A. 苯丙氨酸羟化酶 B. 酪氨酸酶

C. 溶酶体酶 D. 黑尿酸氧化酶

E. 半乳糖激酶

18. 葡萄糖-6-磷酸脱氢酶缺乏症属于（ ）代谢缺陷病

A. 糖 B. 氨基酸 C. 溶酶体

D. 核酸 E. 脂类

19. 静止型 α 地中海贫血患者之间婚配，生出轻型 α 地中海贫血患者的可能性是

A. 0 B. 1/8 C. 1/4

D. 1/2 E. 1

20. 镰状细胞贫血患者血红蛋白 β 链上的第 6 位氨基酸是

A. 谷氨酸 B. 赖氨酸 C. 缬氨酸

D. 亮氨酸 E. 苏氨酸

21. 下列哪项不符合特殊的“地中海贫血面容”

A. 鼻塌眼肿 B. 上颌前突 C. 头大额隆

D. 骨质疏松 E. 水肿

22. 患儿，7 岁，精神发育迟缓，皮肤、毛发和虹膜色素减退，头发呈赤褐色，癫痫，湿疹，特殊的鼠样臭味尿。最可能的诊断是

A. 白化病

B. 典型的苯丙酮尿症

C. Duchenne 型肌营养不良

D. 家族性高胆固醇血症

E. 尿黑酸血症

23. 女性患者，18 岁，全身皮肤、毛发、眼睛缺乏黑色素，全身白化，终身不变。患者的视网膜无色素，虹膜和瞳孔呈淡红色，畏光，眼球震颤。最可能的诊断是

A. 白化病 B. 典型的苯丙酮尿症

C. 半乳糖血症 D. 家族性高胆固醇血症

E. 尿黑酸血症

24. 下列哪项是血友病 A 缺乏的凝血因子

A. Ⅷ B. Ⅵ C. Ⅳ

D. Ⅴ E. vWF

25. 婴儿出生哺乳后呕吐、腹泻，继而出现白内障、肝硬化、黄疸、腹水、智力发育不全、皮肤多处出血或有出血点。其最可能的诊断是

A. 白化病 B. 黏多糖贮积症

C. 半乳糖血症 D. 糖原贮积症

E. 尿黑酸血症

多项选择题

26. 血红蛋白病产生的突变方式包括

A. 移码突变 B. 密码子插入

C. 密码子缺失 D. 基因重排

E. 碱基替换

27. 人类胚胎期的血红蛋白是

A. HbGower 1 B. HbGower 2

C. HbPortland D. HbF E. HbA

28. 下列哪些疾病是分子病

A. 血友病 B. 受体病

C. 结构蛋白缺陷病 D. 糖原贮积症

E. 血红蛋白病

29. 下列哪些是单基因遗传病

A. 高血压 B. 血友病 A

C. 苯丙酮尿症 D. 唐氏综合征

E. 白化病

30. 与溶酶体酶缺陷有关的先天性代谢病有

A. 糖原贮积症 B. 黏多糖贮积症

C. 半乳糖血症 D. 肝豆状核变性

E. 自毁容貌综合征

（二）名词解释

1. 分子病 **2.** 先天性代谢缺陷 **3.** 血红蛋白病

4. 地中海贫血 **5.** 融合基因

（三）简答题

1. 什么是血红蛋白病？其可分为几种类型？

2. 阐述镰状细胞贫血的发病机制。

三、参考答案

（一）选择题

单项选择题

1. B **2.** D **3.** C **4.** C **5.** A **6.** B **7.** A **8.** D **9.** A **10.** D **11.** D **12.** D **13.** B **14.** C **15.** C **16.** C **17.** D **18.** A **19.** C **20.** C **21.** E **22.** B **23.** A **24.** A **25.** C

多项选择题

26. ABCDE **27.** ABC **28.** ABCE **29.** BCE **30.** AB

（二）名词解释

1. 分子病：是指基因突变造成蛋白质结构或合成量异常引起机体功能障碍的一类疾病。

2. 先天性代谢缺陷：是指由于基因突变导致酶蛋白分子结构或数量的异常所引起的疾病，又称酶蛋白病。

3. 血红蛋白病：是指珠蛋白分子结构或合成量异常所引起的疾病。

4. 地中海贫血：是指由于某种珠蛋白链的合成量降低或缺失，造成一些肽链缺乏，另一些肽链相对过多，出现肽链数量的不平衡，导致溶血性贫血，称为地中海贫血。

5. 融合基因：是指由两种不同基因的局部片段拼接而成的DNA片段。

（三）简答题

1. 血红蛋白病是指珠蛋白分子结构或合成量异常所引起的疾病。血红蛋白病分为两大类型：①异常血红蛋白病，它是一类由于珠蛋白基因突变导致珠蛋白结构发生异常的血红蛋白病。②是由于某种珠蛋白链的合成量降低或缺失，造成一些肽链缺乏，另一些肽链相对过多，出现肽链数量的不平衡，导致溶血性贫血，称为地中海贫血。分为α地中海贫血和β地中海贫血。

2. 患者β基因的第6位密码子由正常的GAG变成了GTG（A→T），使其编码的β珠蛋白N端第6位氨基酸由正常的谷氨酸变成了缬氨酸，形成HbS。这种血红蛋白分子表面电荷改变，出现一个疏水区域，导致溶解度下降。在氧分压低的毛细血管，HbS会聚合成凝胶化的棒状结构，使红细胞发生镰变，导致其变形能力降低。当它们通过狭窄的毛细血管时，易挤压破裂，引起溶血性贫血。此外，镰变细胞引起血黏性增加，易引起微细血管栓塞，致使组织局部缺血缺氧，甚至坏死，产生肌肉、骨骼疼痛等痛性危象。

（梅庆步）

第七章　线粒体遗传病

一、重点难点提要

线粒体遗传病由线粒体DNA突变引起的线粒体遗传代谢缺陷，导致ATP合成障碍，能量来源不足而出现的一组多系统疾病。而以线粒体功能异常为主要病因的一大类疾病，则称为广义线粒体病。

（一）线粒体基因组的结构

人mtDNA是一个长为16 568bp，不与组蛋白结合，裸露闭合环状的双链DNA分子。可区分为两环，外环含G较多，称重链（H链），内环含C较多，称轻链（L链）。mtDNA结构紧凑，没有启动子和内含子，缺少终止密码子。mtDNA有37个编码基因，分别编码13种多肽链、22种tRNA和2种rRNA。

（二）线粒体遗传系统的特点

1. 半自主性　mtDNA能够独立地复制、转录和翻译，但是这种自主性有限，因此是一种半自主性细胞器。原因有以下几点：①mtDNA遗传信息量少，大部分线粒体氧化磷酸化蛋白质亚基及维持线粒体结构和功能的其他蛋白质都依赖nDNA编码；②mtDNA基因的表达受nDNA的制约，mtDNA复制、转录和翻译过程的各种酶及蛋白因子都受nDNA编码；③线粒体氧化磷酸化系统的组装和维持需要nDNA和mtDNA的协同作用。

2. 异质性　如果同一组织或细胞中的mtDNA分子都是一致的，称为同质性。在克隆和测序的研究中发现一些个体同时存在两种或两种以上类型的mtDNA，称为异质性。mtDNA发生突变可导致一个细胞内同时存在野生型mtDNA和突变型mtDNA，受精卵中存在的异质mtDNA在卵裂过程中被随机分配到子细胞中，由此分化而成的不同组织中也会存在mtDNA的差异。

3. 不同的遗传密码　在mtDNA遗传密码中，有4个密码子的含义与通用密码不同。线粒体的tRNA兼用性较强，22个tRNA便可识别线粒体mRNA的全部密码子，而识别nDNA密码子的tRNA要多得多。

4. 母系遗传　精子中只有很少的线粒体，受精时几乎不进入受精卵，因此受精卵中的线粒体DNA几乎全都来自于卵子。线粒体遗传病的传递方式不符合孟德尔遗传，而是表现为母系遗传，即母亲将mtDNA传递给她的儿子和女儿，但只有女儿能将其mtDNA传递给下一代。

虽然一个人的卵母细胞中大约有10万个线粒体，但当卵母细胞成熟时，绝大多数线粒体会丧失，数目可能会少于10个，最多不会超过100个，这种线粒体数目从10万个锐减到少于100个的过程，称为遗传瓶颈。对于具有mtDNA杂质的女性，瓶颈效应限制了其下传mtDNA的数量及种类，一个线粒体疾病的女患者或女性携带者可将不定量的突变mtDNA传递给子代，子代个体之间异质的mtDNA的种类、水平可以不同。由于阈值效应，子女中得到较多突变mtDNA者将发病，得到较少突变mtDNA者不发病或病情较轻。

5. 复制分离　细胞分裂时，突变型和野生型mtDNA发生分离，随机地分配到子细胞中，使子细胞拥有不同比例的突变型 mtDNA 分子，这种随机分配导致 mtDNA 杂质变化的过程称为复制分离。分裂旺盛的细胞有排斥突变 mtDNA 的趋势，无数次分裂后，细胞逐渐成为只有野生型 mtDNA 的纯质细胞。突变 mtDNA 具有复制优势，在分裂不旺盛的细胞中逐渐积累，形成只有突变型 mtDNA 的纯质细胞。漂变的结果，表型也随之发生改变。

6. mtDNA 突变率高 mtDNA 突变率比 nDNA 高 10～20 倍。原因有以下几点：①mtDNA 中基因排列非常紧凑，任何 mtDNA 的突变都可能会影响到其基因组内的某一重要功能区域；②mtDNA 是裸露的分子，不与组蛋白结合，缺乏组蛋白的保护；③mtDNA 位于线粒体内膜附近，直接暴露于呼吸链代谢产生的超氧粒子和电子传递产生的羟自由基中，极易受氧化损伤；④mtDNA 复制频率较高，复制时不对称。亲代 H 链被替换下来后，长时间处于单链状态，直至子代 L 链合成，而单链 DNA 可自发脱氨基，导致点突变；⑤缺乏有效的 DNA 损伤修复能力。

（三）线粒体基因突变类型

mtDNA 突变类型主要包括点突变、大片段重组和 mtDNA 数量减少。大片段重组包括缺失和重复，最常见的缺失是 8483～13459 位碱基之间 5kb 片段的缺失，该缺失约占全部缺失患者的 1/3，称为“常见缺失”。

（四）线粒体疾病的遗传特点

1. 母系遗传 只有母亲的线粒体疾病可遗传给子女，而父亲的线粒体疾病通常不会遗传给后代。并非女性患者的后代全部发病，而且发病年龄也不一致，甚至一些女性患者本身表型正常，但可将本病传给下一代。

2. 阈值效应 mtDNA 突变可以影响线粒体氧化磷酸化（OXPHOS）的功能，引起 ATP 合成障碍，导致疾病发生。杂质细胞的表现型依赖于细胞内突变型和野生型 mtDNA 的相对比例，能引起特定组织器官功能障碍的突变 mtDNA 的最少数量称阈值。特定组织和器官能量的缺损程度与突变型 mtDNA 所占的比例大致相当。不同的组织器官对能量的依赖程度不同，对能量依赖程度较高的组织比其他组织更易受到 OXPHOS 损伤的影响，较低的突变型 mtDNA 水平就会引起临床症状。中枢神经系统对 ATP 依赖程度最高，对 OXPHOS 缺陷敏感，易受阈值效应的影响而受累，其他依次为骨骼肌、心脏、胰腺、肾脏、肝脏。突变 mtDNA 随年龄增加在细胞中逐渐积累，因而线粒体疾病常表现为与年龄相关的渐进性加重。

3. 核质协同性 线粒体有相对独立的遗传系统，mtDNA 突变可导致线粒体疾病发生；线粒体遗传系统受 nDNA 制约，如 tRNA 合成酶、mtDNA 聚合酶等由 nDNA 控制合成，nDNA 突变也可导致线粒体疾病；mtDNA 突变的症状表现度与其 nDNA 背景有关；有些线粒体疾病，如 KSS 综合征，既有 nDNA 突变，也有 mtDNA 突变。

（五）mtDNA 突变引起的疾病

线粒体疾病可分为三种类型：nDNA 缺陷、mtDNA 缺陷、nDNA 和 mtDNA 联合缺陷。

1. 莱伯遗传性视神经病变（LHON） 1871 年莱伯（Leber）医生首次报道平均发病年龄 27～34 岁，主要症状为视神经退行性变。首发症状为视物模糊，接着在几个月内出现无痛性、完全或接近完全的失明。LHON 的主要病理特征：视神经和视网膜神经元的变性。个体细胞中突变 mtDNA 超过 96%时发病，少于 80%时男性患者症状不明显。

诱发 LHON 的 mtDNA 突变均为点突变，包括：①G11778A（ND4）称 Wallace 突变；②G14459A（ND6）症状最严重；③G3460A（ND1）；④T14484C（ND6）；⑤G15257A（cyt b）。

利用 LHON 患者的特异性 mtDNA 突变，可对本病进行基因诊断。

2. 肌阵挛癫痫伴碎红纤维素综合征（MERRF）　是一种罕见的、杂质性的母系遗传病。主要临床表现有阵发性癫痫、进行性神经系统障碍和肌纤维紊乱、粗糙。线粒体形态异常并在骨骼肌细胞中积累，用 Gomori Trichrome 染色显示红色，称破碎红纤维。

最常见的突变型是 mtDNA 第 8344 位点 A→G，影响氧化磷酸化复合体Ⅰ和复合体Ⅳ的合成。

3. 线粒体脑肌病伴乳酸酸中毒及卒中样发作（MELAS）　主要临床表现为阵发性头痛和呕吐、肌阵挛癫痫和中风样发作、血乳酸中毒、近心端四肢乏力等。本病的分子特征是线粒体 tRNA 的点突变，约 80%患者为 mtDNA 第 3243 位点 A→G 的碱基置换，突变使转录终止因子不能结合。

4. Kearns-Sayre 综合征（KSS）　以眼肌麻痹、视网膜色素变性、心肌病为主要症状，还具有眼睑下垂、四肢无力、心脏传导功能障碍、听力丧失、共济失调、痴呆等症状。KSS 主要由于 mtDNA 的缺失引起。缺失类型多样，最常见的类型是 4.9kb 的“普遍缺失”。KSS 患者病情的严重程度取决于缺失型 mtDNA 的杂质水平和组织分布。杂质程度低时，仅表现为眼外肌麻痹，肌细胞中缺失型 mtDNA＞85%时，表现为严重的 KSS。

与线粒体有关的病变还包括亚急性坏死性脑脊髓病、帕金森病、衰老、肿瘤、糖尿病等。

二、自　测　题

（一）选择题

单项选择题

1. 线粒体基因组全长

A. 344bp　B. 15 257bp　C. 16 568bp
D. 16 147bp　E. 16 172bp

2. mtDNA 是指

A. 核 DNA　B. 中度重复序列
C. 高度重复序列　D. 线粒体 DNA
E. 突变的 DNA

3. mtDNA 中编码蛋白质的基因有

A. 22 个　B. 2 个　C. 24 个
D. 13 个　E. 37 个

4. 受精卵中的线粒体

A. 精子提供 1/2 卵子提供 1/2
B. 精子提供 2/3 卵子提供 1/3
C. 精子提供 1/3 卵子提供 2/3
D. 几乎全部来自精子
E. 几乎全部来自卵子

5. 遗传瓶颈效应指的是

A. 卵细胞形成期 mtDNA 数量增加的过程
B. 受精过程中 mtDNA 数量剧减的过程
C. 卵细胞形成期 mtDNA 数量剧减的过程
D. 受精过程中 nDNA 数量剧减的过程
E. 卵细胞形成期 nDNA 数量剧减的过程

6. 以下哪个组织器官对 ATP 依赖程度最高，较低的突变型 mtDNA 水平就会引起临床症状

A. 中枢神经系统　B. 肝脏　C. 脾脏
D. 呼吸系统　E. 骨骼肌

7. 最早发现与 mtDNA 突变有关的疾病是

A. 糖尿病　B. 帕金森病
C. 衰老　D. 莱伯遗传性视神经病变
E. 亚急性坏死性脑脊髓病

8. 与线粒体功能障碍有关的疾病是

A. 多指症　B. 先天性聋哑
C. 帕金森病　D. 白化病
E. 苯丙酮尿症

9. 线粒体脑肌病是指

A. 病变同时侵犯中枢神经系统和胰腺
B. 病变同时侵犯中枢神经系统和肝脏
C. 病变侵犯骨骼肌
D. 病变同时侵犯中枢神经系统和骨骼肌
E. 病变侵犯中枢神经系统

10. 莱伯遗传性视神经病变患者最常见的 mtDNA 突变类型是

A. G14459A B. G3460A C. T14484C
D. G11778A E. G15257A

11. 符合母系遗传的疾病为

A. 甲型血友病 B. 抗维生素 D 性佝偻病
C. 子宫阴道积水 D. 莱伯遗传性视神经病变
E. 家族性高胆固醇血症

12. 线粒体病常表现为与年龄相关的渐进性加重，是原因

A. mtDNA 突变的积累
B. mtDNA 突变率增高
C. mtDNA 突变率降低
D. 对能量需求增加
E. mtDNA 损伤修复能力减弱

13. 线粒体脑肌病伴乳酸酸中毒及卒中样发作（MELAS）的分子特征是

A. 线粒体 tRNA 的点突变
B. 线粒体 mRNA 的点突变
C. 缺失
D. 重复
E. 线粒体 rRNA 的点突变

14. 肌阵挛癫痫伴破碎红纤维素综合征最常见的突变型是

A. A3243G B. A8344G C. C8344T
D. A14484G E. C14484T

15. 关于 mtDNA，下面哪个说法正确

A. 含有终止子 B. 含有大量调控序列
C. 含有内含子 D. 含有 37 个基因
E. 含有高度重复序列

16. 下面关于 mtDNA 的描述中，哪一项是不正确的

A. mtDNA 的两条链都有编码功能
B. mtDNA 是双链环状 DNA
C. mtDNA 转录方式类似于原核细胞
D. mtDNA 有重链和轻链之分
E. mtDNA 基因的表达与 nDNA 无关

17. 关于卡恩斯-塞尔(Kearns-Sayre)综合征(KSS)，说法错误的是

A. 以眼肌麻痹、视网膜色素变性、心肌病为主要症状
B. 常在婴儿、儿童或青春期发病
C. 主要由 mtDNA 的缺失引起
D. 主要由 mtDNA 的点突变引起
E. 患者病情严重程度取决于突变型 mtDNA 的杂质水平和组织分布

18. 关于线粒体疾病的描述，错误的是

A. 与突变 mtDNA 的异质性水平和组织分布有关
B. 线粒体病发病机制复杂，表现高度差异性
C. 不同的 mtDNA 突变可导致相同疾病
D. 同一 mtDNA 突变可引起不同的表型
E. 疾病的遗传方式、病因、病程具有与多基因遗传相同的特点

19. 线粒体病的遗传特征是

A. 母系遗传
B. 近亲婚配的子女发病率增高
C. 交叉遗传
D. 发病率有明显的性别差异
E. 女患者的子女约 1/2 发病

20. 下面哪种疾病属于线粒体遗传病

A. Bloom 综合征 B. MERRF
C. 先天性巨结肠病 D. 白化病
E. 成骨不全

21. 线粒体遗传不具有的特征为

A. 交叉遗传 B. 母系遗传
C. 高突变率 D. 异质性
E. 阈值效应

22. mtDNA 编码线粒体中的

A. 部分蛋白质和全部的 tRNA、rNA
B. 部分蛋白质和部分 tRNA、rRNA
C. 全部蛋白质和部分的 tRNA、rRNA
D. 全部蛋白质、tRNA、rRNA
E. 部分蛋白质、tRNA 和全部 rRNA

23. KSS 患者病情严重程度取决于缺失型 mtDNA 的

A. 缺失长度和缺失部位
B. 转录活性和组织分布
C. 异质性水平和组织分布
D. 缺失长度和转录活性
E. 缺失部分和组织分布

24. mtDNA 中含有
A. 37 个基因 B. 启动子
C. 内含子 D. 终止密码子
E. 高度重复序列

25. LHON 患者最常见的突变类型是
A. MTND4*LHON11778A
B. MTND6*LHON14459A
C. MTND6*LHON14484C
D. MTND1*LHON3460A
E. MTND6*LHON15257A

26. 常见的 mtDNA 的大片段重组是
A. 重复 B. 插入 C. 倒位
D. 易位 E. 缺失

27. mtDNA 大片段的缺失往往涉及
A. ATPase8 基因 B. ND 基因
C. tRNA 基因 D. 多个基因
E. rRNA 基因

28. 关于 Kearns-Sayre 综合征的描述不正确的是
A. 常在婴儿、儿童或青春期发病
B. 眼肌麻痹
C. 视网膜色素变性
D. 血乳酸中毒
E. 心肌病

29. 关于莱伯遗传性视神经病变的症状不正确的是
A. 患者多于 18～20 岁发病
B. 女性较多见
C. 体细胞中突变 mtDNA 超过 96%时发病
D. 急性或亚急性双侧中心视力丧失
E. 可伴有头痛、癫痫及心律失常等

多项选择题

30. Kearns-Sayre 综合征患者病情严重程度取决于缺失型 mtDNA 的
A. 缺失长度 B. 缺失部位
C. 杂质水平 D. 转录活性
E. 组织分布

31. 线粒体疾病的遗传特点包括
A. 母系遗传 B. 杂质
C. 阈值效应
D. 不均等的有丝分裂分离
E. 以上都不是

32. mtDNA 突变类型主要包括
A. 缺失 B. 点突变 C. 重复
D. 大片段重组 E. mtDNA 数量减少

33. mtDNA 的分子特点包括
A. 双链闭合环状分子 B. 不与组蛋白结合
C. 突变率高 D. 无内含子
E. 无启动子

34. mtDNA 中含有的基因包括
A. 22 个 rRNA 基因 B. 22 个 tRNA 基因
C. 2 个 tRNA 基因 D. 13 个 mRNA 基因
E. 2 个 rRNA 基因

35. 一些个体同时存在两种或两种以上类型的 mtDNA，称为杂质。杂质发生率较高的是
A. 肝脏 B. 肾脏 C. 肌肉
D. 胰腺 E. 中枢神经系统

36. mtDNA 突变率比 nDNA 高的原因是
A. 缺乏组蛋白的保护
B. mtDNA 中基因排列非常紧凑
C. 缺乏有效的 DNA 损伤修复能力
D. mtDNA 位于线粒体内膜附近，易受氧化损伤
E. mtDNA 复制频率较高，复制时不对称

37. 阈值效应中的阈值
A. 指细胞内突变型和野生型 mtDNA 的相对比例
B. 易受突变类型的影响
C. 个体差异不大
D. 有组织差异性
E. 与细胞老化程度无关

（二）名词解释

1. 母系遗传 **2.** 线粒体脑肌病
3. 遗传瓶颈效应 **4.** 异质性 **5.** 复制分离

（三）简答题

1. 试述 mtDNA 的突变类型和突变后果。
2. 什么是阈值？阈值可受到哪些因素的影响？
3. 异质性细胞如何进行漂变？
4. 莱伯遗传性视神经病变的发病机制和临床表现。

三、参考答案

（一）选择题

单项选择题

1. C　**2.** D　**3.** D　**4.** E　**5.** C　**6.** A
7. D　**8.** C　**9.** D　**10.** D　**11.** D　**12.** A
13. A　**14.** B　**15.** D　**16.** E　**17.** D　**18.** E
19. A　**20.** B　**21.** A　**22.** A　**23.** C　**24.** A
25. A　**26.** E　**27.** D　**28.** D　**29.** B

多项选择题

30. CE　**31.** ABCD　**32.** ABCDE　**33.** ABCDE
34. BDE　**35.** CE　**36.** ABCDE　**37.** BD

（二）名词解释

1. 母系遗传：精子中只有很少的线粒体，受精时几乎不进入受精卵，因此受精卵中的线粒体 DNA 几乎全都来自于卵子，来源于精子的 mtDNA 对表型无明显作用。线粒体遗传病的传递方式不符合孟德尔遗传，而是表现为母系遗传，即母亲将 mtDNA 传递给她的儿子和女儿，但只有女儿能将其 mtDNA 传递给下一代。

2. 线粒体脑肌病：线粒体病是一组多系统疾病，如果病变同时侵犯中枢神经系统和骨骼肌，则称为线粒体脑肌病。

3. 遗传瓶颈效应：人类的卵母细胞中大约有 10 万个 mtDNA，但仅有随机的一小部分可以进入成熟的卵细胞中传递给后代，这种卵细胞形成期 mtDNA 数量剧烈减少的过程称为遗传瓶颈效应。

4. 异质性：一些个体同时存在两种或两种以上类型的 mtDNA，称为异质性。

5. 复制分离：细胞分裂时，突变型和野生型 mtDNA 发生分离，随机地分配到子细胞中，使子细胞拥有不同比例的突变型 mtDNA 分子，这种随机分配导致 mtDNA 杂质变化的过程称为复制分离。

（三）简答题

1. mtDNA 的突变类型主要包括点突变、大片段重组和 mtDNA 数量减少。大片段重组包括缺失和重复。mtDNA 突变可影响 OXPHOS 功能使 ATP 合成减少，线粒体提供能量不足则可引起细胞退变甚至坏死，导致一些组织器官功能减退，出现相应的临床症状。

2. 突变的 mtDNA 达到一定数量时，才引起某种组织或器官的功能异常，这种能引起特定组织器官功能障碍的突变 mtDNA 的最少数量称阈值。阈值是一个相对概念，易受突变类型、组织、老化程度变化的影响，个体差异很大。

（1）缺失 5kb 变异的 mtDNA 比率达 60%，就急剧地丧失产生能量的能力。MEIAS 患者 tRNA 点突变的 mtDNA 达到 90%以上，能量代谢急剧下降。

（2）中枢神经系统对 ATP 依赖程度最高，其他依次为骨骼肌、心脏、胰腺、肾脏、肝脏。对能量依赖程度较高的组织比其他组织更易受到 OXPHOS 损伤的影响，较低的突变型 mtDNA 水平就会引起临床症状。如肝脏中突变 mtDNA 达 80%时，尚不表现出病理症状，而肌组织或脑组织中突变 mtDNA 达同样比例时就表现为疾病。

（3）突变 mtDNA 随年龄增加在细胞中逐渐积累，因而线粒体疾病常表现为与年龄相关的渐进性加重。在一个 MERRF 家系中，有 85%突变 mtDNA 的个体在 20 岁时症状很轻微，但在 60 岁时临床症状却相当严重。

3. 分裂旺盛的细胞有排斥突变 mtDNA 的趋势，无数次分裂后，细胞逐渐成为只有野生型 mtDNA 的纯质细胞。突变 mtDNA 具有复制优势，在分裂不旺盛的细胞中逐渐积累，形成只有突变型 mtDNA 的纯质细胞。漂变的结果，表型也随之发生改变。

4. 莱伯遗传性视神经病变的临床表现：平均发病年龄 27～34 岁，首发症状为视物模糊，接着在几个月内出现无痛性、完全或接近完全的失明。个体细胞中突变 mtDNA 超过 96%时发病，少于 80%时男性患者症状不明显。临床表现为双侧视神经严重萎缩引起的急性或亚急性双侧中心视力丧失，可伴有神经、心血管、骨骼肌等系统异常，如头痛、癫痫和心律失常等。

诱发 LHON 的 mtDNA 突变均为点突变，包括：①G11778A 称 Wallace 突变；②G14459A 症状最严重；③G3460A；④T14484C；⑤G15257A。LHON 患者 NADH 脱氢酶 ND4 亚单位基因 G11778A，使 ND4 第 340 位高度保守的精氨酸被组氨酸取代，ND4 空间构型发生改变，NADH 脱氢酶活性降低和线粒体产能效率下降，视神经细胞能量供给不能长期维持视神经的完整结构，导致神经细胞退行性变、死亡。

（刘万全）

第八章　出 生 缺 陷

一、重点难点提要

出生缺陷也称为先天畸形，是指患儿在出生时即在外形或体内所形成的（非分娩损伤所引起的）可识别的结构和功能缺陷。出生缺陷一般不包含代谢缺陷的患者。

（一）出生缺陷的类型

①整胚发育畸形：多由严重遗传缺陷引起，大都不能形成完整的胚胎并早期死亡而吸收或流产；②胚胎局部发育畸形：由胚胎局部发育紊乱引起，涉及范围并非一个器官，而是多个器官；③器官和器官局部畸形：由某一器官不发生或发育不全所致，如双侧或单侧肺不发生、室间隔膜部缺损等；④组织分化不良性畸形：这类畸形的发生时间较晚且肉眼不易识别，如骨发育不全、先天性巨结肠等；⑤发育过度性畸形：由器官或器官的一部分增生过度所致，如多指、多趾；⑥吸收不全性畸形：在胚胎发育过程中，有些结构全部吸收或部分吸收，如果吸收不全，就会出现畸形，如蹼状指（趾）、不通肛、食管闭锁；⑦超数和异位发生性畸形：由于器官原基超数发生或发生于异常部位而引起，如多孔乳腺、异位乳腺、双肾盂、双输尿管等；⑧发育滞留性畸形：器官发育中途停止，器官呈中间状态，如隐睾、双角子宫；⑨重复畸形：由于单孪生的两个胎儿未能完全分离,致使胎儿整体或部分结构不同程度地重复出现。

（二）出生缺陷的诊断

下列情况应进行宫内诊断：曾生育过严重畸形儿的孕妇；多次发生自然流产、死胎、死产的孕妇；孕早期服用过致畸药物或有过致畸感染或接触过较多射线的孕妇；长期处于污染环境的孕妇；羊水过多或过少的孕妇。

产前出生缺陷的诊断方法主要有：①通过羊膜囊穿刺吸取羊水，分析胎儿的代谢状况、胎儿的染色体组成、基因是否有缺陷等；②通过绒毛膜活检分析胚体细胞的染色体组成；③在 B 超的引导下将胎儿镜插入羊膜腔中，直接观察胎儿的体表是否发生畸形，并可通过活检钳采集胎儿的皮肤组织和血液等样本做进一步检查；④B 超检查是一种简便易行且安全可靠的宫内诊断方法，可在荧光屏上清楚地看到胎儿的影像；⑤将水溶性造影剂注入羊膜腔，便可在 X 线荧屏上观察胎儿的大小和外部畸形；⑥脐带穿刺是在 B 超引导下，于孕中期、孕晚期（17～32 周）经母腹抽取胎儿静脉血，用于染色体或血液学各种检查。亦可作为错过绒毛和羊水取样时机，或羊水细胞培养失败的补充。

（三）常见的出生缺陷

1. 神经管缺陷　神经管的头部发育增大形成脑，其余部分仍保持管状，形成脊髓。如果由于某种原因神经沟未能关闭，神经组织依然露在外面，通常称为开放性神经管缺陷。如果未关闭局限于脊髓的部分，这种异常称为脊髓裂，脊髓裂必然合并脊柱裂；而头端部分未关闭称为无脑儿。无脑儿和各种类型的脊柱裂是最常见的神经管缺陷畸形，其他还有裸脑、脑膨出、脑积水等。神经管缺陷易导致死胎、死产和瘫痪。

（1）脊柱裂：隐性脊柱裂是脊椎的背部没有互相合并，常位于腰骶部，外面有皮肤覆盖，一般不引起注意。脊髓和脊神经通常是正常的，没有神经症状；如果缺陷涉及一两个脊椎，脊膜就会从缺陷处突出，在表面就能看到一个用皮肤包裹的囊，称为脑脊膜突出；有时囊很大，不但包含脊膜，还包含脊髓及其神经，称为脊髓脊膜突；还有一种脊柱裂是由于神经沟没有关闭而形成，神经组织很广泛地露在表面，称为脊髓突出或脊髓裂。

（2）无脑畸形：无脑畸形是神经管的头端部分未关闭所致，这种缺损几乎总是通连到一个颈部开放的脊髓。出生时脑是一块露在外面的变性组织，没有颅盖，因而使头部具有特别的外观：眼向前突出，没有颈部，脸面和胸部的表面处在一个平面上。用X线检查胎儿，这种异常很容易被辨认出来。这种胎儿缺少吞咽的控制机制，故妊娠最后两个月的特点就是羊水过多（hydramnios）。流产病例占75%，出生的患儿几乎都在生后数小时或数天内死亡。

（3）神经管缺陷的产前诊断

产前诊断适应证：曾有过神经管缺陷生育史的孕妇；夫妇双方或一方有阳性家族史；常规产前检查有阳性发现者。

检查内容：①孕16～18周，抽取孕妇静脉血检测血清甲胎蛋白（AFP），AFP值高于标准为阳性；②孕14～18周，超声波检查一般可明确诊断；③当孕妇血清AFP两次检测结果均为阳性，而B超不能明确诊断，应做穿刺检查羊水AFP和乙酰胆碱酯酶。穿刺最佳时间为孕16～20周；④孕20周后进行X线检查，可作为补充诊断；⑤可辅助神经管缺陷诊断的其他实验室检查。

2. 先天性心脏病　先天性心脏病（CHD）简称先心病，是由于胎儿时期心脏血管发育异常所导致的畸形疾病，是少年儿童最常见的心脏病。先天性心脏病常见类型有房间隔缺损、室间隔缺损和法洛四联症。

（四）出生缺陷的发生因素

出生缺陷的发生原因比较复杂，有些与遗传因素有关，有些与环境因素有关，有些则是遗传因素与环境因素共同作用的结果。引发出生缺陷的遗传因素包括染色体畸变和基因突变。能够引起出生缺陷的环境因素统称为致畸剂，包括生物性致畸剂、物理性致畸剂、致畸性化学物质、致畸性药物以及其他致畸剂。

生物致畸剂：包括各种感染因子，特别是病毒。目前已知风疹病毒、巨细胞病毒、单纯疱疹病毒、水痘病毒、弓形虫、梅毒螺旋体等对人类胚胎有致畸作用。物理性致畸剂：离子电磁辐射（包括α、β、γ、X射线）有较强的致畸作用，此外发热、噪声和机械性损伤也是有致畸作用的物理因素。致畸性化学物质：食品添加剂、防腐剂、环己基糖精、有机磷农药等均可导致胎儿多种畸形。金属铅、砷、镉、镍、汞等，工业三废（废水、废气、固体废弃物），一些多环芳香碳氢化合物、烷类和苯类化合物，某些亚硝基化合物也都具有致畸作用。致畸性药物：包括一些抗生素（链霉素、四环素等）、多数抗肿瘤药物、某些抗惊厥药物、抗甲状腺药物、激素、反应停、酒精、抗凝血药等。另外，吸烟、吸毒、严重营养不良等因素也都具有一定的致畸作用。

（五）致畸剂的作用机制

作用机制包括：①诱发基因突变和染色体畸变；②致畸物的细胞毒性作用；③细胞分化过程的某一特定阶段、步骤或环节受到干扰；④母体及胎盘稳态的干扰；⑤非特异性发育毒性作用。

胎儿发育的不同阶段，对致畸剂的敏感性不同，大多数致畸剂有其特定的作用阶段。胚胎分化前期，指卵子受精、三个胚层形成时期，为致畸因子不敏感期；胚胎期，指胚胎发育的第3～7周即15～60天，为致畸因子高度敏感期；胎儿期，指胚胎2个月至出生为止，为致畸因子敏感降低期。

二、自 测 题

（一）选择题

单项选择题

1. 胚胎局部发育畸形涉及范围是

A. 一个器官　B. 两个器官

C. 多个器官　D. 大部分器官

E. 全部器官

2. 组织分化不良性畸形的发生时间较晚且（　）不易识别

A. 基因诊断　B. 肉眼

C. 生化检测　D. 免疫学检测

E. 超声检查

3. 发育滞留性畸形是指器官发育中途停止，器官呈（　）状态

A. 中间　B. 原始　C. 幼稚

D. 高分化　E. 成熟

4. 多指（趾）畸形是

A. 发育滞留性畸形　B. 重复畸形

C. 器官和器官局部畸形　D. 吸收不全性畸形

E. 发育过度性畸形

5. 巨细胞病毒感染主要损害

A. 生殖系统　B. 消化系统

C. 呼吸系统　D. 中枢神经系统

E. 内分泌系统

6. 无脑畸胎的特点是神经管的头部（　），并且在出生时脑是一块露在外面的变性组织。这种缺损几乎总是通连到一个颈部开放的脊髓

A. 没有分化　B. 基本愈合

C. 变性　D. 没有合拢

E. 退化

7. 孕妇叶酸缺乏最易导致

A. 先天性心脏病　B. 唇腭裂

C. 神经管畸形　D. 牙釉缺损

E. 畸形足

8. 对曾有过神经管缺损生育史的孕妇、夫妇双方或一方有阳性家族史、常规产前检查有阳性发现者都应该考虑实施产前诊断。在孕（　）时，抽取孕妇静脉血检测其血清甲胎蛋白（AFP），当受试者血清AFP值高于标准值时，则可视为阳性

A. 16～18周　B. 6～8周

C. 26～28周　D. 10～18周

E. 16～32周

9. 弓形虫感染主要引起（　）的疾患

A. 心脏　B. 神经管

C. 眼　D. 四肢

E. 肾脏

10. 无脑儿的特点是神经管的头部没有合拢，由于这种胎儿缺少吞咽的控制机制，故妊娠最后两个月的特点是

A. 羊水胎便污染　B. 胎儿窘迫

C. 羊水过少　D. 羊水过多

E. 羊水栓塞

11. 某些抗生素有致畸作用，大剂量应用链霉素可引起

A. 先天性耳聋　B. 脑积水

C. 智力低下　D. 肢体发育不全

E. 小眼球

12. 女性妊娠时，工作环境中的有害因素可影响胎儿的正常发育。从事以下哪种职业的女性在计划怀孕前不需要暂时调离工作岗位

A. 油漆工　B. 电焊工

C. X射线检查员　D. 毒化检测员

E. 文秘

13. 以下哪项不是目前已经确定对人类有明显致畸作用的药物

A. 干扰素　B. 胰岛素

C. 强的松　　D. 华法林
E. 碘化钾

14. 心脏畸形的最佳产前筛查时间是
A. 孕 7～9 周　　B. 孕 14～16 周
C. 孕 16～18 周　　D. 孕 18～22 周
E. 孕 28～32 周

15. 胚胎发育早期，遗传因素或环境因素干扰胚胎神经管闭合，神经组织广泛的露在表面，这种神经管缺陷是
A. 无脑儿　　B. 脊髓裂
C. 脊柱裂　　D. 脑膨出
E. 脑脊膜突出

16. 人类妊娠在“孕妇”没有知觉的情况丢失了“胚胎”的比例是
A. 50%　　B. 40%　　C. 30%
D. 20%　　E. 10%

17. 目前诊断畸胎最少使用的方法是
A. 羊膜囊穿刺　　B. 绒毛膜检查
C. 胎儿镜检查　　D. X 射线检查
E. B 超

18. 42 岁女性，无生育史。第三次试管婴儿植入成功，单胎。孕 9 周感染风疹病毒，前来做遗传咨询。在以下建议中，合理的是
A. 终止妊娠
B. 用 B 超检查胎儿外部及各器官畸形
C. 宫内诊断
D. 用胎儿镜检查畸形
E. 积极治疗风疹，定期产检，必要时施行宫内治疗或终止妊娠，或者风险妊娠

19. 孕 36 周，孕期无定期产检，助产生出一死胎。胎儿无颅盖骨，眼前突，没有颈部，面部的表面处于一个平面上。该胎儿所患出生缺陷为
A. Arnold-Chaiari 畸形　　B. 无脑儿
C. 脊柱裂　　D. 脊髓裂
E. 脑脊膜突出

20. 顾某，孕 22 周，B 超系统筛查时发现胎儿为无脑儿，引产，死胎。一年后，顾某拟再次生育。在下列遗传咨询意见中，不合理的是
A. 孕前增补小剂量叶酸
B. 孕 14～18 周，B 超检查
C. 孕 16～18 周，抽取静脉血检测 AFP
D. 孕 16～20 周，抽取羊水检测 AFP 和乙酰胆碱酯酶
E. 孕 32 周，X 射线检查

21. 羊水甲胎蛋白(AFP)和乙酰胆碱酯酶(AChE)测定可以检出的疾病是
A. PKU　　B. 脑积水
C. 黑矇性痴呆　　D. DMD
E. 血友病

多项选择题

22. 常见的神经管缺陷畸形包括
A. 无脑儿　　B. 小头畸形　　C. 脊柱裂
D. 白内障　　E. 耳聋

23. 对人类胚胎有致畸作用的生物因子有
A. 风疹病毒　　B. 巨细胞病毒
C. 单纯疱疹病毒　　D. 弓形虫
E. 梅毒螺旋体

24. 风疹病毒诱发的出生缺陷包括
A. 白内障　　B. 耳聋
C. 动脉导管未闭　　D. 心房和心室间隔缺损
E. 以上都不是

25. 胎儿酒精综合征的主要表现是
A. 发育迟缓　　B. 小头　　C. 小眼
D. 短眼裂　　E. 眼距小

26. 产前出生缺陷的诊断方法主要有
A. 羊膜囊穿刺　　B. 绒毛膜活检
C. 超声波检　　D. 脐带穿刺
E. 胎儿镜检查

27. 环境致畸因子包括
A. 生物性致畸剂
B. 物理性致畸剂
C. 致畸性药物
D. 致畸性化学物质
E. 酗酒、大量吸烟、吸毒等其他致畸因子

（二）名词解释

1. 出生缺陷　**2.** 脊髓裂　**3.** 无脑畸形
4. 致畸剂　**5.** 海豹肢畸形

（三）简答题

1. 出生缺陷的类型有哪些？

2. 哪些孕妇应进行出生缺陷的宫内诊断？诊断方法主要有哪些？

3. 神经管缺陷的分类及发生机制有哪些？

4. 引发出生缺陷的环境因素有哪些？

5. 简述致畸剂的作用机制。

三、参考答案

（一）选择题

单项选择题

1. C　**2.** B　**3.** A　**4.** E　**5.** D　**6.** D
7. C　**8.** A　**9.** C　**10.** D　**11.** A　**12.** E
13. A　**14.** C　**15.** B　**16.** A　**17.** D　**18.** E
19. B　**20.** E　**21.** B

多项选择题

22. AC　**23.** ABCDE　**24.** ABCD　**25.** ABCDE
26. ABCDE　**27.** ABCDE

（二）名词解释

1. 出生缺陷：出生缺陷也称为先天畸形，是指患儿在出生时即在外形或体内所形成的（非分娩损失所引起的）可识别的结构和功能缺陷。

2. 脊髓裂：神经管的头部发育增大形成脑，其余部分仍保持管状，形成脊髓。如果由于某种原因神经沟未能关闭，神经组织依然露在外面，通常称为开放性神经管缺陷。如果未关闭局限于脊髓的部分，这种异常称为脊髓裂，脊髓裂必然合并脊柱裂。

3. 无脑畸形：无脑畸形是神经管的头端部分未关闭所致，这种缺损几乎总是通连到一个颈部开放的脊髓。出生时脑是一块露在外面的变性组织，没有颅盖，因而使头部具有特别的外观：眼向前突出，没有颈部，脸面和胸部的表面处在一个平面上。

4. 致畸剂：能够引起出生缺陷的环境因素统称为致畸剂，包括生物性致畸剂、物理性致畸剂、致畸性化学物质、致畸性药物以及其他致畸剂。

5. 海豹肢畸形：20 世纪 60 年代反应停在欧洲和日本曾广泛用于治疗孕妇呕吐，但结果导致大量婴儿四肢畸形，上肢残缺如海豹的鳍片样前肢，称为海豹肢畸形。

（三）简答题

1. 出生缺陷的类型包括：①整胚发育畸形；②胚胎局部发育畸形；③器官和器官局部畸形；④组织分化不良性畸形；⑤发育过度性畸形；⑥吸收不全性畸形；⑦超数和异位发生性畸形；⑧发育滞留性畸形；⑨重复畸形。

2. 下列情况应进行宫内诊断：曾生育过严重畸形儿的孕妇；多次发生自然流产、死胎、死产的孕妇；孕早期服用过致畸药物或有过致畸感染或接触过较多射线的孕妇；长期处于污染环境的孕妇；羊水过多或过少的孕妇。

产前出生缺陷的诊断方法主要有：①通过羊膜囊穿刺吸取羊水，分析胎儿的代谢状况、胎儿的染色体组成、基因是否有缺陷等；②通过绒毛膜活检分析胚体细胞的染色体组成；③在 B 超的引导下将胎儿镜插入羊膜腔中，直接观察胎儿的体表是否发生畸形，并可通过活检钳采集胎儿的皮肤组织和血液等样本做进一步检查；④B 型超声波检查是一种简便易行且安全可靠的宫内诊断方法；⑤将水溶性造影剂注入羊膜腔，便可在 X 线荧屏上观察胎儿的大小和外部畸形；⑥脐带穿刺是在 B 超引导下，于孕中期、孕晚期（17～32 周）经母腹抽取胎儿静脉血，用于染色体或血液学各种检查。

3. 神经管缺陷的发生机制：神经管的头部发育增大形成脑，其余部分仍保持管状，形成脊髓。如果由于某种原因神经沟未能关闭，神经组织依然露在外面，通常称为开放性神经管缺陷。如果未关闭局限于脊髓的部分，这种异常称为脊髓裂，脊髓裂必然合并脊柱裂；而头端部分未关闭称为无脑儿。

分类：无脑儿和各种类型的脊柱裂是最常见的神经管缺陷畸形，其他还有裸脑、脑膨出、脑积水等。

4. 能够引起出生缺陷的环境因素统称为致畸剂，包括生物性致畸剂、物理性致畸剂、致畸性化学物质、致畸性药物以及其他致畸剂。

生物致畸剂包括各种感染因子，特别是病毒。目前已知风疹病毒、巨细胞病毒、单纯疱疹病毒、水痘病毒、弓形虫、梅毒螺旋体等对人类胚胎有致畸作用。离子电磁辐射（包括 α、β、γ、X 射线）有较强的致畸作用，此外发热、噪声和机械性损伤也是有致畸作用的物理因素。致畸性化学物质：食品添加剂、防腐剂、环己基糖精、有机磷农药等均可导致胎儿多种畸形。金属铅、砷、镉、镍、汞等，工业三废（废水、废气、固体废弃物），一些多环芳香碳氢化合物、烷类和苯类化合物，某些亚硝基化合物也都具有致畸作用。致畸性药物：包括一些抗生素（链霉素、四环素等）、多数抗肿瘤药物、某些抗惊厥药物、抗甲状腺药物、激素、反应停、酒精、抗凝血药等。另外，吸烟、吸毒、严重营养不良等因素也都具有一定的致畸作用。

5. 致畸剂的作用机制包括：①诱发基因突变和染色体畸变；②致畸物的细胞毒性作用；③细胞分化过程的某一特定阶段、步骤或环节受到干扰；④母体及胎盘稳态的干扰；⑤非特异性发育毒性作用。

（刘万全）

第九章　肿瘤与遗传

一、重点难点提要

肿瘤是体细胞遗传病，是由一群生长失去正常调控的细胞形成的新生物。肿瘤细胞是一个积累了不同基因突变的体细胞，肿瘤的发生是遗传因素和环境因素共同作用的结果。

（一）肿瘤发生的遗传因素

1. 肿瘤的遗传现象

（1）家族聚集性：癌家族指一个家系中多数成员患不同类型的肿瘤。癌家族中患者的子女患癌的机会比一般人群高，且发病年龄较早，基本符合常染色体显性遗传方式。

家族性癌是一个家族内多个成员患同一类型的肿瘤，也表现一定程度的肿瘤家族聚集现象，与家族成员对这些肿瘤的遗传易感性增高有关。

（2）双生子发病一致性：利用单卵双生子发生肿瘤的一致性可判断遗传因素在各种肿瘤中的重要性。

（3）种族差异：某些肿瘤的发病率在不同种族中有显著性差异。

2. 遗传性肿瘤综合征　某些隐性遗传病患者的染色体容易断裂或对紫外线特别敏感，发生肿瘤的风险高，表明这些疾病与染色体不稳定性之间存在某种联系，因此，将此类疾病统称为遗传性肿瘤综合征或染色体不稳定综合征。

（1）Fanconi 贫血（FA）：AR 遗传病，一种儿童期的骨髓疾病，又称全血细胞减少症。培养的 FA 细胞普遍存在染色体不稳定。儿童期癌症发生的危险性增高，特别是急性白血病。

（2）Bloom 综合征（BS）：染色体不稳定性或基因组不稳定性是 BS 患者细胞遗传学的显著特征。BLM 基因突变有碱基替换、缺失、插入等。患者多在 30 岁前发生各种恶性肿瘤和白血病。

（3）毛细血管扩张性共济失调（AT）：AR 遗传，染色体自发断裂率增高，14q12 为断裂热点，所形成的淋巴细胞白血病常有 $14q^+$的易位。易患白血病、淋巴瘤、免疫缺陷等。

（4）着色性干皮病（XP）；罕见的、致死性 AR 遗传病，XP 患者 DNA 切除修复系统有缺陷。易患恶性黑色素瘤、肉瘤、腺癌等。

3. 遗传性肿瘤

（1）视网膜母细胞瘤（RB）：儿童中一种眼内的恶性肿瘤，临床表现在早期为眼底灰白色肿块，多无自觉症状。肿瘤长入玻璃体内，致瞳孔内出现黄白色光反射（“猫眼”）。眼底镜下可见玻璃体内有白色瘤块和大量白色浑浊点。遗传型：20%～25%，为双侧发病，多在 1 岁半以前发病，可见家族史，常染色体显性遗传；非遗传型：75%～80%，为单侧发病，多在 2 岁以后才发病。*RB* 基因是肿瘤抑制基因（13q14.1）。

（2）Ⅰ型神经纤维瘤：患者沿躯干的外周神经有多发的神经纤维瘤，皮肤上可见多个浅棕色的“牛奶咖啡斑”，腋窝有广泛的雀斑，少数有恶变倾向。*NF1* 基因为抑癌基因（17q11.2）。

（3）神经母细胞瘤：常见于儿童的恶性胚胎瘤，起源于神经嵴。遗传型：20%，AD 遗传，常为多发且发病早；散发型：80%，常为单发且发病晚。*NBL1* 是致病基因（1p36.13）。

（4）肾母细胞瘤：即 Wilms 瘤，是一种婴幼儿肾脏恶性胚胎瘤。遗传型：38%，AD，双侧发病且发病早；散发型：62%，单侧发病且发病晚。Wilms 瘤存在遗传异质性，Ⅰ型 Wilms 瘤的致病基因为 *WT1*（11p13），Ⅱ型 Wilms 瘤的致病基因则为 *H19*（11p15.5）。

（5）家族性结肠息肉：发病率 1/10000，结肠、直肠多发性息肉，十几岁时可癌变。常表现为肠梗阻或血性腹泻，易被误诊为肠炎。该病为遗传性癌前病变的一种。*FPC* 是致病基因，属于抑癌基因（5q21-q22）。

4. 多基因遗传的肿瘤 多基因遗传的肿瘤大多是一些常见的恶性肿瘤，包括乳腺癌、胃癌、肺癌、前列腺癌、子宫颈癌等。

芳羟化酶（AHH）是氧化酶，又是诱导酶，其诱导活性具有遗传多态性。人群中 45%呈低诱导活性，46%呈中等诱导活性，9%呈高诱导活性。AHH 活性高者易将香烟中的多环碳氢化合物活化为致癌物，故易患肺癌。

（二）基因组不稳定性与肿瘤发生

1. DNA 序列不稳定性与肿瘤发生 DNA 序列不稳定性主要表现为核苷酸切除修复(NER)相关不稳定性和微卫星不稳定性。核苷酸切除修复系统缺陷可引起肿瘤细胞发生点突变，称为 NER 相关不稳定性（NI）。

错配修复（MMR）系统缺陷可致碱基插入或丢失，在肿瘤细胞中常表现为可变数目串联重复序列（VNTR）的插入或丢失，其中，微卫星序列的插入或丢失称为微卫星不稳定性（MSI）。

2. 染色体不稳定性（CIN）与肿瘤发生

（1）肿瘤细胞染色体数目异常：肿瘤细胞多数为非整倍体，有超二倍体、亚二倍体、多倍体。实体瘤的染色体数目多在二倍体左右，或在三倍体与四倍体之间。染色体数目变化较小的癌细胞并不意味着恶性程度低。

（2）肿瘤细胞染色体结构异常：结构异常是指由于肿瘤细胞的增殖失控等原因，导致细胞有丝分裂异常并产生染色体断裂、重排，形成特殊结构的染色体，也称标记染色体。特异性标记染色体是指经常出现于同一种肿瘤内的标记染色体。非特异性标记染色体是指有些染色体异常不属于某种肿瘤所特有，即同一种肿瘤内可能有不同的染色体异常；或同一类的染色体异常可出现于不同肿瘤中。

Ph 染色体(费城 1 号染色体)：1960 年 Nowell 等在美国费城发现。慢性粒细胞白血病(CML)患者的骨髓和外周血中，有一个小于 G 组的很小的近端着丝粒染色体，称为 Ph 染色体。约有 95%的 CML 患者可检出 Ph 染色体，所以 Ph 染色体是 CML 的特异性标记染色体。Ph 染色体是 9 号染色体和 22 号染色体发生相互易位而形成，即 t（9；22）（q34；q11）。abl-bcr 融合基因具有增高了的酪氨酸激酶活性，这是 CML 的发病原因。

$14q^+$染色体：90%Burkitt 淋巴瘤（BL）患者有 $14q^+$染色体，$14q^+$染色体是 8 号染色体和 14 号染色体发生相互易位而形成，即 t（8；14）（q24；q32）。8q24 处存在癌基因，14q32 处存在启动子，易位后启动癌基因的激活过程，导致肿瘤发生。

CIN 和 MSI 等基因组不稳定性均可引起人类基因组的遗传学和表遗传学改变，如癌基因激活、抑癌基因失活、杂合性丢失和信号转导通路调节异常等，在肿瘤如胃癌的启动和进展中发挥重要作用。

（3）肿瘤的端粒异常：肿瘤发生早期端粒缩短，可引起端粒末端融合和重组事件发生，致染色体结构和数目异常。多种肿瘤细胞中端粒酶呈阳性，85%～90%的成熟转移癌具有不断更新的端粒酶活性，表明端粒酶可能是一个广泛的肿瘤标志物，可用于肿瘤的诊断。

（三）肿瘤遗传基础与细胞增殖和凋亡

1. 癌基因　癌基因是指能够使细胞发生癌变的基因，首先发现于病毒的基因组中。逆转录病毒基因组中引发肿瘤的序列是高度多样性的，称为病毒癌基因。原癌基因是一类控制细胞增殖与分化的基因。相对于病毒癌基因，细胞中正常的原癌基因又被称为细胞癌基因。

$$\text{原癌基因}\xrightarrow{\text{突变}}\text{癌基因}$$
（细胞癌基因）

（1）细胞癌基因的分类：蛋白激酶类、信号转导蛋白类、生长因子类、核内转录因子类。

（2）细胞原癌基因的激活机制：点突变、染色体易位、基因扩增、病毒诱导与启动子插入、表观遗传水平激活。

2. 抑癌基因　抑癌基因（tumor suppressor gene，TSG）是指在正常细胞中存在的对细胞的增殖、分裂和分化等起负调控作用的一类基因。失活的 TSG 在肿瘤发生发展中发挥与激活的原癌基因同等重要作用。

（1）抑癌基因的分类：抑癌基因所编码的蛋白其主要功能包括以下几类：转录抑制因子类、错配修复蛋白类、信号转导通路抑制类、细胞周期抑制因子类和凋亡诱导因子类。

（2）抑癌基因的失活机制：点突变、缺失突变、插入、表观遗传学失活。

3. 肿瘤发生与细胞周期调控　涉及肿瘤发生发展的细胞周期检查点包括：①G1-S 检查点；②G2-M 检查点；③纺锤体检查点。多数肿瘤中 G1-S 检查点失活，其中，三个抑癌基因 *RB1*、*TP53* 和 CDKV2A 处于核心地位，而且是肿瘤细胞中最常见的异常基因。

RB1 基因在正常细胞中广泛表达，其产物 RB 为核蛋白，磷酸化使其失活，去磷酸化使其激活。去磷酸化 RB 结合并失活细胞转录因子 E2F，而后者具有促进细胞周期进展的作用。在细胞进入 S 期前 2～4 小时，RB 被磷酸化，解除了对 E2F 的抑制，使细胞进入 S 期。

与 *RB1* 基因一样，*TP53* 基因在正常细胞中广泛表达，其产物 p53 为核蛋白。当细胞 DNA 损伤后，p53 蛋白积聚，使 P21 基因表达上调，阻滞细胞于 G1 期，在细胞进入 S 期前修复损伤的 DNA。*TP53* 基因异常几乎见于人类的所有肿瘤。

（四）肿瘤发生的遗传理论

1. 单克隆起源理论　肿瘤细胞是由单个突变细胞增殖而成，即肿瘤是突变细胞的单克隆增殖细胞群，称为肿瘤的单克隆起源。但肿瘤生长演进过程中会出现异质性，演变为多克隆性。

在某种肿瘤内，如果某种细胞系生长占优势或细胞百分数占多数，此细胞系就称为该肿瘤的干系。干系的染色体数目称为众数。细胞生长处于劣势的其他核型的细胞系称为旁系。

由于细胞内外环境的影响，干系和旁系的地位可以相互转变。

2. Knudson 二次打击学说　人体每一细胞要发生两次突变才能变成肿瘤细胞。遗传性肿瘤的第一次突变发生在生殖细胞，体细胞只要再有一次突变，即可转变为恶性肿瘤细胞。这种肿瘤可遗传，常有家族史，年轻发病，呈多发性或双侧性。散发性肿瘤，两次突变均需发生在同一个体细胞内，因而发病率低，常单发，发病较晚。二次打击学说解释了视网膜母细胞瘤的遗传性与散发性，以及遗传性视网膜母细胞瘤的显性遗传与肿瘤抑制基因（隐性基因）的关系。

3. 肿瘤的多步骤损伤学说　细胞癌变往往需要多个癌相关基因的协同作用，要经过多个阶段的演变，其中不同阶段涉及不同的癌相关基因的激活与失活。不同癌相关基因的激活与失活在时间上有先后顺序，在空间位置上也有一定的配合，所以癌细胞表型的最终形成是这些被激活与失活的癌相关基因共同作用的结果。在恶性肿瘤的起始阶段，原癌基因激活的方式主要表现为逆转录病毒的插入和原癌基因点突变，而染色体重排、基因重组和基因扩增等激活方式的表现则意味着恶性肿瘤进入演进阶段。正是由于各种原癌基因发生了量变和质变，导致表达异常，造成细胞分裂和分化失控，通过多阶段演变而转化为癌细胞。

二、自 测 题

（一）选择题

单项选择题

1. 共济失调性毛细血管扩张症是

A. AD 遗传病　B. AR 遗传病　C. XD 遗传病　D. XR 遗传病　E. Y 连锁遗传病

2. 着色性干皮病患者易患

A. 肝癌　B. 全血细胞减少症　C. 皮肤癌　D. 白血病　E. 肺癌

3. Fanconi 贫血的主要表现为

A. 发育正常　B. 全血细胞减少症　C. 对光敏感　D. 白血病发生率低　E. 易患皮肤癌

4. 视网膜母细胞瘤为一种眼部恶性肿瘤，遗传方式为

A. AR　B. AD　C. XD　D. XR　E. 多基因遗传

5. 肺癌属于（　　）的肿瘤

A. 多基因遗传　B. 染色体不稳定综合征　C. 遗传易感性　D. 染色体畸变引起　E. 单基因遗传

6. Wilms 瘤的特异性标志染色体是

A. Ph 小体　B. 13q 缺失　C. 8、14 易位　D. 11p 缺失　E. 11q 缺失

7. 下列属于癌前病变的疾病是

A. 视网膜母细胞瘤　B. 肾母细胞瘤　C. Bloom 综合征　D. 家族性结肠息肉　E. Fanconi 贫血

8. 在某种肿瘤中，如果某种肿瘤细胞系生长占优势或细胞百分数占多数，此细胞系就称为该肿瘤的

A. 干系　B. 旁系　C. 众系　D. 标志系　E. 非标志系

9. Burkitt 淋巴瘤的特异性标志染色体是

A. Ph 小体　B. 13q 缺失　C. 14q+　D. 11p 缺失　E. 11q 缺失

10. 慢性粒细胞性白血病的特异性标志染色体是

A. Ph 小体　B. 13q 缺失　C. 8、14 易位　D. 11p 缺失　E. 11q 缺失

11. 宿主细胞的 DNA 序列中与病毒癌基因序列具有同源性的基因称为

A. 癌基因　B. 细胞癌基因　C. 病毒癌基因　D. 抑癌基因　E. 肿瘤抑制基因

12. 患者常见的临床表现包括身材矮小，慢性感染，免疫功能缺陷，日光敏感性面部红斑和轻度颜面部畸形，且多在 30 岁前发生各种肿瘤和白血病。这种疾病是

A. 21 三体综合征　B. 肺癌　C. 肾母细胞瘤　D. 家族性结肠息肉综合征　E. Bloom 综合征

13. 能够使细胞发生癌变的基因统称为

A. 癌基因　B. 细胞癌基因　C. 病毒癌基因　D. 抑癌基因　E. 原癌基因

14. 在肿瘤细胞内常见到结构异常的染色体，如果一种异常的染色体较多地出现在某种肿瘤的细胞内，就称为

A. 染色体畸变　B. 染色体变异　C. 染色体脆性　D. 标记染色体　E. 异常染色体

15. 多数恶性肿瘤的发生机制都是在（　　）的基础上发生的

A. 微生物感染　B. 放射线照射　C. 化学物质中毒　D. 遗传物质改变

E. 大量吸烟

16. *RB* 基因是

A. 细胞癌基因　B. 癌基因

C. 抑癌基因　D. 肿瘤转移基因

E. 肿瘤转移抑制基因

17. 肿瘤发生的二次打击学说中，第二次突变发生在

A. 体细胞　B. 卵子

C. 原癌细胞　D. 癌细胞

E. 精子

18. “两次打击学说”怎样解释遗传性癌肿的起因

A. 第一次突变发生在亲代的体细胞中，第二次突变发生在子代的体细胞中

B. 两次突变都发生在同一个体的体细胞中

C. 两次突变都发生在亲代生殖细胞中

D. 一次突变发生在亲代的生殖细胞中，另一次突变发生在子代的体细胞中

E. 以上都不对

多项选择题

19. 肿瘤细胞中经常可以看到基因扩增现象，扩增的 DNA 片段存在方式有

A. 点突变　B. 易位　C. 缺失

D. 双微体　E. 均质染色区

20. 多基因遗传的肿瘤包括

A. 乳腺癌　B. 胃癌　C. 肺癌

D. 子宫颈癌　E. 肾母细胞瘤

21. 染色体不稳定综合征有

A. 共济失调性毛细血管扩张症

B. Bloom 综合征

C. Fanconi 贫血症

D. 着色性干皮病

E. 以上都不是

22. 就功能而言，癌基因可分为

A. 生长因子类　B. 生长因子受体类

C. 蛋白激酶类　D. 信号传递蛋白类

E. 核内转录因子类

23. 下列哪些基因为抑癌基因

A. *RB*　B. *p53*　C. *RAS*

D. *P16*　E. *MYC*

24. 较为多见的单基因遗传的肿瘤有

A. 视网膜母细胞瘤　B. 肾母细胞瘤

C. 神经母细胞瘤　D. 白血病

E. 乳腺癌

25. 着色性干皮病的特点有

A. 患者对光敏感　B. AR 遗传

C. 易患皮肤癌

D. 培养的细胞中常见四射体结构

E. 核苷酸切除修复途径缺陷

26. 细胞中原癌基因可以通过一些机制而被激活，出现基因表达或过表达，从而使细胞癌变，这些机制包括

A. 点突变

B. 染色体易位

C. 基因扩增

D. 病毒诱导与启动子插入

E. 基因缺失

27. 在恶性肿瘤的起始阶段，原癌基因激活的方式主要表现为

A. 原癌基因的点突变　B. 染色体重排

C. 基因扩增　D. 反转录病毒的插入

E. 基因重组

28. 肿瘤的基因组不稳定性包括

A. 微卫星不稳定性

B. 核酸切除修复不稳定性

C. 染色体不稳定性

D. 端粒酶活性不稳定性

E. 膜不稳定性

（二）名词解释

1. 特异性标记染色体　**2.** 染色体不稳定综合征

3. 癌基因　**4.** 肿瘤抑制基因　**5.** 原癌基因

6. 微卫星不稳定性　**7.** 干系　**8.** Ph 小体

9. 二次打击学说　**10.** 癌家族

（三）简答题

1. 简述视网膜母细胞瘤的分类、特点及发病机制。

2. 试述癌基因在肿瘤发生中的作用？原癌基因与癌基因的关系及激活方式？

3. 如何说明肿瘤的发生与遗传相关？

（四）案例讨论

患者，男，49 岁；因“脾大，间断憋气咳嗽一月余，咳嗽，无发热”入院。

白细胞 79. 6×10^9/L，血红蛋白 136g/L，血小板 1190×10^9/L。骨髓活检：骨髓增生极度活跃（>90%），粒红比例明显增大（>10∶1），粒系各阶段细胞可见，以中幼及以下阶段细胞为主，嗜酸性粒细胞易见，红系细胞少见，巨核细胞多见，散在及成簇分布，胞体大小不一，部分细胞核浓染，分叶少的巨核细胞及裸核巨核细胞易见；纤维组织增生明显。染色体检查见图 4-1；基因检测见图 4-2。

问题：**1.** 写出该患者的核型（简式）。

2. 患者最有可能患何种疾病，试诊断并分析。

3. 试解释该病的遗传学发病机制。

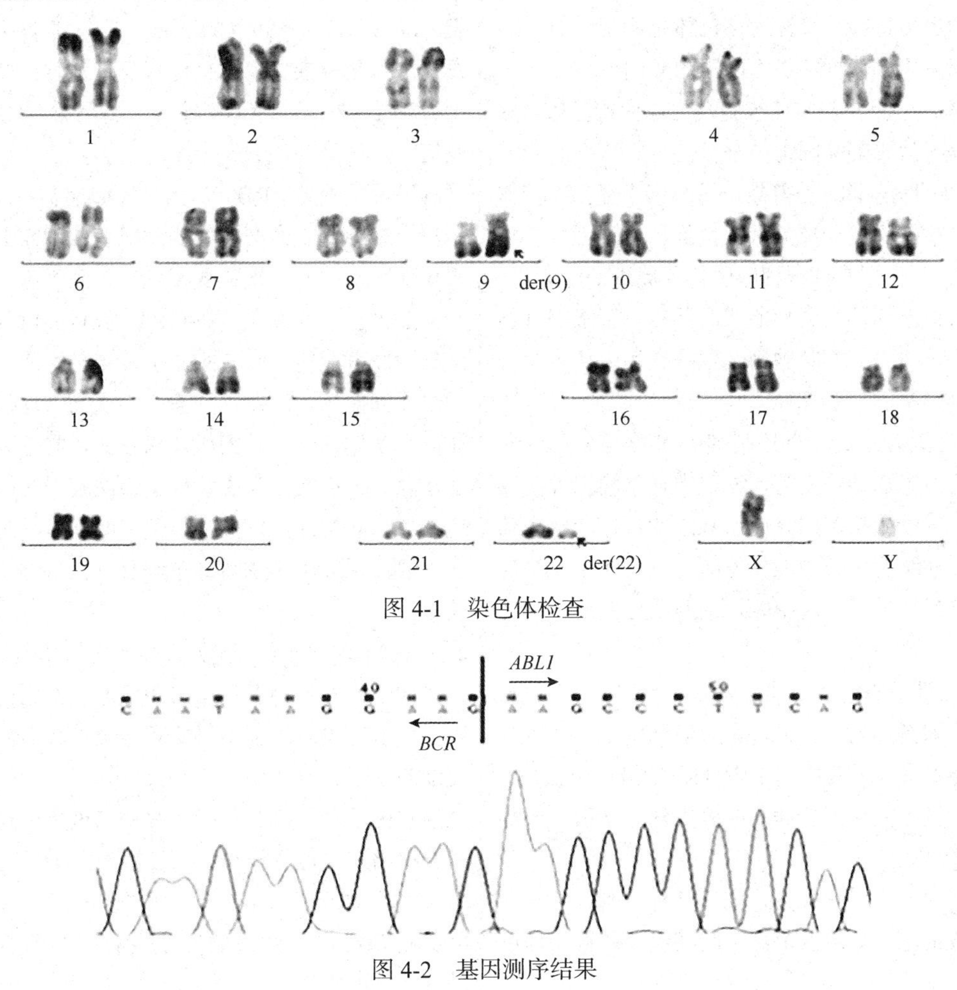

图 4-1　染色体检查

图 4-2　基因测序结果

三、参考答案

（一）选择题

单项选择题

1. B　**2.** C　**3.** B　**4.** B　**5.** A　**6.** D

7. D　**8.** A　**9.** C　**10.** A　**11.** B　**12.** E

13. A　**14.** D　**15.** D　**16.** C　**17.** A　**18.** D

多项选择题

19. DE　**20.** ABCD　**21.** ABCD　**22.** ACDE

23. ABD　**24.** ABC　**25.** ABCE　**26.** ABCD

27. AD　**28.** ABCD

（二）名词解释

1. 特异性标记染色体：由于肿瘤细胞增殖失控等原因导致细胞有丝分裂异常，产生染色体断裂、重排，形成特殊结构的染色体，称标记染色体。经常出现于同一种肿瘤内的标记染色体称为特异性标记染色体。

2. 染色体不稳定综合征：人类一些以体细胞染色体断裂为主要表现的综合征，多具有 AR、AD 和 XR 的遗传特性，统称为染色体不稳定综合征，它们具有不同程度的易患肿瘤的倾向。

3. 癌基因：是指能够使细胞发生癌变的基因，首先发现于病毒的基因组中。

4. 肿瘤抑制基因：是人类正常细胞中存在的能够抑制肿瘤发生的一类基因，也称抗癌基因（抑癌基因）。其作用是抑制细胞生长，促进细胞分化。一对抑癌基因均丧失功能或失活后，形成隐性纯合状态才失去其抑制肿瘤发生的作用，所以也称为隐性癌基因。

5. 原癌基因：是一类控制细胞增殖与分化的基因。相对于病毒癌基因，细胞中正常的原癌基因又被称为细胞癌基因。原癌基因的蛋白产物在信号转导和细胞生长的调控方面起重要作用，当这些调节或转导发生改变时，细胞即可能发生恶性转化。

6. 微卫星不稳定性：错配修复（MMR）系统缺陷可致碱基插入或丢失，在肿瘤细胞中常表现为可变数目串联重复序列（VNTR）的插入或丢失，其中，微卫星序列的插入或丢失称为微卫星不稳定性（MSI）。

7. 干系：在某种肿瘤内，如果某种细胞系生长占优势或细胞百分数占多数，此细胞系就称为该肿瘤的干系。

8. Ph 小体：慢性粒细胞白血病（CML）患者的骨髓和外周血中，有一个小于 G 组的很小的近端着丝粒染色体，称为 Ph 染色体。约有 95%的 CML 患者可检出 Ph 染色体，所以 Ph 染色体是 CML 的特异性标记染色体。

9. 二次打击学说：人体每一细胞要发生两次突变才能变成肿瘤细胞。遗传性肿瘤的第一次突变发生在生殖细胞，体细胞只要再有一次突变，即可转变为恶性肿瘤细胞。

10. 癌家族：指一个家系中多数成员患不同类型的肿瘤。癌家族中患者的子女患癌的机会比一般人群高，且发病年龄较早，基本符合常染色体显性遗传方式。

（三）简答题

1. 视网膜母细胞瘤有遗传型和非遗传型。遗传型：20%～25%，为双侧发病，多在 1 岁半以前发病，可见家族史，常染色体显性遗传；非遗传型：75%～80%，为单侧发病，多在 2 岁以后才发病。

视网膜母细胞瘤（RB）基因是肿瘤抑制基因。人体每一细胞要发生两次突变才能变成肿瘤细胞。遗传性肿瘤的第一次突变发生在生殖细胞，体细胞只要再有一次突变，即可转变为恶性肿瘤细胞。这种肿瘤可遗传，常有家族史，年轻发病，呈多发性或双侧性。散发性肿瘤，二次突变均需发生在同一个体细胞内，因而发病率低，常单发，发病较晚。二次突变学说解释了视网膜母细胞瘤的遗传性与散发性，以及遗传性视网膜母细胞瘤的显性遗传（AD）与肿瘤抑制基因（隐性基因）的关系。

2. 癌基因是指能够使细胞恶性转化的基因。在正常人体中原癌基因多处于封闭状态，不表达或低表达。一对原癌基因中只要有一个被激活，即可使细胞趋于恶性转化。

原癌基因的激活机制包括点突变、染色体易位、基因扩增、病毒诱导与启动子插入。

3. 双生子调查、系谱分析、遗传流行病学和染色体分析都已证实肿瘤的发生具有明显的遗传基础。

单基因遗传的肿瘤：视网膜母细胞瘤、神经母细胞瘤、肾母细胞瘤。

一些单基因遗传的疾病和综合征，有不同程度的恶性肿瘤倾向，称为癌前病变，大部分为常染色体显性遗传。有家族性结肠息肉病、Ⅰ型神经纤维瘤。

多基因遗传的肿瘤大多是一些常见的恶性肿

瘤，包括乳腺癌、胃癌、肺癌、前列腺癌、子宫颈癌等。

人类一些以体细胞染色体断裂为主要表现的综合征，多具有 AR、AD 和 XR 的遗传特性，统称为染色体不稳定综合征，它们具有不同程度的易患肿瘤的倾向。有毛细血管扩张性共济失调、Bloom 综合征、着色性干皮病、Fanconi 贫血。

肿瘤细胞的染色体数目异常，肿瘤细胞多数为非整倍体。肿瘤细胞的染色体结构异常。特异性标记染色体是指经常出现于同一种肿瘤内的标记染色体，Ph 染色体是慢性粒细胞白血病的特异性标记染色体，90% Burkitt 淋巴瘤患者有 $14q^{+}$染色体。非特异性标记染色体是指有些染色体异常不属于某种肿瘤所特有，即同一种肿瘤内可能有不同的染色体异常；或同一类的染色体异常可出现于不同肿瘤中。

（四）案例讨论

1. 46，XY，t（9；22）

2. 结合患者临床表现、实验室检查、染色体核型和基因检测结果，患者可能患有慢性粒细胞白血病。Ph 染色体是慢性粒细胞白血病（CML）的特异性标记染色体，95%的 CML 患者的 Ph 小体为阳性。

3. 由于 9 号染色体与 22 染色体发生相互易位，导致融合基因 *BCR-ABL1* 形成，该融合基因具有增高了的酪氨酸激酶活性，从而导致白血病的形成。

（张明龙）

第十章　表观遗传学

一、重点难点提要

表观遗传学（epigenetics）研究“无关”DNA 序列结构改变的基因表达遗传变化，涉及 DNA 甲基化、组蛋白修饰和非编码 RNA 调节等过程。

（一）表观遗传机制

1. DNA 甲基化（DNA methylation）　是基因组 DNA 上的胞嘧啶第 5 位碳原子和甲基基团间的共价结合，胞嘧啶由此被修饰为 5-甲基胞嘧啶（5-methylcytosine，5-mC）。5-mC 主要存在于 CpG 二联核苷酸中，CpG 二联核苷酸常以成簇串联的形式排列，富集在结构基因 5′端附近，该区域称为 CpG 岛（CpG islands）。DNA 甲基化一般与基因沉默（gene silence）相关联；非甲基化一般与基因活化相关联；去甲基化（demethylation）一般与沉默基因的重新激活相关联。

DNA 的甲基化修饰依赖 DNA 甲基转移酶（DNA methyltransferase，DNMTs）催化完成。DNMTs 以及 DNA 去甲基化酶（DNA demethylase）在 DNA 甲基化型的建立、维持和改变中相互协调，是表观遗传调节基因表达的重要基础之一。

基因组印记是一种 DNA 甲基化介导的表观遗传调节形式，是指两个亲本等位基因的差异性甲基化造成了一个亲本等位基因的沉默，另一个亲本等位基因保持单等位基因活性。

2. 组蛋白修饰　构成核小体的组蛋白氨基端部分可以被多种酶进行各种修饰，如磷酸化、乙酰化、甲基化、泛素化等，称为组蛋白修饰，其中组蛋白乙酰化和甲基化是最重要的修饰方式。组蛋白的这类修饰可以改变 DNA-组蛋白的相互作用，使染色质的构型发生改变，称为染色质重塑。

组蛋白中不同氨基酸残基的乙酰化预示着开放的常染色质构型以及转录活性区域，而组蛋白的甲基化既与浓缩的异染色质以及基因转录抑制相关，也可以与转录活性关联。组蛋白的修饰可以相互影响，并和染色体 DNA 甲基化相互作用。组蛋白的修饰对基因表达的影响显示表观遗传调节的极端复杂性。

3. 非编码 RNA　真核细胞中存在一类 RNA 分子，既不被翻译成蛋白质，也缺乏 tRNA 和 rRNA 的功能，但可以在各个水平参与基因表达调节，被称为非编码 RNA（non-coding RNA，ncRNA）。ncRNA 包括小 ncRNA 和长链 ncRNA（long ncRNA，lncRNA）。由 20～30 核苷酸（nt）构成的小 ncRNA 分为三类：short interfering RNA（siRNA）、microRNA（miRNA）和 piwi-interacting RNA（piRNA）。

lncRNA 是指大于 200 个核苷酸并显著缺乏蛋白表达的功能转录子。lncRNA 也具有 5′端的甲基化鸟苷帽，并常被剪接和多聚腺苷化修饰。

Dicer 酶是特异识别 dsRNA 的核糖核酸酶Ⅲ（ribonucleaseⅢ，RNaseⅢ）家族成员之一，它能介导形成不同种类的 RNA 诱导沉默复合体（RNA-induced silencing complex，RISC），RISC 可以分别通过抑制转录或翻译、促进异染色质形成以及加速 RNA 或 DNA 降解等机制，从而实现对各种靶基因的表达调控。

（二）表观遗传病

1. 综合征与表观遗传

（1）脆性 X 染色体综合征：脆性 X 综合征（fragile X syndrome，FXS）是一种严重的遗传性智力障碍综合征。绝大多数男性患者的临床特征包括智力低下、出生时体重大、脸部长而窄、大头、前额凸出、大耳朵、唇厚、下唇突出、巨睾。70%的女性携带者智力表现正常，仅有 30%女性杂合子表现出不同程度的智力低下。

脆性 X 智力低下基因 1（fragile X mental retardation gene l，FMR1）是本病的致病基因。在基因的 5′非翻译区存在一段数目可变的（CGG）$_n$重复序列，正常人群 FMR1 基因的（CGG）$_n$重复次数在 5～50 拷贝。50～200 拷贝时称为前突变，200 拷贝以上称为全突变。（CGG）*n* 拷贝数的扩展是随着世代而不断进行的，被称为动态突变。（CGG）$_n$重复序列的上游 250bp 处存在 CpG 岛。CpG 岛在前突变时通常不会甲基化，而在全突变时则高度甲基化，高度甲基化会导致 FMR1 的基因沉默。

（2）Prader-Willi 综合征（PWS）和 Angelman 综合征（AS）：二者均属于遗传印记异常导致的遗传疾病。PWS 的临床特征是新生儿及婴儿期肌张力减小，呼吸困难，儿童期食欲旺盛易导致肥胖，身材矮小，并伴有智力低下，由于促性腺激素分泌不足导致的性腺功能减退。AS 的特点是严重的运动及智力障碍，语言功能障碍，共济失调和以巨大下颌及张口吐舌为特征的特殊面容。大约 70%的 PWS 及 AS 患者均为染色体 15q11-13 区域缺失，如果这种缺失是发生在来自父源的 15 号染色体上，表现为 PWS；如果缺失发生在来自母源的 15 号染色体上，则表现为 AS。

（3）Beckwith-Wiedemann 综合征：是一种过度生长的综合征，并伴随着儿童期癌症易感性增加。以新生儿低血糖，巨舌，巨内脏，腹壁缺损（脐疝、腹裂）为主要特点。BWS 患儿伴发实体恶性肿瘤的趋势增高，常见肾母细胞瘤和肝母细胞瘤。BWS 是由于定位于染色体 11p15.5 区段的部分基因异常所致。该区域是基因组中高度保守的一个区域，至少含有 12 个成簇排列的印记基因，印记缺失会导致该疾病的发生。

（4）Rett 综合征：是一种严重影响儿童精神运动发育的疾病。患者主要累及女性，通常患者在出生后的 6～18 个月就出现发育迟滞，头部生长迟缓，随后精神运动显著倒退，出现经典的手部刻板运动，语言能力丧失，部分患儿会出现惊厥发作。Rett 综合征是一种 X 连锁基因突变所致的遗传病。MECP2 是 Rett 综合征的主要致病基因。

2. 肿瘤的表观遗传　经典的遗传突变可以诱导肿瘤的发生，而表观遗传结合经典遗传的改变则协同决定着肿瘤的发展。DNA 甲基化的丢失是肿瘤组织中最早观察到的表观遗传改变之一。DNA 甲基化异常既可以影响基因组的稳定性，又可以通过 DNA 甲基转移酶表达和关键基因 CpG 岛甲基化异常而诱导肿瘤的发生发展。

尽管整个肿瘤基因组显示低甲基化水平，但是基因组的某些区域仍处于高甲基化状态，其机制涉及 DNMT 酶的过表达，从而这些酶在肿瘤细胞中相互配合起始和维持新建立的甲基化模式。

在人类肿瘤中，miRNA 表达谱不同于正常组织，即使在不同类型的肿瘤之间也表现为特异的表达谱。miRNA 既可以行使原癌基因的作用，又可具有肿瘤抑制子的作用，体现了在肿瘤发生中的关键潜在功能。

二、自 测 题

（一）选择题

单项选择题

1. 下列哪种酶参与 DNA 甲基化修饰

A. HGPRT　B. PAH　C. GP6D

D. Dicer　E. DNMTs

2. 组蛋白的甲基化

A. 仅与浓缩异染色质有关

B. 既与浓缩异染色质及基因转录受抑有关，也与转录活性关联

C. 仅与转录活性相关

D. 仅与基因转录有关

E. 仅与开放常染色质关联

3. DNA 甲基化发生在

A. 胞嘧啶第 3 位 C 原子

B. 胞嘧啶第 5 位 C 原子

C. 胸腺嘧啶第 5 位 C 原子

D. 鸟嘌呤第 3 位 C 原子

E. 鸟嘌呤第 5 位 C 原子

4. 下列哪类疾病不属于表观遗传病的是

A. 脆性 X 染色体综合征

B. Edwards 综合征

C. Prader-Willi 综合征

D. Angelman 综合征

E. Beckwith-Wiedemann 综合征

5. DNA 复制过程中，维持 DNA 甲基化的酶是

A. DNA 聚合酶　B. DNMT3a　C. DNMT1

D. DNMT3b　E. 拓扑异构酶

6. 关于肿瘤与表观遗传，下列说法错误的是

A. 肿瘤基因组大体上呈低甲基化水平

B. 肿瘤抑制基因呈高甲基化水平

C. 肿瘤抑制基因呈低甲基化水平

D. 染色质重塑参与原癌基因的转化

E. 人类肿瘤中 miRNA 表达谱大体呈现下降趋势

7. 关于脆性 X 染色体综合征，下列说法正确的是

A. 静态突变导致

B. （CGG）$_n$ 小于 200 次为全突变

C. 常染色体显性遗传病

D. DNA 甲基化导致 FMR1 沉默

E. （CGG）$_n$ 大于 200 次为前突变

8. 下列哪种疾病与表观遗传修饰无关

A. Rett 综合征　B. Angelman 综合征

C. 乳腺癌　D. 胱氨酸尿症

E. Prader-Willi 综合征

9. miRNA 参与沉默基因表达时，与 mRNA 的哪个区域结合

A. 3′-UTR　B. 5′-UTR　C. 启动子

D. 终止密码子　E. PolyA 尾

10. Dicer 酶与以下哪种酶特异性结合

A. DNA 连接酶　B. 拓扑异构酶

C. 解旋酶　D. DNA 聚合酶

E. RNA 聚合酶

多项选择题

11. 人体表观遗传学机制包括

A. DNA 甲基化　B. 组蛋白修饰

C. 染色体重塑　D. 非编码 RNA 调控

E. 基因突变

12. 下列哪些是表观遗传现象的特点

A. DNA 甲基化　B. 组蛋白乙酰化

C. 不可逆性　D. 染色质重塑

E. 基因序列改变

13. 下列疾病与基因组印记有关的是

A. Angelman 综合征　B. Prader-Willi 综合征

C. 白化病　D. 先天性耳聋

E. 并指症

14. 下列哪些疾病与表观遗传修饰有关

A. 脆性 X 染色体综合征　B. 烧伤

C. 血友病　D. 白血病

E. Rett 综合征

15. 下列属于非编码 RNA 的是

A. tRNA　B. piRNA　C. lncRNA

D. siRNA　E. miRNA

（二）名词解释

1. DNA 甲基化　**2.** 组蛋白修饰　**3.** 染色体重塑

4. 非编码 RNA

（三）简答题

1. 试述 CpG 岛的特点。
2. 非编码 RNA 的分类和功能有哪些？
3. 试述 DNA 甲基化与肿瘤发病机制的关系。

三、参考答案

（一）选择题

单项选择题

1. E　2. B　3. B　4. B　5. C　6. C　7. D
8. D　9. A　10. E

多项选择题

11. ABCD　12. ABD　13. AB　14. ADE
15. BCDE

（二）名词解释

1. DNA 甲基化：DNA 甲基化是基因组 DNA 上的胞嘧啶第 5 位碳原子和甲基基团间的共价结合，胞嘧啶由此被修饰为 5-甲基胞嘧啶（5-mC）。
2. 组蛋白修饰：构成核小体的组蛋白氨基端部分可以被多种酶进行各种修饰，如磷酸化、乙酰化、甲基化、泛素化等，称为组蛋白修饰。
3. 染色体重塑：组蛋白修饰可以改变 DNA-组蛋白的相互作用，使染色质的构型发生改变，称为染色质重塑。
4. 非编码 RNA：真核细胞中存在一类 RNA 分子，既不被翻译成蛋白质，也缺乏 tRNA 和 rRNA 的功能，但可以在各个水平参与基因表达调节，被称为非编码 RNA。

（三）简答题

1. CpG 岛的特点：哺乳动物基因组 DNA 中 5-mC 占胞嘧啶总量的 2%～7%，主要存在于 CpG 二联核苷酸（CpG doublets）中。CpG 二联核苷酸常以成簇串联的形式排列，富集在结构基因 5′端附近，该区域称为 CpG 岛（CpG islands）。在哺乳类基因启动子中，约 40%含有 CpG 岛。CpG 岛中的 5-mC 会通过多种机制阻碍转录因子复合体与 DNA 的结合，从而参与基因沉默。
2. 非编码 RNA 的分类和功能：ncRNA 包括小 ncRNA 和长链 ncRNA（long ncRNA，lncRNA）。其中，由 20～30 核苷酸（nt）构成的小 ncRNA 分为三类：short interfering RNA（siRNA）、microRNA（miRNA）和 piwi-interacting RNA（piRNA）。miRNA 主要行使内源性基因调节子的作用，siRNAs 则在维护基因组完整性方面起作用，如主要针对病毒，转座子和转基因等外源入侵的核酸。piRNA 主要存在于动物体内，集中在生殖细胞中行使功能。lncRNA 是指大于 200 个核苷酸并显著缺乏蛋白表达的功能转录子。lncRNA 也具有 5′端的甲基化鸟苷帽，并常被剪接和多聚腺苷化修饰。广义上 lncRNA 可以来自不同类型 RNA 的转录子，包括增强子 RNAs、snoR-NA、基因间转录子，同义或反义方向重叠的转录子等。lncRNA 主要存在细胞核内，平均表达水平较蛋白编码基因低。
3. DNA 甲基化与肿瘤发病机制的关系：DNA 甲基化的丢失是肿瘤组织中最早观察到的表观遗传改变之一。DNA 甲基化异常既可以影响基因组的稳定性，又可以通过 DNA 甲基转移酶表达和关键基因 CpG 岛甲基化异常而诱导肿瘤的发生发展。

重复元件构成了基因组的 50%，正常时处于高度甲基化状态。而在肿瘤组织中，该区域常呈低甲基化状态，这些区域的低甲基化则可导致染色质解浓缩，并通过易位使染色体重排，进而诱导广泛的基因组不稳定。

尽管整个肿瘤基因组显示低甲基化水平，但是基因组的某些区域仍处于高甲基化状态，其机制涉及 DNMT 酶的过表达，从而这些酶在肿瘤细胞中相互配合起始和维持新建立的甲基化模式。

在肿瘤细胞基因组中，启动子区域的 CpG 岛则以超甲基化状态为特征。相比较而言，肿瘤组织基因间 CpG 位点的低甲基化水平常诱导基因组不稳定，CpG 岛的超甲基化则通过沉默肿瘤抑制基因的表达而促进肿瘤的发生和发展。

肿瘤中超甲基化和低甲基化似乎是两种相反的力量，但这种模式确实可在同一肿瘤组织中共存，仅是发生在基因组不同区域而已。由于低甲基化或超甲基化引起的表观遗传异常以多种方式相互作用，从而产生不同亚型的肿瘤。这种模式是稳定的，但是并不是不可逆转，而是随着细胞环境的变化而改变，归咎于肿瘤细胞表观基因组的复杂性。

（张明龙）

第十一章　遗传病的诊断、治疗与遗传咨询

一、重点难点提要

（一）遗传病的诊断

1. 临症诊断

（1）病史、症状和体征

1）家族史：遗传病大多有家族聚集倾向，病史采集的关键是材料的真实性和完整性。

2）婚姻史：婚龄、次数、配偶、有无近亲婚配。

3）生育史：育龄、子女数及健康状况、流产、死产和早产史（如果异常，则了解产伤、窒息、病毒、致畸剂等）。

4）症状与体征：遗传病除有和其他疾病相同的症状和体征外，有些遗传病又有其本身所特有的症状和体征，从而为诊断提供线索，如智力低下同时伴有霉臭尿味提示为苯丙酮尿症。

（2）系谱分析：系谱分析可以有效地记录遗传病的家族史，确定遗传病的遗传方式，还能用于遗传咨询中个体患病风险的计算和基因定位中的连锁分析。绘制系谱的过程中要注意以下几点：①系统、完整；②去伪存真；③新的基因突变。

单基因遗传病的分析应注意遗传异质性、外显不全、延迟显性。线粒体遗传病主要表现为晚发，并呈进行性加重，母系遗传。多基因遗传病是一大类常见的疾病，有家族聚集倾向，但不遵循孟德尔遗传规律。有特殊遗传方式的疾病，包括遗传印迹、动态突变等。

（3）细胞遗传学检查：细胞遗传学检查也称染色体检查或核型分析。适应证包括：智能发育不全、生长迟缓或伴有其他先天畸形者；夫妇中有染色体异常，如平衡易位、嵌合体等；家族中已发现染色体异常或先天畸形个体；多发性流产的妇女及其丈夫；原发闭经和男女不育症患者；35 岁以上的高龄孕妇；有两性外生殖器畸形者。

X 染色质检查：Turner 综合征（45，X），X 染色质阴性；Klinefelter 综合征（47，XXY），X 染色质阳性。

Y 染色质检查：XYY 男性有 2 个 Y 染色质，正常男性只有 1 个 Y 染色质。

染色体荧光原位杂交（FISH）：应用标记的特异性 DNA 探针与玻片上的细胞中期染色体或间期核的 DNA 进行荧光原位杂交，检测非整倍体，染色体微小缺失、插入、易位、倒位或扩增等结构异常。

（4）生物化学检查

1）代谢产物的检测：酶缺陷导致一系列生化代谢紊乱，从而使代谢中间产物、底物、终产物、旁路代谢产物发生变化。

2）酶和蛋白质的分析：基因突变引起的单基因病主要是特定的酶和蛋白质的质和量改变的结果。检测酶和蛋白质的材料主要来源于血液和特定的组织、细胞，如肝细胞、皮肤成纤维细胞、肾、肠黏膜细胞等。

2. 出生前诊断　又称产前诊断，是采用羊膜腔穿刺或绒毛取样法等，对羊水、羊水细胞和

绒毛进行遗传学检验，对胎儿的染色体、基因进行分析诊断，是预防遗传病患儿出生的有效手段，越来越广泛地被应用。

（1）出生前诊断对象：①夫妇之一有染色体畸变，特别是平衡易位携带者，或者夫妇染色体正常，但生育过染色体病患儿的孕妇；②35 岁以上的高龄孕妇；③夫妇之一有开放性神经管畸形，或生育过这种畸形患儿的孕妇；④夫妇之一有先天性代谢缺陷，或生育过这种患儿的孕妇；⑤X 连锁遗传病致病基因携带者孕妇；⑥有习惯性流产史的孕妇；⑦羊水过多的孕妇；⑧夫妇之一有致畸因素接触史的孕妇；⑨有遗传病家族史，又系近亲结婚的孕妇。

注意：已出现先兆流产、妊娠时间过长、有出血倾向者的孕妇不宜做产前诊断。

（2）出生前诊断的方法：①B 超检查；②X 线检查；③羊膜腔穿刺；④绒毛取样法；⑤脐带穿刺术；⑥胎儿镜检查；⑦分离孕妇外周血中的胎儿细胞；⑧植入前诊断。

3. 基因诊断 又称为 DNA 分析法，指利用 DNA 重组技术直接从 DNA 水平上检测人类遗传性疾病的基因缺陷。1978 年，华裔学者简悦威（Kan YW）等第一次利用重组 DNA 技术成功实现了对镰状细胞贫血症的产前诊断，开创了遗传病基因诊断的新时期。

（1）用于基因诊断的标本：症状前诊断——外周血细胞；产前诊断——孕早期的绒毛细胞、孕中期的羊水胎儿脱落细胞、母亲外周血中的胎儿有核红细胞；植入前诊断——受精卵卵裂细胞。

（2）基因诊断的主要技术方法：核酸分子杂交、聚合酶链反应（PCR）、DNA 序列测定。核酸分子杂交包括斑点印迹杂交、原位杂交、PCR-ASO、基因芯片技术。其他常用的技术有 PCR-RFLP、PCR-SSCP、RT-PCR、Western 印迹技术。

（二）遗传病的治疗

1. 遗传病治疗的原则 单基因病按禁其所忌，去其所余和补其所缺的原则进行，即主要采用内科疗法。多基因病利用药物治疗或外科手术治疗可以收到较好的效果。染色体病目前无法根治，改善症状也很困难，少数性染色体病如 Klinefelter 综合征早期使用睾酮，真两性畸形进行外科手术等，有助于症状改善。

2. 传统遗传病治疗方法

（1）手术矫正治疗：手术修复（唇裂及腭裂）；去脾（球形细胞增多症）；结肠切除术（多发性结肠息肉）；手术切除（多指症）；手术矫正（先天性心脏病）。

（2）器官和组织移植：骨髓移植（重型联合免疫缺陷病、地中海贫血、溶酶体贮积症）；肝移植（α_1-抗胰蛋白酶缺乏症）；角膜移植（遗传性角膜萎缩症）；肾移植（家族性多囊肾、遗传性肾炎）。

3. 药物治疗

（1）药物治疗原则：补其所缺、去其所余。

（2）出生前治疗：羊水中 T3 增高，胎儿可能患甲状腺功能低下，给孕妇服用甲状腺素；甲基丙二酸尿症胎儿的羊水中甲基丙二酸含量增高，会引起新生儿发育迟缓和酸中毒，应在出生前和出生后给母体和患儿注射大量维生素 B_{12}。

（3）症状前治疗：患儿甲状腺功能低下，应给予甲状腺素终身服用，以防患儿智能和体格发育障碍。

（4）临症患者治疗

1）去其所余的遗传病：应用螯合剂（肝豆状核变性）；应用促排泄剂（家族性高胆固醇血症）；利用代谢抑制剂（Lesch-Nyhan 综合征）；血浆置换或血浆过滤（溶酶体贮积症、家族性高胆固醇血症）；平衡清除法（溶酶体贮积症）。

2）补其所缺的遗传病：胰岛素（胰岛素依赖性糖尿病）；生长激素（垂体性侏儒）；第Ⅷ因子（甲型血友病）；腺苷脱氨酶（ADA 缺乏症）；各种酶制剂（溶酶体贮积症）；甲状腺制剂（家族性甲状腺肿）；输注免疫球蛋白（免疫缺陷）。

3）酶疗法：①酶诱导治疗，雄激素能诱导 α_1-抗胰蛋白酶的合成；②酶补充疗法，脑苷脂病患者注射 β-葡萄糖苷酶制剂。

4）维生素疗法：叶酸（先天性叶酸吸收不良）。

4. 饮食疗法

（1）饮食疗法原则：禁其所忌。

（2）产前治疗：饮食治疗越早开展，效果越好，有些遗传病可以在孕期开展。例如，对患有半乳糖血症风险的胎儿，孕妇的饮食中限制乳糖和半乳糖的摄入量，胎儿出生后再禁用人乳和牛乳喂养，使用特制奶粉和食谱。

（3）临症患者治疗：低苯丙氨酸饮食疗法治疗苯丙酮尿症，患儿年龄越大，饮食疗法的效果越差，故应早诊断早治疗。

5. 基因治疗

（1）基因治疗：指运用 DNA 重组技术，设法修复患者细胞中有缺陷的基因，使细胞恢复正常功能，达到治疗遗传病的目的。

（2）基因治疗的策略：包括基因修正、基因替代、基因增强、基因抑制和基因失活。

（3）基因治疗的种类：①体细胞基因治疗，使患者症状消失或得到缓解，但有害基因仍能传给后代；②生殖细胞基因治疗，可根治遗传病，使有害基因不再在人群中散布。

（4）基因治疗的临床应用：腺苷脱氨酶缺乏症。发病机制：ADA 缺乏→脱氨腺苷酸增多→甲基化能力改变→产生毒性反应→患者 T 淋巴细胞受损→引起反复感染等症状。临床基因治疗方案：体外培养外周血 T 淋巴细胞→IL-2 等刺激生长→T 淋巴细胞分裂→含正常 ADA 基因的逆转录病毒载体 LASN 导入细胞→回输患者。

（三）遗传咨询

1. 遗传咨询 是在一个家庭中预防遗传病患儿出生的最有效的方法，是由咨询医师和咨询者即遗传病患者或其家属就某种遗传病在一个家庭中的发生、复发风险和防治上所面临的全部问题，进行一系列的交谈和讨论，使患者或其家属对这种遗传病有概要的了解，选择出最恰当的对策，并在咨询医师的帮助下付诸实施，以获得最佳防治效果的过程。

2. 遗传咨询目的 诊断遗传病；检查携带者；进行婚姻生育指导。

3. 发病风险 ＞10%为高风险；1%～10%为中度风险；<1%为低风险。

4. 遗传咨询的步骤 ①准确诊断；②确定遗传方式；③对再发风险的估计；④提出对策和措施；⑤随访和扩大咨询。

（1）提出对策和措施包括：①产前诊断：遗传病较严重且难于治疗、再发风险高、能够进行产前诊断；②冒险再次生育：遗传病不太严重、中度再发风险（4%～6%）；③不再生育：遗传病严重、再发风险高、不能进行产前诊断；④过继或认领；⑤人工授精：生出了严重的常染色体遗传病患儿、丈夫患严重的常染色体遗传病、丈夫为染色体易位的携带者、再发风险高、不能进行产前诊断；⑥借卵怀胎：第 5 项中的情况发生于妻子。

（2）随访和扩大咨询：咨询医生还应主动追溯患者家属中其他成员是否患有该病，特别是查明家属中的携带者，这样可以扩大预防效果。

5. 遗传咨询应遵循医学伦理学的四项基本原则

（1）自主原则，尊重患者本人或咨询者的自主权利，不施压，不强迫，做到“知情同意”。

（2）有利原则，优先考虑患者本人或咨询者的个人利益，尽可能实施对其有利的咨询指导和医疗行为。

（3）无害原则，所有医疗行为应尽可能避免对患者或咨询者的伤害，充分权衡利弊，以最小的代价谋取最大的利益。

（4）公平原则，公平公正地对待每一位患者或咨询者，保证人人都享有同样优等的咨询服务和医疗行为。

二、自　测　题

（一）选择题

单项选择题

1. 利用羊水细胞和绒毛细胞可进行

A. 胎儿镜检查　B. 染色体核型分析

C. 超声波检查　D. X 线片检查

E. 筛查苯丙酮尿症

2. 利用孕妇外周血分离胎儿细胞是一项

A. 非创伤性产前诊断技术

B. 创伤性产前诊断技术

C. 创伤性很大的产前诊断技术

D. 分离母体细胞

E. 和脐带穿刺术同类

3. 羊水甲胎蛋白（AFP）和乙酰胆碱酯酶（AChE）测定可以检出的疾病是

A. PKU　B. 黑矇性痴呆

C. 神经管缺陷　D. DMD

E. 血友病

4. 21 三体综合征的确定，必须通过

A. 病史采集　B. 染色体检查

C. 症状和体征的了解　D. 家系调查

E. 系谱分析

5. 生化检查是遗传病诊断中的重要辅助手段，主要是对（　　）进行定量和定性分析

A. 病原体　B. DNA　C. RNA

D. 微量元素　E. 蛋白质和酶

6. 绒毛取样可以在妊娠早期第（　　）周进行

A. 5　B. 10　C. 16

D. 20　E. 30

7. 绒毛取样法的缺点是

A. 在妊娠早期进行

B. 需孕期时间长

C. 流产风险高

D. 绒毛不能培养

E. 周期长

8. 不能用于染色体检查的材料有

A. 全血　B. 血清　C. 绒毛

D. 羊水细胞　E. 单个卵裂球细胞

9. 对孕妇和胎儿损伤最小的检测方法是

A. 胎儿镜检查　B. 脐穿术

C. 绒毛取样法　D. 羊膜腔穿刺

E. B 超

10. 因 X 染色体畸变所引起的女性疾病，可以补充（　　），使患者的第二性征得到发育

A. 雄激素　B. 生长激素

C. 类固醇激素　D. 雌激素　E. 胰岛素

11. 目前，饮食疗法治疗遗传病的基本原则是

A. 少食　B. 多食肉类

C. 口服维生素　D. 禁其所忌　E. 补其所缺

12. 能用饮食疗法治疗的遗传病是

A. 血友病　B. 色盲　C. 唇腭裂

D. 苯丙酮尿症　E. 地中海贫血

13. 肝豆状核变性（Wilson 病）是一种铜代谢障碍性疾病，可应用（　　）与铜离子形成螯合物，除去患者体内细胞中堆积的铜离子

A. 青霉素　B. 青霉胺　C. 维生素 D

D. 硫酸镁　E. 去铁胺 B

14. ADA 缺乏症的临床基因治疗方案使用的靶细胞是
A. 造血祖细胞 B. 肝细胞血
C. T 淋巴细胞 D. 骨髓细胞
E. 干细胞

15. 胎儿患有甲基丙二酸血症，应在出生前和出生后给母体和患儿注射
A. 维生素 E B. 维生素 B_{12}
C. 维生素 D D. 维生素 A
E. 维生素 C

16. 下列哪种药物可抑制黄嘌呤氧化酶，减少体内尿酸的形成，用于治疗原发性痛风和自毁容貌综合征
A. 别嘌呤醇 B. 阴离子交换树脂
C. 维生素 C D. 链霉素
E. 尿黑酸氧化酶

17. 对于一些溶酶体贮积病，可用下列哪种方法进行治疗
A. 利用代谢抑制剂 B. 应用螯合剂
C. 应用促排泄剂 D. 平衡清除法
E. 饮食疗法

18. 近亲之间如果在恋爱或有婚约，一旦认识到婚后将面临生出常染色体隐性遗传病患儿的高风险时，应该采取的对策是
A. 人工授精 B. 冒险再次生育
C. 借卵怀胎 D. 不再生育
E. 终止恋爱

19. 遗传病再发风险率为 4%～6%，属于
A. 低风险 B. 高风险
C. 中度再发风险 D. 较高风险
E. 较低风险

20. 曾生育过 1 个或几个遗传病患儿，再生育该病患儿的概率，称为
A. 再发风险率 B. 患病率 C. 患者
D. 遗传病 E. 遗传风险

21. 在遗传病诊断中，家系分析的主要目的是
A. 了解患病人数 B. 明确遗传方式
C. 了解临床症状 D. 收集遗传病例
E. 扩大咨询人群

22. 羊膜腔穿刺检测适合在以下哪个时期进行
A. 妊娠第 5 周 B. 妊娠第 10 周
C. 妊娠第 16 周 D. 妊娠第 20 周
E. 妊娠第 30 周

23. 世界首例成功进行基因治疗的疾病是
A. 苯丙酮尿症 B. 蚕豆病
C. 囊性纤维化 D. 腺苷酸脱氨酶缺乏症
E. 道尔顿症

24. 一对准夫妇，女性患血友病，男性正常，应提供的咨询意见是
A. 可以结婚，正常生育
B. 可以结婚，禁止生育
C. 可以结婚，限制生育
D. 暂缓结婚，基因检测
E. 不宜结婚

25. 对于已经生育一个 21 三体综合征患儿的父母，为防止再次生育患儿，可采取
A. 细胞遗传学诊断 B. 超声波检查
C. 酶学诊断 D. 基因诊断
E. X 射线检查

26. 对于不能进行干预的疾病，一般不能进行症状前筛查，这符合遗传伦理学的
A. 自主原则 B. 有利原则
C. 无害原则 D. 公平原则 E. 强制原则

27. 以下遗传病适用于饮食疗法的是
A. 色盲症 B. 血友病
C. 地中海贫血 D. 苯丙酮尿症
E. 低磷酸盐血症性佝偻病

多项选择题

28. 目前，临床对遗传病诊断包括
A. 临症诊断 B. 症状前诊断
C. 产前诊断 D. 植入前诊断
E. 植入后诊断

29. 遗传病基因诊断采用的技术有
A. 斑点印迹杂交 B. 原位杂交
C. PCR-ASO D. PCR-RFLP
E. 基因芯片技术

30. 基因治疗的策略包括
A. 基因修正 B. 基因替代
C. 基因增强 D. 基因失活

E. 基因抑制

31. 基因治疗根据靶细胞的类型可分为

A. 生殖细胞基因治疗　B. 原核细胞基因治疗

C. cDNA 基因治疗　D. 体细胞基因治疗

E. 胎儿基因治疗

32. 遗传病药物治疗的原则是

A. 补其所缺　B. 禁其所忌

C. 出生前治疗　D. 去其所余

E. 症状前治疗

33. 家族性高胆固醇血症的治疗策略有

A. 低胆固醇摄入　B. 应用螯合剂

C. 血浆过滤　D. 利用代谢抑制剂

E. 补其所缺

34. 我国列入新生儿筛查的疾病有

A. PKU　B. 家族性甲状腺肿

C. G6PD 缺乏症　D. 白化病

E. 短指症

35. 遗传咨询的主要步骤包括

A. 准确诊断　B. 确定遗传方式

C. 对再发风险的估计　D. 提出对策和措施

E. 随访和扩大咨询

36. 在遗传咨询，可提供给患者及其家属的对策和措施包括以下哪些？

A. 产前诊断　B. 冒险再次生育

C. 不再生育　D. 过继或认领

E. 人工授精或借卵怀胎

37. 对于遗传病的治疗，以下属于药物和饮食治疗原则的是

A. 少食多餐　B. 禁其所忌

C. 去其所余　D. 补其所缺　E. 荤素搭配

（二）名词解释

1. 产前诊断　**2.** 植入前诊断　**3.** 基因治疗

4. 平衡清除法　**5.** 遗传咨询　**6.** 新生儿筛查

7. 羊膜腔穿刺　**8.** 绒毛取样法

（三）简答题

1. 遗传病产前诊断的对象有哪些？

2. 系谱分析在遗传病诊断中有何意义？绘制系谱的过程中应注意哪些问题？

3. 简述遗传病的治疗原则。

4. 饮食疗法治疗遗传病的原则是什么？如何进行治疗？

5. 试述基因治疗的种类和策略。

6. 一对青年夫妇，女方的姐姐生了两个孩子均智力低下，患儿毛发淡黄，皮肤白皙，虹膜黄色，肌张力高，尿有霉臭味。现这位妇女已妊娠 8 周，担心孩子的健康，请给予咨询。

三、参 考 答 案

（一）选择题

单项选择题

1. B　**2.** A　**3.** C　**4.** B　**5.** E　**6.** B
7. C　**8.** B　**9.** E　**10.** D　**11.** D　**12.** D
13. B　**14.** C　**15.** B　**16.** A　**17.** D　**18.** E
19. C　**20.** A　**21.** B　**22.** C　**23.** D　**24.** C
25. A　**26.** C　**27.** D

多项选择题

28. ABCD　**29.** ABCDE　**30.** ABCDE　**31.** AD
32. AD　**33.** AC　**34.** ABC　**35.** ABCDE
36. ABCDE　**37.** BCD

（二）名词解释

1. 产前诊断：或称出生前诊断，是采用羊膜腔穿刺或绒毛取样等技术，对羊水、羊水细胞和绒毛进行遗传学检验，对胎儿的染色体、基因进行分析诊断，是预防遗传病患儿出生的有效手段。

2. 植入前诊断：在受精后 6 天胚胎着床前，通过显微操作技术取出一个细胞，应用 PCR、FISH 等技术进行特定基因和染色体畸变的检测。

3. 基因治疗：是运用 DNA 重组技术，设法修复患者细胞中有缺陷的基因，使细胞恢复正常功能而达到治疗遗传病的目的。

4. 平衡清除法：一些溶酶体贮积症，其沉积物可弥散入血，并保持血与组织之间的动态平衡。将酶制剂注入血液以清除底物，则平衡被打破，组织中沉积物可不断进入血液而被清除，周而复始，以达到逐渐去除沉积物的目的。

5. 遗传咨询：是在一个家庭中预防遗传病患儿出生的最有效的方法，是由咨询医师和咨询者即遗传病患者本人或其家属就某种遗传病在一个家庭中的发生、复发风险和防治上所面临的全部问题，进行一系列的交谈和讨论，使患者或其家属对这种遗传病有概要的了解，选择出最恰当的对策，并在咨询医师的帮助下付诸实施，以获得最佳防治效果的过程。

6. 新生儿筛查：指对新生儿进行某些遗传病的症状前诊断，是出生后预防和治疗某些遗传性疾病的有效方法。

7. 羊膜腔穿刺：在 B 超的监视下，用注射器经孕妇腹壁、子宫到羊膜腔，抽取胎儿羊水，以获得羊水中胎儿脱落的细胞，一般在妊娠 15～17 周进行。

8. 绒毛取样法：在 B 超的监视下，用特制的取样器经孕妇阴道、宫颈进入子宫，沿子宫壁到胎盘处，吸取胎儿绒毛细胞，一般在妊娠 10～11 周进行。

（三）简答题

1. 遗传病出生前诊断对象：①夫妇之一有染色体畸变，特别是平衡易位携带者，或者夫妇染色体正常，但生育过染色体病患儿的孕妇；②35 岁以上的高龄孕妇；③夫妇之一有开放性神经管畸形，或生育过这种畸形患儿的孕妇；④夫妇之一有先天性代谢缺陷，或生育过这种患儿的孕妇；⑤X 连锁遗传病致病基因携带者孕妇；⑥有习惯性流产史的孕妇；⑦羊水过多的孕妇；⑧夫妇之一有致畸因素接触史的孕妇；⑨有遗传病家族史，又系近亲结婚的孕妇。

2. 系谱分析可以有效地记录遗传病的家族史，确定遗传病的遗传方式，还能用于遗传咨询中个体患病风险的计算和基因定位中的连锁分析。

绘制系谱的过程中要注意以下几点：①系统、完整；②去伪存真；③新的基因突变。

3. 遗传病的治疗原则：单基因病按禁其所忌，去其所余和补其所缺的原则进行，即主要采用内科疗法。多基因病利用药物治疗或外科手术治疗可以收到较好的效果。染色体病目前无法根治，改善症状也很困难，少数性染色体病如 Klinefelter 综合征早期使用睾酮，真两性畸形进行外科手术等，有助于症状改善。

4. 饮食疗法原则：禁其所忌。

产前治疗：饮食治疗越早开展，效果越好，有些遗传病可以在孕期开展。例如，对患有半乳糖血症风险的胎儿，孕妇的饮食中限制乳糖和半乳糖的摄入量，胎儿出生后再禁用人乳和牛乳喂养，可使患儿最大程度正常发育。

临床患者治疗：饮食治疗对一些先天性代谢病具有较好的疗效，例如，苯丙酮尿症患儿出生后用低苯丙氨酸饮食疗法治疗，患儿就不会出现智力低下等症状。患儿年龄越大，饮食疗法的效果越差，故应早诊断早治疗。

5. 基因治疗的种类有：①体细胞基因治疗：使患者症状消失或得到缓解，但有害基因仍能传给后代；②生殖细胞基因治疗：可根治遗传病，使有害基因不再在人群中散布。

基因治疗的策略包括基因修正、基因替代、基因增强、基因抑制和（或）基因失活、自杀基因的应用、免疫基因治疗、耐药基因治疗。

基因修正：是通过特定方法如同源重组，对突变的 DNA 进行原位修复，将致病基因的突变碱基序列纠正，而正常部分予以保留。基因替代：指去除整个变异基因，用有功能的正常基因取代，使致病基因得到永久的更正。基因增强：指将目的基因导入病变细胞或其他细胞，目的基因的表达产物可以补偿缺陷细胞的功能或使原有的功能得到加强。基因抑制和（或）基因失活：导入外源基因去干扰、抑制有害的基因表达。

6. 给予如下咨询：①明确诊断：首先用临床症状，基因诊断或生化分析检查代谢产物检查女方姐姐的两个患儿是否为苯丙酮尿症（AR）。确诊为该病患者，据系谱分析得出，女方姐姐为肯定携带者，她有 1/2 可能为携带者。②估计发病风险：

若该女与一男性结婚，婚后生育一该病患儿的风险为 1/2×1/65×1/4=1/520。（此病在我国发病率为 1/16500，携带者频率为 1/65）。③提出指导方案：这种风险并不高。若他们不放心，怀孕后可作产前基因诊断进行确诊，若为患儿进行流产，若正常继续妊娠。若生育一该病患儿，出生后早期进行诊断并用低苯丙氨酸饮食疗法治疗。④扩大的家庭咨询：对女方的家系进行随访检查，看是否还有该病携带者，并对他们进行咨询。

（李鹏辉）

附录一　实验室规则

一、医学细胞生物学与遗传学实验课的目的和任务

实验课是整个教学环节的重要组成部分，它既与理论讲授有密切联系，又有自己特殊的目的与任务。

(1)通过实验可了解生物学基础理论的由来，同时又可获得感性认识。

(2)使学生掌握一定的细胞生物学的基本实验技能。如显微镜的使用、实验动物的解剖及染色体标本的制备与观察、生物学绘图等。

(3)通过实验培养学生实事求是的科学态度和独立的工作能力。

因此，实验课并不是单纯地复习验证理论课讲授的内容，更重要的是学习观察生命现象的方法，达到巩固和加深对生物界发生发展普遍规律的理解的目的。

二、实验室制度

(1)课前必须预习实验指导，明确本次的实验目的和要求，熟悉实验内容和方法。对较难的实验应写明简要程序。

(2)上课时必须携带实验指导、实验报告纸、穿好实验服，按指定座位入座。进入实验室后要做到安静整洁，遵守实验室纪律。

(3)实验前要认真检查所有器材、药品等是否完好、齐全。如有缺损要及时向教师汇报，主动登记，不得随意移动必要时按章处理。

(4)按实验指导进行实验，操作要正规，观察要认真，按时完成实验报告。

(5)实验完毕，将所用器材刷洗干净，放回原处。清扫实验室，检查好水、电、门窗方可离开。

(6)遵守请假制度，不得无故旷课、迟到或早退。

附录二 医学细胞学与遗传学实验报告的书写

实验报告是学生在上完实验课后，在课堂内完成的一种作业形式。实验报告要如实反映实验结果，绘图要真实客观，实验数据要真实准确，必须遵循实事求是的原则。填写实验报告时要按格式要求完成，字迹工整、清晰、准确。

1. 绘图 绘图是医学细胞学与遗传学实验课实验报告中的一项重要内容，它要求将观察到玻片标本的形态结构通过作图的方式直观地表达出来：

(1)绘图前要认真地观察标本，依据镜下所见的实物物象进行描绘，力求真实、准确、一致。

(2)绘图时注意线条清晰明确，图的深浅明暗处一律用稠密不同的细点(细点的多少)来表示，严禁乱涂乱抹，并一律用铅笔绘图，不得使用钢笔或油笔。

(3)标本的结构名称，要用引线平行引出，要求引线整齐，不得交叉混乱，注意字迹工整。

2. 文字描述 文字描述是将观察时所看到的和实验所获得的结果，用文字加以客观的描述和叙述，有时还需作进一步的分析。在文字描述的过程中，要抓住主要问题，表达的条理要清晰，文字要简明。

3. 列表 列表是设计一适当的表格，将实验结果和实验过程的有关内容、数据逐项填入，以表示其相互关系，便于相互比较。列表是写实验报告比较直观、简单、明了的一种方法。

附录三　医学细胞学与遗传学实验报告

实 验 报 告

专业　　　　　　姓名　　　　　　班级　　　　　　学号　　　　　　成绩

【实验项目】

【实验目的】

【实验原理】

【实验方法】

【光镜观察】

标本名称：______________________

放大倍数：______________________

填图：

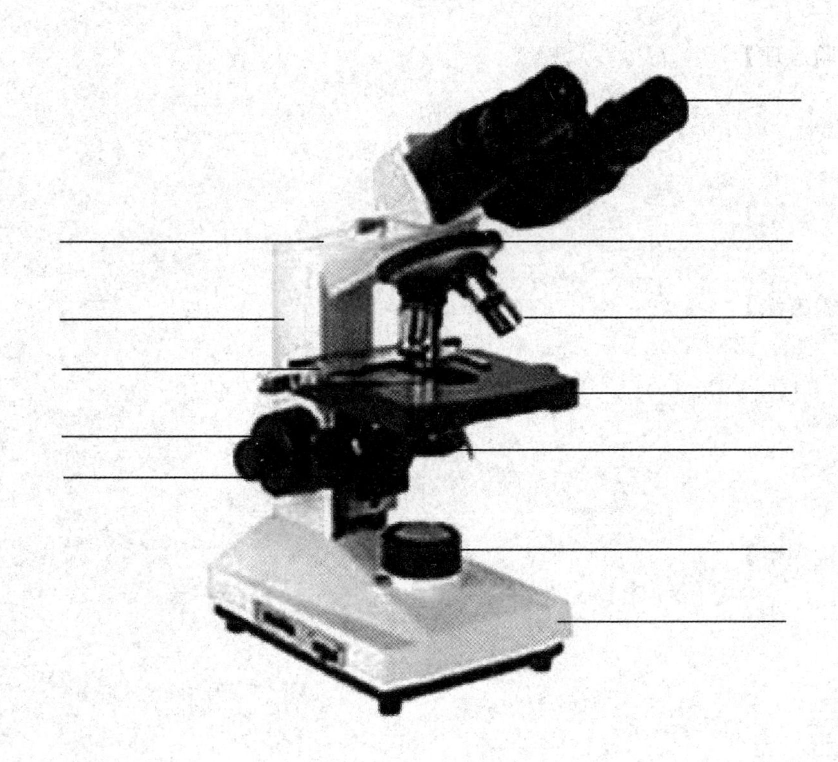

指导教师　　　　　　　　　　　　　年　　月　　日

实 验 报 告

专业　　　　　姓名　　　　　班级　　　　　学号　　　　　成绩

【实验项目】

【实验目的】

【实验原理】

【实验方法】

【光镜观察】

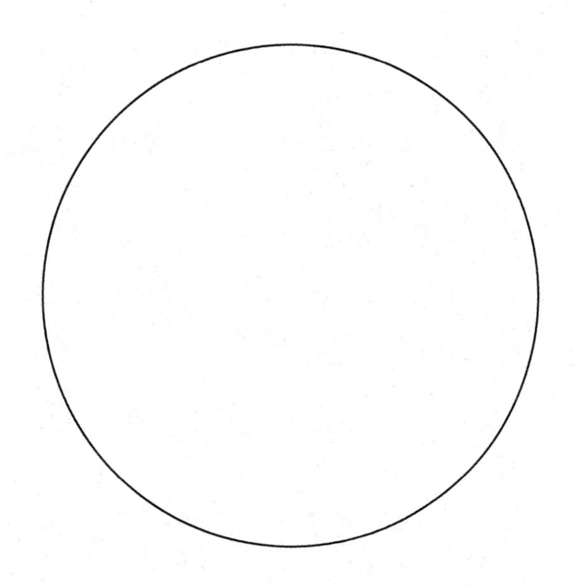

标本名称：________________

放大倍数：________________

【实验结果分析】

指导教师 年 月 日

实 验 报 告

专业　　　　　　姓名　　　　　　班级　　　　　　学号　　　　　　成绩

【实验项目】

【实验目的】

【实验原理】

【实验方法】

【光镜观察】

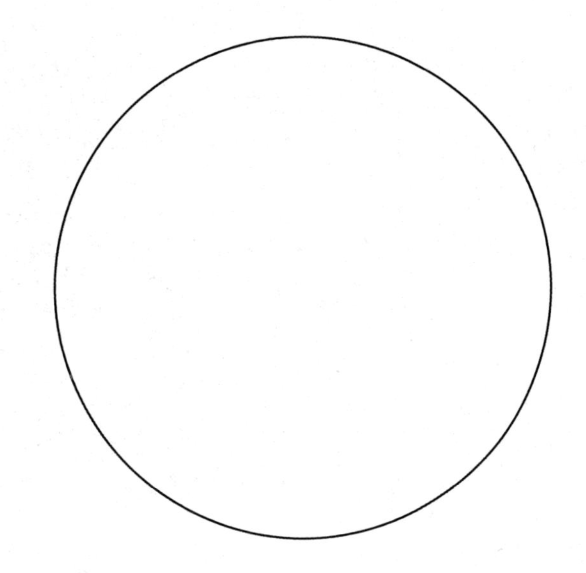

标本名称：________________________________

放大倍数：________________________________

【实验结果分析】

指导教师　　　　　　　　　　　　　　年　　月　　日

实 验 报 告

专业＿＿＿＿＿＿姓名＿＿＿＿＿＿班级＿＿＿＿＿＿学号＿＿＿＿＿＿成绩＿＿＿＿＿＿

【实验项目】

【实验目的】

【实验原理】

【实验方法】

【光镜观察】

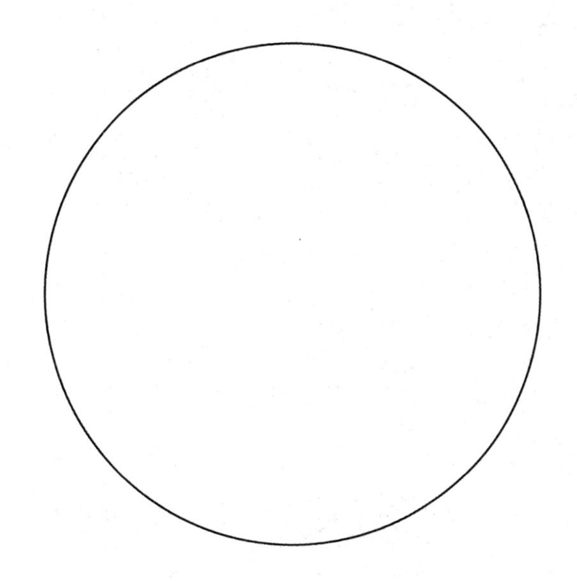

标本名称：＿＿＿＿＿＿＿＿＿＿＿＿＿＿＿＿＿＿＿＿

放大倍数：＿＿＿＿＿＿＿＿＿＿＿＿＿＿＿＿＿＿＿＿

【实验结果分析】

指导教师　　　　　　　　　　　　　　　　年　　　月　　　日

实 验 报 告

专业　　　　　　姓名　　　　　　班级　　　　　　学号　　　　　　成绩

【实验项目】

【实验目的】

【实验原理】

【实验方法】

【光镜观察】

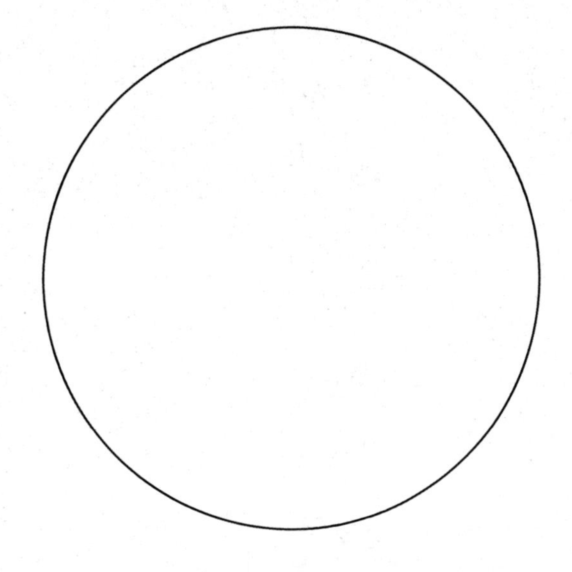

标本名称：________________________________

放大倍数：________________________________

【实验结果分析】

指导教师　　　　　　　　　　　　　　　　　　　　年　　月　　日

实 验 报 告

专业＿＿＿＿＿＿＿姓名＿＿＿＿＿＿＿班级＿＿＿＿＿＿＿学号＿＿＿＿＿＿＿成绩＿＿＿＿＿＿＿

【实验项目】

【实验目的】

【实验原理】

【实验方法】

【光镜观察】

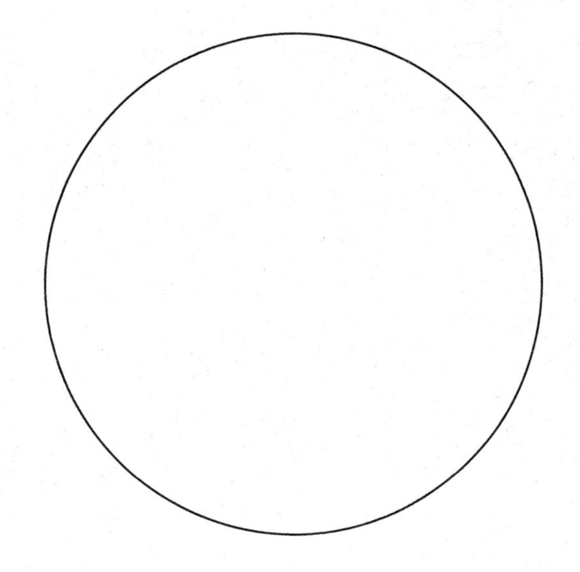

标本名称：＿＿＿＿＿＿＿＿＿＿＿＿＿＿＿＿＿＿＿＿＿＿＿＿

放大倍数：＿＿＿＿＿＿＿＿＿＿＿＿＿＿＿＿＿＿＿＿＿＿＿＿

【实验结果分析】

指导教师 年 月 日

实 验 报 告

专业　　　　　　姓名　　　　　　班级　　　　　　学号　　　　　　　成绩

【实验项目】

【实验目的】

【实验原理】

【实验方法】

【光镜观察】

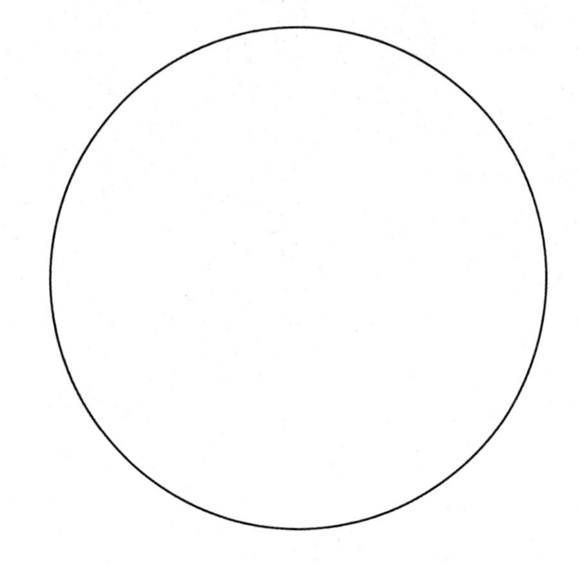

标本名称：________________________________

放大倍数：________________________________

【实验结果分析】

指导教师　　　　　　　　　　　　　　　　年　　月　　日

实 验 报 告

专业　　　　　　姓名　　　　　　班级　　　　　　学号　　　　　　成绩

【实验项目】

【实验目的】

【实验原理】

【实验方法】

【光镜观察】

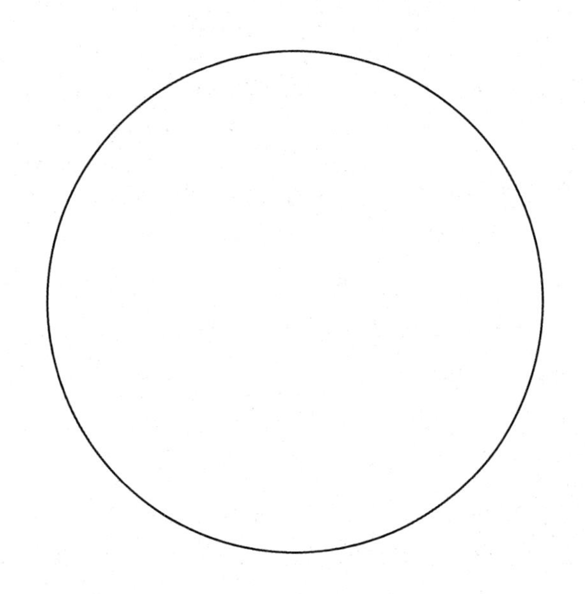

标本名称：________________

放大倍数：________________

【实验结果分析】

指导教师　　　　　　　　　　　　　　　　　年　　　月　　　日

实 验 报 告

专业＿＿＿＿＿＿姓名＿＿＿＿＿＿班级＿＿＿＿＿＿学号＿＿＿＿＿＿成绩＿＿＿＿＿＿

【实验项目】

【实验目的】

【实验原理】

【实验方法】

【光镜观察】

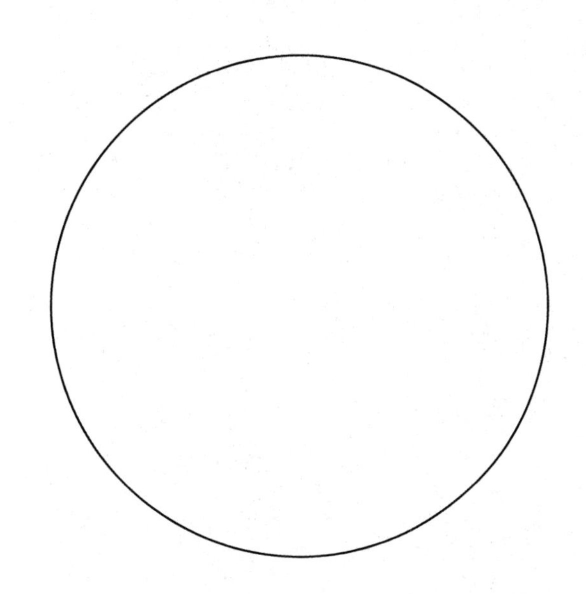

标本名称：＿＿＿＿＿＿＿＿＿＿＿＿＿＿＿＿

放大倍数：＿＿＿＿＿＿＿＿＿＿＿＿＿＿＿＿

【实验结果分析】

指导教师　　　　　　　　　　　　　　　年　　月　　日

实 验 报 告

专业＿＿＿＿＿＿姓名＿＿＿＿＿＿班级＿＿＿＿＿＿学号＿＿＿＿＿＿成绩＿＿＿＿＿＿

【实验项目】

【实验目的】

【实验原理】

【实验方法】

【光镜观察】

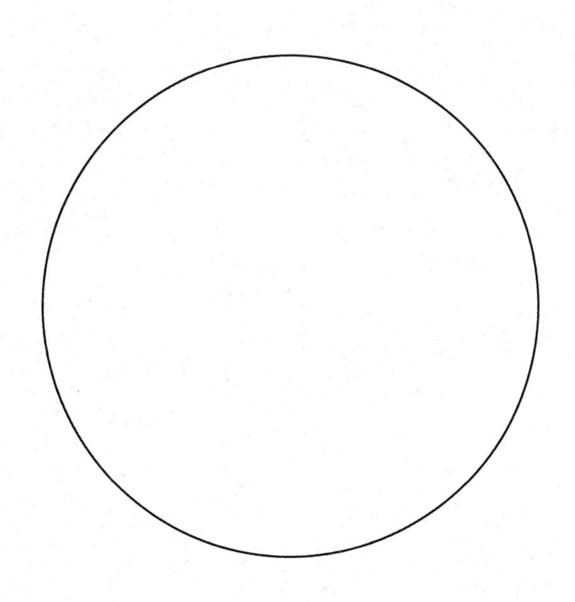

标本名称：＿＿＿＿＿＿＿＿＿＿＿＿＿＿＿＿

放大倍数：＿＿＿＿＿＿＿＿＿＿＿＿＿＿＿＿

【实验结果分析】

指导教师　　　　　　　　　　　　　　　　　　　　　　年　　月　　日

实 验 报 告

专业　　　　　　姓名　　　　　　班级　　　　　　学号　　　　　　成绩

【实验项目】

【实验目的】

【实验原理】

【实验方法】

【光镜观察】

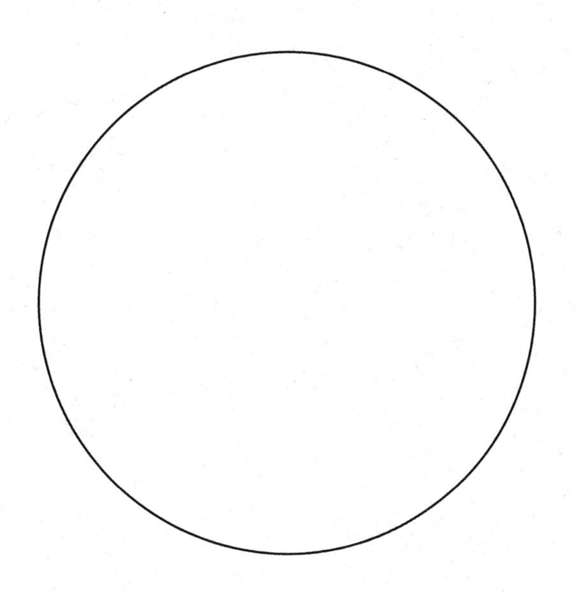

标本名称：________________________

放大倍数：________________________

【实验结果分析】

指导教师　　　　　　　　　　　　　　　　　年　　月　　日